慢性疾病用药管理

杨 辉　王 硕　主编

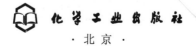

化学工业出版社

·北京·

内容简介

近年来，我国慢性病患者基数日趋扩大。规范的药物治疗管理对提高慢性病患者治疗效果、减少药物不良事件等有重要意义。本书共19章，总论介绍了慢性病概述、健康管理以及老年人用药特点等；各论结合我国目前慢性病发病实际情况，介绍了18种常见疾病：包括高血压、冠心病、糖尿病等常见慢性非传染性疾病，肺结核、乙肝两种发病率较高的慢性传染病，两种常见恶性肿瘤的药物治疗管理等。每种疾病均介绍了疾病概论、治疗方案与治疗药物、患者的用药监护、患者教育与用药指导等。

本书可供高职高专院校和职业本科医学、药学、护理等专业教学使用，也可供医药行业从业人员以及关注慢性病的大众读者学习参考。

图书在版编目（CIP）数据

慢性疾病用药管理/杨辉，王硕主编. —北京：化学
工业出版社，2023.8（2025.2重印）
ISBN 978-7-122-43529-3

Ⅰ.①慢… Ⅱ.①杨…②王… Ⅲ.①慢性病-用药法
Ⅳ.①R452

中国国家版本馆CIP数据核字（2023）第088720号

责任编辑：陈燕杰	文字编辑：赵爱萍
责任校对：李雨函	装帧设计：王晓宇

出版发行　化学工业出版社（北京市东城区青年湖南街13号　邮政编码100011）
印　　装　三河市航远印刷有限公司
787mm×1092mm　1/16　印张18$\frac{1}{2}$　字数412千字　2025年2月北京第1版第2次印刷

购书咨询：010-64518888　　　　　售后服务：010-64518899
网　　址：http://www.cip.com.cn
凡购买本书，如有缺损质量问题，本社销售中心负责调换。

定　　价：65.00元

编委会名单

前言

　　《中国居民营养与慢性病状况报告（2020年）》相关数据显示，随着我国经济社会发展和卫生健康服务水平的不断提高，居民人均预期寿命不断增长，我国慢性病患者基数扩大明显。同时因慢性病死亡的比例持续增加。2019年我国因慢性病导致的死亡占总死亡的88.5%。因此，提高全民健康素养、降低慢性疾病发病率，降低相关死亡率，从而提升全民健康水平刻不容缓。慢性病绝大多数无法治愈，需长期甚至终身服用药物控制、缓解病情。规范的药物治疗管理对提高慢性病患者治疗效果、减少药物不良事件、解决由于不合理用药造成的医疗资源紧缺及经济浪费有重要意义。

　　本书为浙江省普通高校"十三五"新形态教材，内容以党的二十大报告为指引。线上数字化资源包括最新诊疗指南、微课视频、课件、同步测试答案等（二维码链接在教材正文中）。本书共19章，总体框架分为总论和各论。总论介绍了慢性病概述、健康管理以及老年人用药特点等。各论结合我国目前慢性病发病实际情况，涵盖了高血压、冠心病、糖尿病等常见慢性非传染性疾病，也包括了肺结核、乙肝两种发病率较高的慢性传染病。同时也涉及了两种常见恶性肿瘤的药物治疗管理。每种疾病均介绍了疾病概论、治疗方案与治疗药物、患者的用药监护、患者教育与用药指导等。

　　本书编写人员都是经验丰富的"双师型"教师和临床一线药师、医生等。在编写过程中突出科学性、前沿性、实用性，可供全国高职院校以及本科医学、药学、护理以及相关专业教学使用，也可供医药行业从业人员学习参考。

　　编写过程中，我们尽量做到严谨、细致，但由于临床进展快、内容多，编者水平有限，难免存在疏漏之处，敬请广大读者批评指正！

杨辉

2023年5月

目 录

第四章　缺血性脑卒中的药物治疗管理

第五章　慢性阻塞性肺疾病的药物治疗管理

第六章　支气管哮喘的药物治疗管理

第七章　肺结核的药物治疗管理

第八章 血脂异常的药物治疗管理

第九章 糖尿病的药物治疗管理

第十章 甲状腺功能亢进症的药物治疗管理

第十一章 原发性骨质疏松症的药物治疗管理

第十二章　高尿酸血症与痛风的药物治疗管理

第十三章　类风湿关节炎的药物治疗管理

第十四章　消化性溃疡的药物治疗管理

第十五章　慢性乙型肝炎的药物治疗管理

第十六章 睡眠障碍的药物治疗管理

第十七章 肺癌的药物治疗管理

第十八章 乳腺癌的药物治疗管理

第十九章 慢性疼痛的药物治疗管理

数字资源目录

微课视频

指南

答案

第一章
总论

学习目标

1.掌握：慢性病的定义、特点、三级预防措施，药物治疗管理的概念，慢性病药物治疗原则，老年人用药遵循的主要原则，药品不良反应的相关概念。

2.熟悉：慢性病的健康管理内容与技术要点，药物治疗管理的工作内容，药物治疗的监测内容。药品不良反应的分类，药品不良反应发生的原因。

3.了解：慢性病的危害、病因和发病机制，慢性病健康管理的意义与实践，提高药物治疗管理有效性的因素。

第一节
慢性病概述

扫一扫

数字资源1-1-1
慢性病概述微课

一、慢性病的定义

慢性病是慢性疾病的简称，是一种长期存在的疾病状态，表现为逐渐的或进行性的器官功能降低。医学上一般将病程超过3个月，且不易治愈的疾病视为慢性疾病。根据疾病的病因和疾病防治管理，慢性病分为慢性非传染性疾病和慢性传染性疾病。

慢性非传染性疾病（NCD）是指具有非传染性、慢性表现、不能自愈、几乎不能被治愈的一类疾病，主要以起病缓、病程长，反复发作，治疗效果不显著为特点，以心脑血管疾病、呼吸系统疾病、内分泌代谢疾病和各种癌症为主，如高血压病、糖尿病、脑卒中、慢性阻塞性肺疾病、哮喘及各种恶性肿瘤，运动系统慢性疾病，如颈椎病、腰椎病、骨关节病，也包括口腔疾病、皮肤病、疼痛和精神疾病等。

慢性传染性疾病是指由病原体引起的，能在人与人、动物与动物或人与动物之间相互传染的，病程持续3个月以上的疾病。最常见的有病毒性肝炎、获得性免疫缺陷综合征（艾滋病）、淋病、梅毒、脊髓灰质炎、结核病、血吸虫病、丝虫病、包虫病、麻风病等。这些慢性传染性疾病病程较长，早期临床表现不明显，易被患者忽视，因而传染源不易控制，随时都可能发生传播流行，更具危害性。世界各国高度重视针对传染性疾病的疫苗、抗生素、抗寄生虫和抗病毒药物的研发，但绝大部分慢性传染性疾病还有进一步发展的趋势。

世界卫生组织（WHO）《预防慢性病：一项至关重要的投资》全球性报告中指出：慢性病是世界上最首要的死亡原因，由慢性病造成的死亡约占所有死亡的60%，所有慢性病死亡的80%发生在低收入和中等收入国家，无论是男性还是女性，慢性病死亡率基本相同。

本书结合我国慢性病发展的实际情况，重点讲述慢性非传染性疾病以及慢性传染性疾病中慢性乙型肝炎和结核病。

二、慢性病的特点

慢性病的发生主要与遗传、环境和精神等因素有关，具有隐蔽性、阶段性、复杂性、可预防性的特点。其中，复杂性是慢性病最突出的特点。

（一）隐蔽性

慢性病的发生、发展具有隐蔽性。慢性病起病较慢，疾病的发生和发展有一个由量变到质变的漫长过程。在疾病初始阶段，没有明显症状，人们意识不到疾病的存在，而疾病却在不知不觉中进展，直到发生质变，疾病方才暴露出来。因此，慢性病的诊断往往较晚，错过最佳的治疗和控制时间。

（二）阶段性

慢性病的病变呈现一定的阶段性，一般分为疾病缓慢发展期、合并症期、恶性循环期3个阶段。第一个阶段是病变缓慢发展阶段：出现病变后，通过生活方式干预和药物治疗，疾病可得到一定程度的控制，甚至有可能治愈，但多数患者不能去除致病的病因、诱因及危险因素，不能从根本上阻断疾病的病理生理过程，病变仍在继续隐蔽发展。第二个阶段是合并症阶段：由于疾病的病因及病理生理过程没有得到有效的控制，逐渐出现多个器官的合并症，导致多个系统或器官出现功能及结构损害。第三阶段是恶性循环阶段：出现的并发症反过来作用于慢性病，使疾病加重恶化，进一步引发更多更重的并发症。

（三）复杂性

引起慢性病的危险因素与遗传、环境、生活方式多方面有关。诸如种族、家族史、年龄、性别、缺乏体力活动、吸烟酗酒等不良习惯，尤其是不合理的膳食结构，均可导致患慢性病。例如，吸烟既是高血压的一个致病原因，同时也是癌症、心脏病、脑血管病等的共同危险因素；心血管病、脑血管病、糖尿病等都与肥胖有着密切的关系；糖尿病的诱发因素有遗传原因，也与不良生活方式有关。

（四）可预防性

吸烟、过量饮酒、身体活动不足以及高盐、高脂等不健康生活方式是慢性病发生、发展的主要危险因素，经济社会快速发展和社会转型给人们带来的工作、生活压力，对慢性病发生、发展也是不容忽视的因素。但这些环境因素、不良生活习惯可以通过人为干预而改变，说明慢性病具备预防的可能性。如对高血压、2型糖尿病、脑血管病、癌症等慢性病患者可采取相应预防措施，如戒除不良生活习惯、改善饮食结构、选择健康的生活方式、定期体检等，均可预防、减少或延缓慢性病的发生与发展。

三、慢性病的危害

慢性病的危害主要为死亡率高、致残率高、卫生经济负担重。

1. 死亡率高

WHO发布的《2022世界卫生统计报告》显示，由于人口增长和寿命延长，死于非传染性疾病（NCD）的总人数增加。在全球范围内，2019年，非传染性疾病占所有死亡人数的73.6%。2019年全球约3320万人死于癌症、心血管疾病、糖尿病和慢性呼吸系统疾病，比2000年增加28%。在中国，2019年30～69岁人群死于任何心血管疾病、癌症、糖尿病和慢性肾病这4种主要的非传染性疾病的概率为15.9%（近1/6）。

2. 致残率高

心脑血管疾病、糖尿病、肿瘤等慢性病是造成失能残障的主要原因。脑血管疾病的致残率非常高，60%～70%的脑血管疾病患者会出现功能障碍或残疾，约50%的患者生活不能自理。根据脑血管损伤病变的大小和部位，脑卒中导致的残疾多种多样，包括偏瘫、偏身感觉障碍、偏盲、失明、失读、失语、记忆力损害、共济失调等。糖尿病的微血管病变可损伤视网膜，早期可出现视物模糊、眼前异物感，如出血造成视网膜剥离可导致失明，是失明的主要原因之一。糖尿病下肢远端神经异常、不同程度的周围血管病变，可导致足部溃疡、感染、深层组织破坏，严重的导致截肢。糖尿病患者血糖、血压、血脂控制不佳，可导致脑血管疾病发生，进而导致残疾。

3. 卫生经济负担重

2009年世界卫生统计报告显示，慢性病导致了45.9%的全球经济负担，而中国则高达60%以上，到2012年，已上升至69%。2017年，美国由于糖尿病和所导致的直接和间接支出高达4039亿美元，占美国当年所有卫生保健费用的近四分之一（24%），占美国当年国内生产总值的2.4%。2017年，我国心脑血管疾病治疗总费用达5406亿元，居各类疾病费用首位，占疾病治疗总费用的17%，相当于0.66%的国内生产总值（GDP）。冠心病、原发性高血压、脑梗死消耗了我国2/3的心脑血管疾病治疗费用。而且，2012～2017年，我国心脑血管疾病治疗费用年均增速为10%，显著高于国民经济年均增长水平。

四、慢性病的防控

慢性病严重损害居民健康，威胁劳动力人口，大量增加疾病负担，已成为事关全局的重大民生问题和社会问题，预防和控制慢性病刻不容缓。

慢性病虽病因复杂，多因素相互作用、相互影响，发病机制多样，但大量的实践表明：慢性病是可防、可控、可治的。根据慢性病自然史的不同阶段，可以采取相应的预防措施阻止疾病的发生、发展或恶化，即疾病的三级预防措施。

（一）一级预防

一级预防，又叫病因预防，在慢性病还未发生前，可针对一系列的危险因素采取积极的干预活动，即治"未病"，是预防疾病和消灭疾病的根本措施。WHO提出人类健康四大基石"合理膳食、适量运动、戒烟限酒、心理平衡"，是慢性病一级预防的基本原则。

1.合理膳食

不合理饮食是慢性病的危险因素。调查表明，过多食用脂肪、糖和含盐食品与高血压和高胆固醇血症发生有关，高脂肪、高热量饮食与抽烟、过度饮酒相结合成为更具致死性的原因。因此，需注意平衡膳食，保持膳食品种多样化，控制总能量的摄入，严格控制富含高能量的动物性脂肪和蛋白质的摄入量（每人每日控制鱼虾50g，畜、禽肉50～100g，蛋类25～50g，每日摄入油脂类不超过25g），限制每日食盐摄入量（每人每日小于6g），加强对谷类食物（每人每日应食300～500g）、乳类和豆类食物（每天应食乳类及乳制品100g和豆类及豆制品50g），尤其是富含膳食纤维和微量营养素的新鲜蔬菜和水果（每天应食蔬菜400～500g和水果100～200g）的摄入。

2.适量运动

身体活动不足是导致慢性病发生最重要的危险因素之一。如今生活中机械化、电气化程度高，人们身体活动减少，热量摄入水平比以前增多，机体的肌肉萎缩代之以脂肪，这都是慢性病发病率明显增加的重要原因。因此，增加身体活动量是保持体能、维持健康最基本的要求，要做到：少静多动、能站着不坐着、能坐着不躺着、能走路不骑车、能骑车不坐车、能走楼梯不坐电梯；除此之外，还要经常参加体育锻炼，制订合理的锻炼计划，选择最适合的运动方式（喜欢而且容易做到），掌握最适宜的运动强度（中、低强度），保持合适的运动时间（20～60min），坚持每周足够的次数（至少3次/周）。

3.戒烟限酒

在我国，吸烟对健康造成的综合危害几乎高于任何其他慢性病危险因素。烟草燃烧可释放几千种化学物质，如尼古丁、焦油、一氧化碳、苯并芘等，这些物质会增加动脉粥样硬化、心脑血管疾病、癌症（尤其是肺癌、喉癌）的患病风险。人群流行病学研究显示，吸烟者戒烟后，患各种疾病的危险性均有不同程度的下降。适量饮酒对健康有一定好处，可缓解精神压力，使心情放松，但过量饮酒也可引发或者加重一些疾病的发生、发展。因此，提倡适度饮酒。

4.心理平衡

随着人们生活节奏的日益加快和竞争意识越来越强，心理因素对慢性病的影响也愈发突出，不良的心理因素可引起多种疾病，如高血压、冠心病、癌症、哮喘、溃疡病等。因此，做到三个"乐"：助人为乐、知足常乐、自行其乐，保持心理平衡，可降低疾病的发生风险。

（二）二级预防

二级预防又称为临床前期预防，主要是对于病因不明确的或者多病因的疾病采取的预防措施，主要的目的是早发现、早诊断、早治疗，是防止或减缓疾病发展而采取的措施。慢性病大多病因不完全清楚，因此，要完全做到一级预防是不可能的。要预防慢性病应该要养成定期进行体格检查的习惯。慢性病具有起初临床症状轻、病程长的特点，一部分患者初期难以发觉、往往在出现严重并发症就诊时才发现，这给慢性病的早期控制带来一定困难。因此，建议中老年人需定期体检、早期发现、早期治疗，防止病情加重和并发症的发生。

（三）三级预防

三级预防，又称临床预防。当慢性病已进入后期阶段，机体对疾病已失去调节代偿能力，将出现伤残或死亡的结局。此时通过对症治疗和康复治疗措施，防止伤残和促进功能恢复，提高生存质量，延长寿命，降低病死率。

通过改变个人不健康的生活方式，养成合理膳食、适量运动、戒烟限酒等良好习惯，时常关注自身健康状况、定期体检，及时诊断与治疗，可使大部分心脏病、脑卒中、2型糖尿病、高血压得到有效预防和控制，部分癌症也可得到预防。因此，全社会都应积极参与到慢性病防控的工作中，从每个人做起，自觉养成健康的生活方式，共同预防和控制慢性病。

（赵慧真）

第二节

慢性病的健康管理

随着生活方式和社会竞争的不断加剧，以及医学治疗手段的不断进步，慢性非传染性疾病已成为21世纪危害人类健康的主要问题。健康管理是对健康人群、亚健康人群、疾病人群的健康危险因素进行全面监测、分析、评估、预测、预防、维护的全过程。NCD健康管理是组织NCD专业医师及护理人员，为NCD患者提供全面、连续、主动的管理，以达到促进健康、延缓慢性病进程、减少并发症、降低伤残率、延长寿命、提高生活质量并降低医药费用的一种科学管理模式。

一、流行病学

根据2018年全国第六次卫生服务统计调查报告，我国15岁以上居民慢性病患病率为34.3%。其中城市、农村分别为33.5%和35.2%。男性慢性病患病率为33.6%，女性34.9%。慢性病患病率前5位的疾病分别是循环系统疾病、内分泌、营养和代谢疾病、肌肉骨骼系统和结缔组织疾病、消化系统疾病和呼吸系统疾病。另根据国家卫健委《中国居民营养与慢性病状况报告(2020年)》显示，2019年我国因慢性病导致的死亡占总死亡的88.5%，其中心脑血管病、癌症、慢性呼吸系统疾病死亡比例为80.7%。高血压、糖尿病、高胆固醇血症、慢性阻塞性肺疾病患病率和癌症发病率与2015年相比有所上升，中国18岁及以上居民高血压患病率为27.5%，糖尿病患病率为11.9%，高胆固醇血症患病率为8.2%，40岁及以上居民慢性阻塞性肺疾病患病率为13.6%，与2015年发布结果相比均有所上升。2021年1月北京大学国家发展研究院开展的中国健康与养老追踪调查（CHARLS）2018年数据显示，60周岁以上老年人中，65.14%老年人同时患有2种及以上慢性病。女性慢性病共病患病率高于男性。慢性病疾病负担不断加重，建议以高血压等重点疾病为突破口，通过整合现有慢性病医疗服务，并制定慢性病共病相关的临床评估和管理指南，实现老年人多病共管、共防和共减。

二、病因和发病机制

慢性病形成是一个缓慢而复杂的过程，囊括多个系统，包含多种疾病，不同疾病的不同阶段始动、维持和加速机制不同，各种发病机制中也存在交互作用。因此，慢性病是多因素、多机制、多环节、多阶段和个体差异较大的疾病综合。

（一）遗传因素

高血压、糖尿病及肿瘤具有明显的家族聚集性。父母均有高血压病，子女发病概率高达46%，约60%高血压患者有高血压家族史。同卵双生子中1型糖尿病同病率达30%～40%，而同卵双生子中2型糖尿病的同病率接近100%，且临床工作中发现母亲患糖尿病遗传给子女的概率更大。

（二）环境因素

1.饮食

研究发现，不同地区人群血压水平和高血压患病率与钠盐平均摄入量呈显著正相关。但同一地区人群中个体血压水平与盐摄入量并不相关，说明血压水平还与盐敏感度相关。钾摄入量与血压呈负相关。在糖尿病患者中，碳水化合物的摄入与血糖水平正相关。碘缺乏是地方性甲状腺肿的主要因素。高脂饮食患者更容易患心脑血管疾病。长时间过量饮酒会引起酒精性肝硬化。

2. 精神刺激

脑力劳动者较体力劳动者更容易患高血压、精神类疾病及失眠等慢性病。而反之，精神放松会使血压水平自然下降。

3. 吸烟

很多研究都已证明，吸烟是肺癌、COPD、心血管疾病的重要危险因素。吸烟与这些疾病的发病率呈正相关。

4. 气候环境

空气污染越严重，呼吸系统疾病发病率越高，部分北方空气污染严重地区哮喘患者到了南方空气质量优良地区后，症状自然缓解或者改善。

（三）其他因素

1. 体重

体重增加是高血压、糖尿病、关节病、冠心病、肝病及脑血管病的危险因素，体重下降与血压、血糖及血脂水平的下降正相关。

2. 药物

服用避孕药妇女，血压升高发生率与服药时间长短有关。服用非甾体抗炎药与消化道溃疡相关，服用糖皮质激素与骨质疏松症相关。由于很多慢性病共存，多种药物的使用也会增加肝、肾负担，引起相应疾病。

3. 个人健康素养

2018年中国健康与养老追踪调查数据库有关居民慢性病的相关数据显示，性别、年龄、是否识字、睡眠时间、吸烟情况、喝酒频率以及情绪低落均是慢性病的影响因素（$p < 0.05$）。女性、年龄越大、文化程度越低、睡眠时间越短、喝酒频率越高、越容易情绪低落的居民更易患慢性病。

因此，个人生理特征、个人生活方式、个人饮食习惯、个人体重管理、个人情感及心理因素均是慢性病的重要影响因素，应从多角度、多层面出发，分人群、分地区制定有效的防控措施，降低慢性病患病率，提高我国居民的健康水平。

三、慢性病健康管理的意义与实践

我国现阶段慢性病形势严峻，慢性病健康管理是最佳途径，也是一个长期、复杂、艰巨的过程。目前，我国慢性病健康管理尚不完善，慢性病管理传统模式以契约式管理和分级式管理为主，其他管理理论加以补充，存在只检查，不干预，重检查，轻干预的现象。

"互联网＋"慢性病管理逐渐成为新型慢性病管理模式，但在推广中要做好使用服务和宣传；精准健康扶贫应从公共卫生角度施策，全面考虑农村及城镇群体及所处社区、周边环境。建议利用新的管理理论和更全面的管理视角将传统管理模式与新型管理模式有效结合；重视慢性病健康管理，建立适合我国国情的健康管理模式是行之有效的医疗手段。

四、慢性病的健康管理内容

慢性病的健康管理已成为全球疾病防治工作的重点，被诸多国内外学者与国际组织广泛认可的整合型服务理念在卫生与健康领域深具价值。从慢性病的特点来看，慢性病的管理亦需要整合型服务理念的指导，向一体化、个性化管理的方向去努力。健康管理作为一种医疗卫生服务手段，在慢性病防控中有着重要作用。中国健康管理协会于2019年1月发布的《慢性病健康管理规范》团体标准内容全面，基于科学，可操作性强，适合国情，对于有序推动慢性病健康管理具有重要意义。以本辖区内35岁及以上居民作为慢性病管理的目标人群，通过建立居民健康档案，并区分慢性病低危、中危、高危及极高危人群，定期对于健康档案给予更新完善。

管理内容与技术要点如下。

（一）慢性病行为危险因素控制

1.全民健康生活方式行动

结合各地实际情况，围绕控制烟草消费、推动合理平衡饮食、促进健康活动三个重点，开展全民知晓活动，比如"人人知体重（腰围）"、成人测血压、全民减盐减油行动、"慢性病主题日宣传活动"，并在辖区人群中实现"五个覆盖"，即至少获得一种慢性病宣传资料，参加一次慢性病讲座或主题宣传活动，学会一种适宜工具，测量过一次个人健康指标，掌握一项健康自我管理技能。

2.烟草控制

加强政策倡导，促进公共场所、工作场所禁止吸烟法律、法规和制度，禁止烟草广告、促销和赞助制度等。加强吸烟危害宣传。加强医生对患者的戒烟教育。创造无烟环境。重点预防青少年吸第一支烟、医生吸烟和妇女吸烟。

3.合理膳食

促进营养立法和食品安全相关制度出台。低脂低糖、减盐减油饮食习惯培养。对重点及特殊人群开展膳食指导工作，推广和普及《中国居民膳食指南2022》。

4.身体活动促进

广泛宣传和推进全民健身条例；鼓励建设体育设施环境，出台有利于步行和骑车的交通政策；在多种场所标识合理的运动方式、运动强度、运动量、运动时间和运动目标，引导慢性病患者参加力所能及的体育运动。大力宣传体育运动对于健康的促进作用。

5.药物治疗

大多数的慢性病患者需要长期或者终身服药，医生要根据患者不同的生活环境（如碘缺乏地区及时补碘）、身体素质（如避免使用致敏性药物）、疾病分型（如1型糖尿病与2型糖尿病)、疾病严重程度、预期寿命给予不同的药物处方,避免长期服药带来的副作用及并发症,并告知患者常见的不良反应,以便患者出现时能及时告知医生,给予调整。

(二)慢性病高危人群和患者的早期发现

建立健康档案,首诊测血压,建立档案时进行健康体检及高危人群筛查。危险因素水平,可为生活方式干预和药物干预提供依据,对伴有多种危险因素和同时伴有其他慢性病患者,适当增加监测频率。同时提倡居民自我监测,如家庭自测血压、自测血糖等。

(三)慢性病高危人群的管理

1. 建立相关信息收集

重点收集纳入管理的慢性病高危个体有关膳食、身体活动、饮酒、尼古丁成瘾等方面信息,测量身高、体重、腰围和血压等指标,建议首次纳入管理者监测空腹血糖、血脂等生化指标。

2. 风险评估与个性化指导

推荐使用慢性病管理工具软件。风险评估包括以下内容:个人慢性病风险分类评估与报告、个人体重评估与报告、个人血压评估与报告、个人膳食评估与指导报告、个人身体活动水平评估和指导报告。

3. 体重管理

应将超重且中心性肥胖者(体重指数 $\geqslant 24kg/m^2$ 且腰围男性 $\geqslant 90cm$,女性 $\geqslant 85cm$)作为重点人群管理。进行身体活动指导,选择自己喜欢且适宜的运动方式,制订周计划,管理对象定期反馈给医生,以便进行监督与指导。进行膳食指导,采用能量循序递减的原则制订一周膳食量。进行随访管理,原则上间隔不超过2周进行一次运动和膳食处方的调整。

(四)随访管理

原则上高危患者至少每半年进行一次随访,并将信息录入管理系统,给予个性化的膳食、运动、药物、戒烟限酒及生活方式干预指导。与管理对象自动预约下次随访时间。

(五)健康教育

慢性病患者的自我管理是健康管理的最有效手段。如何使患者具有正确的自我管理能力是当今我国急需解决的问题,随着科技发展,以前电视、报纸、广播等旧媒体,开始向互联网、手机微信转变,新媒体更能方便一对一、点对点的个性化服务,当然固定广告栏、展示板依然发挥着很强的宣传作用,健康讲座、大众义诊也是点对面最好的教育方式。

(六)分级诊疗

目前,我国分级诊疗制度仍处于起步阶段,小病在社区,大病去医院,治疗在医院,康复在社区的健康理念也在不断地形成过程中，我国强力推行的家庭医生签约制度，医共体改革都是为了更好地进行分级诊疗，家庭医生对患者有更多更全面的了解，综合性医院有更先进的治疗手段，两者结合就更能为患者提供个性化、连续性的服务。

（七）康复治疗

健康管理的目的是减少伤残并发症，提高生活质量，延长寿命。康复治疗是不可或缺的手段，尤其是心脑血管疾病、慢性阻塞性肺疾病、关节炎等慢性病患者，在疾病急性期和危险期之后的康复治疗是非常有必要的，能提高生活质量，并减少疾病再发频率。

健康管理是预防医学和管理科学有机结合的产物，是同传统疾病管理有显著区别的新理念。要切实做好对慢性病综合性、整体性、连续性服务，确保慢性病管理可持续发展，应从实际出发，因人、因时、因地制宜，基于社会，重视家庭，强调个人责任，充分发挥个人和家庭的主观能动性，让人们自己承担起维护健康的责任，堵住发生疾病的危险因素，达到自觉地预防和远离疾病，促进身体健康，享受美好生活的目的。

（胡艳海）

第三节
慢性病的药物治疗管理

大部分慢性病患者无法彻底治愈，需要长期治疗护理及特殊康复训练，甚至终身服用药物。慢性病患者在急性加重时，需住院治疗，病情稳定后，则居家自行服药及进行保健康复治疗。在居家药物治疗过程中，患者如果不能很好地遵从医嘱，发生错服、漏服、乱服的现象会给治疗带来不良后果，使病情延误甚至加重。因此，加强慢性病患者的药物治疗管理，对提高慢性病患者药物治疗的必要性、有效性、安全性、依从性和经济性具有重要意义。

一、药物治疗管理

（一）药物治疗管理的定义

药物治疗管理（medication therapy management，MTM）是指药学工作者对患者提供用药指导、咨询、教育等一系列专业化服务，从而提高患者用药依从性、用药安全风险防护意识，培养自我用药管理能力，预防用药错误，减少药物不良事件发生，提高总体治疗效果。

（二）药物治疗管理的工作内容

药物治疗管理是药师和患者共同参与药物治疗全过程的专业性药学服务，其工作内容包括药物治疗信息收集、药物治疗分析评估、药学干预、用药指导、患者随访等。

1.药物治疗信息收集

药物治疗信息收集指系统收集患者药物治疗信息的过程，包括询问患者年龄、文化、职业、收入、药物治疗史、检查结果等，同时要了解患者心理状况对疾病的接受程度，并建立患者用药档案。

2.药物治疗分析评估

药物治疗分析评估指评估药物治疗可能出现的问题：评估每种药物治疗的临床合理性，包括风险效益比；评估剂量和给药方案的合理性，包括药物剂型、剂量、适应证、禁忌证、不良反应、药物相互作用；评估治疗方案的重复性或治疗药物、治疗方案的依从性和药物治疗成本。

3.药学干预

药学干预主要包括医师层面和患者层面。医师层面是对药物治疗方案的规范性和适宜性进行评估、监测，对药物治疗方案的合理性进行干预，对处方的适宜性（诊断与用药）、安全性、经济性进行干预，对药品用量、用法、疗程、不良反应、禁忌证、药物相互作用和配伍禁忌等进行监测。患者层面包括加强患者教育，增强其依从性，对发现的问题与医师沟通，及时调整用药方案。药学干预的目的是优化药物治疗，增强治疗的连续性，促进患者自我管理能力，预防不良反应的发生。

4.用药指导

用药指导主要内容包括：用法、用量、服药时间、疗程、注意事项、禁忌证、起效时间、常见不良反应和严重的不良反应等，发生哪些症状需及时告知药师和医生，及用药期间需要限制的生活饮食等，药师要利用自己的专业知识用通俗易懂的语言为患者讲解。对于高风险药物除了口头讲解外，还可使用辅助工具来增强记忆。

5.患者随访

患者随访指药师对就诊的患者以通信、走访或其他方式定期了解患者药物治疗情况、病情变化、不良反应等，以确保患者的药物治疗达到最佳效果。通过患者随访可做到出现问题早发现、早治疗，患者随访工作需要由药师、患者及家属共同配合完成。患者随访往往从患者出院后开始，视不同疾病的特点和治疗方案，一般每1个月、3个月或1年一次。近期随访主要是药师观察患者的治疗效果及某些反应，根据随访情况和复查结果来调整药物治疗方案。远期随访可获得某一治疗方案的长期效果、远期并发症及生存时间，有利于筛选出更有效的治疗方法。随访时应填写随访记录表，见表1-3-1，并建立患者随访资料档案，有利于患者转诊、出院转至长期看护机构等需更换药师时继续实施药物治疗管理。

表1-3-1　慢病患者随访记录表

患者：　　　　　性别：　　　　　年龄：　　　　　住院号：

随访日期		年　月　日	年　月　日	年　月　日	年　月　日
随访方式		□电话　□短信 □微信　□家庭 □门诊　□复诊	□电话　□短信 □微信　□家庭 □门诊　□复诊	□电话　□短信 □微信　□家庭 □门诊　□复诊	□电话　□短信 □微信　□家庭 □门诊　□复诊
症状		□有症状 □无症状 1_____ 2_____ 3_____	□有症状 □无症状 1_____ 2_____ 3_____	□有症状 □无症状 1_____ 2_____ 3_____	□有症状 □无症状 1_____ 2_____ 3_____
体征	血压 / mmHg				
	体重 /kg				
	BMI /（kg/m²）				
	心率 /（次 /min）				
	其他				
辅助检查 （项目 / 数值 / 日期）					
生活方式	日吸烟量				
	日饮酒量				
	饮食情况				
	运动情况	次 / 周　min/ 次	次 / 周　min/ 次	次 / 周　min/ 次	次 / 周　min/ 次
	心理状态	□良好 □一般 □差	□良好 □一般 □差	□良好 □一般 □差	□良好 □一般 □差
	遵医行为	□良好 □一般 □差	□良好 □一般 □差	□良好 □一般 □差	□良好 □一般 □差
用药情况	药物名称 1				
	用法	每日　次 每次　mg	每日　次 每次　mg	每日　次 每次　mg	每日　次 每次　mg
	药物名称 2				
	用法	每日　次 每次　mg	每日　次 每次　mg	每日　次 每次　mg	每日　次 每次　mg
	药物名称 3				
	用法	每日　次 每次　mg	每日　次 每次　mg	每日　次 每次　mg	每日　次 每次　mg
	药物名称 4				
	用法	每日　次 每次　mg	每日　次 每次　mg	每日　次 每次　mg	每日　次 每次　mg
	药物名称 5				
	用法	每日　次 每次　mg	每日　次 每次　mg	每日　次 每次　mg	每日　次 每次　mg
	其他药物				

用药评价	用法用量	□ 合理　□ 不合理：	□ 合理　□ 不合理：	□ 合理　□ 不合理：	□ 合理　□ 不合理：
	不良反应	□ 无　□ 可能：	□ 无　□ 可能：	□ 无　□ 可能：	□ 无　□ 可能：
	服药依从性	□ 规律 □ 间断 _____ □ 停服 _____	□ 规律 □ 间断 _____ □ 停服 _____	□ 规律 □ 间断 _____ □ 停服 _____	□ 规律 □ 间断 _____ □ 停服 _____
指导意见					
随访评价		□ 控制满意 □ 控制不佳 □ 不良反应 □ 并发症	□ 控制满意 □ 控制不佳 □ 不良反应 □ 并发症	□ 控制满意 □ 控制不佳 □ 不良反应 □ 并发症	□ 控制满意 □ 控制不佳 □ 不良反应 □ 并发症
下次随访日期					
随访药师签名					

（三）提高药物治疗管理有效性的因素

药物治疗尤其是慢性病的药物治疗，需要医师、药师、患者和家属的积极参与和配合，才可能获得满意的治疗效果。因此，提高药物治疗管理有效性的因素应包括医师、药师、患者和家属等因素。

1.医师和药师因素

在为患者诊疗的过程中医师负责制定治疗方案，药师与医师协作，为患者提供用药教育、咨询、随访、指导等服务，发现和预防药物的不良反应和避免不合理用药的出现，在提高患者药物治疗管理中，医师和药师起着关键的作用。作为医师要根据临床医药发展，掌握前沿动态，不断地进行自我专业能力的提高，要以患者为中心，根据患者个体化差异运用专业知识制定出治疗方案，专业的工作能力、较好的服务态度都将会取得患者信任，增加患者依从性。药师在药物治疗管理过程中，要重点关注药品的适应证、禁忌证、潜在不良反应等，观察患者是否存在重复用药和不必要用药的现象，定期随访和评估患者用药依从性、药品费用的合理性，制定识别药物不良反应的解决方案，对患者进行合理用药知识教育，向医生提供药物选择使用的建议。

为了提高药物治疗管理有效性，医师和药师还应对特殊人群的药物治疗管理做重点监护。包括：① 患有2种以上慢性病者；② 新就医或变更治疗方案频繁患者；③ 多科就诊或多名医生诊疗的患者；④ 服用5种以上药品者；⑤ 正在服用高危药品或治疗窗窄的药物；⑥ 药品治疗费用较高者；⑦ 特殊人群（肝肾功能不全者、老年人、儿童、孕妇等）；⑧ 依从性差的患者。

2.患者及家属因素

患者是药物治疗的对象，治疗效果除与药物治疗方案的优劣有关外，也与患者的配合程度有直接关系。当患者需要长期服药时，将会为其带来沉重的经济负担和精神压力，容易出现不配合治疗的现象，针对这些情况医务人员及其家属应安慰并帮助患者改变错误认知，耐心细致地介绍有关疾病的知识，不及时治疗可能出现的危害及并发症等，帮助患者重新树立战胜疾病的信心和希望。

二、慢性病药物治疗原则

药物治疗是治疗慢性病最重要的手段。如高血压、冠心病等患者多需终身服药，药品既能治病也有可能带来不良反应或并发症，在使用过程中必须考虑其安全性、有效性、经济性和方便性等原则，尽可能减少药物对机体的不良反应，降低治疗费用，使患者获得药物治疗的最大效益。

（一）药物治疗的安全性

慢性病患者因需要长期的多种药物联合用药，药物不良反应的发生率高，应高度重视用药安全性问题。用药安全是药物治疗的前提，根据患者、疾病的不同，药物治疗的安全性要求也不同，如对孕妇、儿童等特殊群体的药物治疗，安全性要求很高，轻微的不良反应或较低的不良反应发生率也难以接受；但对挽救生命的药物治疗，即使药物有较严重的不良反应，为挽救生命也应进行治疗，如在肿瘤的化学药物治疗中，患者有明显的脱发、白细胞降低等严重的不良反应，给患者带来严重的不适感，但为了杀灭肿瘤，仍需按疗程治疗。

影响药物临床使用安全性的主要因素包括药物因素、患者机体因素以及药物使用因素。

1.药物因素

（1）剂量　医师和药师要掌握药物的有效剂量，当用药剂量过大时，可产生不良反应、中毒，甚至引起死亡。

（2）剂型　同一药物剂型不同，由于制造工艺和用药方式的不同，往往影响药物的吸收与血药浓度，即生物利用度有所不同，可能会引起不良反应。

（3）其他因素　有效期因素，在使用药品时要注意有效期，误食过期药品有可能产生不良反应；杂质因素，药品在生产、储存中可能引入微量杂质，可导致不良反应。如青霉素中含微量青霉素烯酸、青霉素噻唑酸等微量杂质可引起变态反应；部分药物在应用一段时间后，由于药理作用的双重性，可导致不良反应。如长期大量使用糖皮质激素可使毛细血管变性出血，导致皮肤、黏膜出现瘀点瘀斑，同时出现类肾上腺皮质功能亢进症。

2.患者机体因素

由于个体差异，不同个体对同一剂量的相同药物有不同反应。如巴比妥类药物在一般催眠剂量时，对大多数人可产生催眠作用，但对个别人不但不催眠反而会引起焦躁不安、不能入睡。不同的年龄、性别、种族也会对药物的反应有较大的差异。如西咪替丁可引起男性乳房发育，氯霉素引起的再生障碍性贫血，女性比男性高2倍。

病理状态能影响机体各种功能，疾病可以改变药物吸收、代谢、排泄和机体对药物的反应，从而影响药物作用。如腹泻时，口服药的吸收差，作用小；肝、肾功能减退时，可显著延长或加强许多药物的作用，甚至引起中毒。

3.药物使用因素

不合理用药及用药错误。当患者用药依从性差时，会出现不合理地减药或停药，可使原来症状复发甚至加剧。如治疗严重皮疹时，减药过快或停用糖皮质激素可使皮疹复发和加重。

（二）药物治疗的有效性

药物治疗的有效性是药物治疗的首要标准。目前，我国药物治疗的有效性评价实行四级评定，即痊愈、显效、好转、无效，痊愈与显效合计为有效。药物治疗时，应根据患者的症状、体征及医学检查结果做出正确的诊断，选择合适的药物、剂量和疗程，拟定药物治疗方案，指导患者用药。在药物治疗过程中，应监测和评价治疗效果。

药物治疗监测可由患者自我监测和医疗监测共同完成，监测内容为治疗是否达到预期效果和不良反应对药物治疗是否产生了影响。

治疗有效是指按治疗方案要求用药后疾病治愈，可停止治疗；若为慢性病，治疗有效且无不良反应，或不良反应不影响治疗，可继续治疗；若出现了严重的不良反应，则应对治疗方案进行重新审查，检查对患者的指导是否正确、所选择的药物与剂量是否恰当、有无药物相互作用等，根据审查结果调整药物治疗方案。

治疗无效是指按治疗方案用药后没有达到预期的效果，不论有无不良反应，均应对治疗过程重新审视，如诊断是否正确、治疗目标与治疗方案是否合理、药物剂量和疗程是否恰当、给予患者的指导是否正确、患者的依从性及对治疗的监测是否正确等。若能找到治疗失败的原因，则可提出相应的解决办法，否则应考虑停药，以免对机体造成不必要的损害，同时贻误治疗时机，浪费医疗资源。

（三）药物治疗的方便性

药物治疗的方便性是指医师或药师为患者选取最方便的给药途径，一般情况下应首选口服给药，既方便又经济。对病情较急、危重的患者，可考虑肌内注射或静脉给药。病情稳定后改为口服给药。方便的给药途径能够增加患者的依从性。

（四）药物治疗的经济性

药物治疗的经济性是指消耗最小的成本，获得最大的效果。高成本并不意味着疗效好，低成本也并不意味着疗效差，药物的治疗成本不应用单一的药费去衡量，应注重治疗的总支出，即治疗总成本。如糖尿病的胰岛素治疗可选用多次皮下注射方法，也可采用胰岛素泵，胰岛素既有国产的，也有进口的。医师和药师要本着安全、有效、经济、方便的原则在全方面考量后制定出科学、合理的药物治疗方案。

三、药物治疗的依从性

随着医院临床药学的发展，用药依从性越来越受到临床医师和药师的重视。依从性是药物治疗有效性的基础，当医师为患者确定了良好的治疗方案而患者不依从时，治疗也会失败，患者不依从，最明显的后果是疾病未减轻或未治愈，甚至加重。因此，提高患者药物治疗依从性对改善慢性病患者预后、降低不良反应、提高生命质量、减轻社会和家庭的经济负担具有重要意义。

（一）药物治疗依从性的概念

患者的用药依从性是指患者能遵守医师确定的治疗方案和遵从药师对其服药方面的指导。反之则为缺乏依从性。

（二）影响患者药物治疗依从性的因素

1.药物因素

如某些药品具有不良气味、刺激性使患者难以接受，或者患者对说明书中的不良反应内容感到不安，担心服药后会出现不良反应。

2.患者因素

由于患者对疾病和药物缺乏正确的认识，如病情好转中断用药，求治心切而盲目加大剂量，担心药物不良反应或不良反应难以忍受而擅自停药，患者对医师缺乏信任，经济拮据而自行停药等。一些老年慢性病患者，因健忘或年迈残障而不能及时准确用药或重复用药等。

3.疾病因素

多数慢性病患者药物治疗过程中需长期服用药物，如原发性高血压和高胆固醇血症等患者，因缺少症状的提醒而导致少服或漏服，或因疾病需要服用多种药物、药量又各不相同、用药次数频繁、用药时间严格等，导致患者依从性差。

4.医患关系

在日常医疗工作中，部分医药卫生人员缺少与患者的沟通和对患者的关爱，对患者缺乏专业指导和教育，导致患者对药物使用不清楚、不明白、不敢问，导致患者依从性差。"早日康复"是医师和患者的共同目标，需要医患双方共同配合，积极治疗，才能有更好的治疗效果。

（三）药物治疗依从性差的危害

患者不依从的危害因不依从程度的不同而有差异，轻者延误病情，导致治疗失败，重者可能危及生命。患者不依从也将误导医生对药物治疗结果做出错误的判断，从而延误患者的诊断和治疗，同时，患者的不依从也造成医疗资源的浪费。当临床药物治疗效果不佳，未达到预期药物治疗目标时，医药卫生人员必须考虑到患者依从性因素对药物治疗的影响。

（四）提高药物治疗依从性的措施

1.建立良好的医患关系

多与患者沟通，建立相互信任的医患关系，对患者进行有效的用药指导和教育，赢得患者的合作，提高患者药物治疗的依从性。

2.优化药物治疗方案

复杂的药物治疗方案是造成患者不依从的主要原因之一。因此，药物治疗方案在符合"安全、有效、经济、方便"的原则下，医务人员应尽量设法优化、简化治疗方案，在病情允许的情况下，尽量采用服药次数少、不良反应小的药物，选择患者容易接受的药物剂型，如口服剂型，或者长效或控、缓释制剂，避免使用不方便的药物剂型，如注射剂。

3.持续的用药指导和随访

对于慢性病患者，坚持持续的用药指导和定期的随访是有效的手段。同时加强对患者家属的用药教育，督促家属对患者进行持续的督导和用药提醒，也可提高用药依从性。

4.改进药品包装及标签

目前，有些医院已经实行了单剂量给药制。单剂量的普通包装以及1天量的特殊包装，有利于患者对服药进行自我管理，减少差错。此外可采用差异包装，通过不同颜色区分、对相似的药物做好标识和区分，以避免患者误服，改进药品包装为解决患者不依从问题提供了简捷的途径。

四、药物治疗的监测内容

多数慢性病患者需要长期居家服用药物治疗，药物治疗期间需医师、药师、患者或（和）家属进行药物治疗监测，以了解药物的治疗效果和不良反应等，从而决定是否调整治疗方案，最终使临床用药达到安全有效。

（一）治疗药物监测

治疗药物监测（therapeutic drug monitoring，TDM）是指以药代动力学原理为指导，运用现代分析技术，测定血液或其他体液中药物浓度，用以评价药物疗效和设计或调整给药方案，使临床用药更加安全、有效、合理。

患者在进行药物治疗时要遵医嘱定期采集体液样品进行治疗药物监测，数据统计分析，作为后续给药方案的依据，一般多采取血液样品，测定药物的总浓度。其他如尿液、唾液等也较为常用，特殊情况下也采集脑脊液、胆汁或其他体液等作为分析样品。

需要进行TDM的情况有：

1.需要合并使用多种药物

一些患者特别是老年人，常同时患有多种疾病，需要合并使用多种药物，极易引起药物间的相互作用，因而需要对某些容易产生毒性作用的药物进行TDM。

2.需要长期使用某种药物

一些慢性病患者需要长期使用某些药物时，为避免发生药物蓄积中毒，应定期监测血药浓度，如抗躁狂药碳酸锂。一些药物长期使用可以产生耐药性，还有一些药物长期使用可影响药物代谢酶的活性从而引起药效变化，当药效发生不明原因的改变时，可通过测定血药浓度来判断。

3. 判断药物中毒或剂量不足

某些药物的中毒表现与其所治疗疾病的症状很相似，而临床难于明确鉴别时，可通过监测血药浓度来判断该临床表现是用药剂量不足还是中毒所致，进而调整用药方案。如普鲁卡因胺治疗心律失常时过量也会引起心律失常、苯妥英钠中毒引起的抽搐与癫痫发作不易区别等，这些均可通过监测血药浓度来加以判断。

4. 采用非常规给药方案

某些情况下，临床采用非常规的特殊给药方案，如对于癌症患者，尝试使用大剂量的化疗药物时，需要密切监测患者的血药浓度，以防发生严重的毒性反应。

5. 特殊人群用药

特殊人群需使用某些药物时，应注意监测其血药浓度，以确保用药安全。如肾功能不全患者使用主要经肾排泄的药物，肝功能不全患者使用主要经肝脏代谢的药物，可造成血药浓度升高而易于产生毒性反应。

目前，临床上常需要进行 TDM 的药物参见表 1-3-2。

表 1-3-2　目前临床常需进行 TDM 的药物

类别	药物
抗心律失常药	普鲁卡因胺、胺碘酮、奎尼丁、利多卡因、美西律
抗癫痫药	苯妥英钠、苯巴比妥、卡马西平、丙戊酸钠、左乙拉西坦、拉莫三嗪、托吡酯、奥卡西平、乙琥胺
强心苷类	地高辛、洋地黄毒苷
抗抑郁药	阿米替林、去甲替林、丙米嗪、地昔帕明
抗躁狂药	碳酸锂
平喘药	茶碱
氨基糖苷类抗生素	卡那霉素、阿米卡星、妥布霉素、奈替米星、庆大霉素
其他抗生素	氯霉素、万古霉素、去甲万古霉素、替考拉宁
抗真菌药	伏立康唑、卡泊芬净
抗肿瘤药	甲氨蝶呤
免疫抑制剂	环孢素、他克莫司、雷帕霉素、霉酚酸
抗风湿药	水杨酸类

（二）不良反应的监测

药品不良反应是指合格药品在正常用法用量下出现的与用药目的无关的有害反应。药品作为一种特殊的商品具有两重性，既能防治疾病，维护健康，也能损害身体引起不良反应。慢性病患者需长时间服用多种药物，发生不良反应的可能性大，更需进行药物不良反应的自我监测，以便及时发现问题，及时调整药物治疗方案，避免药物不良反应对患者的伤害。

1.不良反应的自我监测

患者要根据医师或者药师的用药指导仔细了解药物说明书中的不良反应情况。服用药物后如果出现恶心、呕吐、腹痛、腹泻等症状，在排除食源性因素的情况下，首先应考虑是否出现了药物的不良反应。当患者发现出现不良反应或难以判断时，应及时向医师或药师咨询。

2.不良反应的应对

用药后对一般轻度的不良反应，如恶心、呕吐、上腹部不适、头痛、口干等症状，只需注意观察，不必停药。症状轻微的不良反应，停药后，多数可自行恢复。一旦表现严重的不良反应，如呼吸短促、呼吸困难、皮肤变态反应、肝肾功能损害等应立即停止用药，并及时咨询医师或药师，以便及时调整治疗方案。

五、药品的家庭储存管理

长期服药患者常常需在家中存放药物，药物存放条件不当，会造成药物污染、失效，同时也可能增加药物的不良反应。家庭药品储藏的几大要素如下。

（一）储藏温湿度

1.温度

药品说明书"储藏"项，列出了药品的储存条件。常温、阴凉、冷藏处储存，根据《中华人民共和国药典》规定，常温处指30℃以下，可以是10～30℃环境；阴凉处指20℃以下，可以是10～20℃；凉暗处指避光10～20℃；冷藏处指2～10℃等。如果"储藏"项没有具体规定储存温度，一般指常温。应特别注意，有些需要在冷处保存的生物制剂不能冰冻，药品在冰冻后再融化的过程中会造成药品效价的降低，影响疗效。

2.湿度

药品储藏湿度多为相对湿度45%，绝大多数药片含有淀粉等辅料，在潮湿的环境中容易吸潮，导致药片破裂发霉。虽然现在大多数药品有铝箔独立包装，吸潮情况大大减少，但仍不能把药品放置在厨房、卫生间等潮湿的区域。把所有药品都放冰箱也是常见误区，因为冰箱格外潮湿，药品都怕潮，平时要拧紧瓶盖，但部分药品即使拧紧瓶盖放冰箱也是不行的。

（二）避光

有些药品对光线敏感，暴露在光线下会分解，因此需用不透光的容器保存。此类药品一般以静脉注射液比较多见。如果是口服的药品，这类药品通常会放在棕色容器或用黑纸包裹的无色透明、半透明容器中，患者在打开包装后的使用过程中应注意避光保存，比较常见的有各类镇咳用的糖浆和液体口服药物。

（三）分类存放

将成人与儿童用药、内服药和外用药、急救药与常规用药分开放并做好标记，以免紧要时刻拿错、误服。一些急救用药，如硝酸甘油片、沙丁胺醇气雾剂，应当存放在容易拿到的位置，以备紧急之需。家有幼儿的，应将药品放置到儿童无法轻易触碰到的地方。

（四）定期检查家庭药箱

定期检查药品的有效期，一旦发现过期药品应立即清理，以免误服。药品有效期是指药品在一定的储存条件下能保持其质量的期限，有的精确到月份，如注有"有效期至2021年10月"表示可使用到2021年10月31日。当药品超过这个时限后，其内在结构、组成和临床作用均可能发生改变，可能表现出疗效降低或不良反应增加等。过期药品不要随便丢弃，应放到定点回收机构。

（五）其他储藏注意事项

有些药品在开封前长期保存和开封使用后短期储存要求是不一样的。以糖尿病患者使用的胰岛素为例，目前比较常用的重组人胰岛素注射液，在使用前要求2～8℃冰箱冷藏，不得冷冻；一经开封使用后，以28天到6周为限期，只需25℃以下保存即可。

（于娜）

第四节
老年人用药特点及监护

一、概述

（一）老年人的定义

根据世界卫生组织（WHO）对老年人的年龄分界标准，发展中国家将老年人界定为60周岁及以上的群体，而发达国家则将≥65岁作为分界点。《中华人民共和国老年人权益保障法》第2条规定，老年人的年龄起点标准为60周岁。

（二）我国老年人慢性病基本概况

随着社会经济的发展和医学的进步，人民生活水平和医疗保健水平均不断提高，人类的寿命随之延长，人口老龄化日益明显。我国人口老龄化的程度也正在快速增长，据WHO预计，至2050年我国将有35%的人口超过60岁，可能是世界上老龄化最严重的国家。2021年5月11日，第七次全国人口普查结果显示，中国60岁及以上人口为26402万人，占18.70%，其中，65岁及以上人口为19064万人，占13.50%，人口老龄化程度进一步加深。随着人均预期寿命的提升，慢性病高发也成为老龄化社会的一大挑战。2019年7月，国家卫健委数据显示，我国超过1.8亿老年人患有慢性病，患有一种及以上慢性病的比例高达75%。据2010年一项中国城乡老年人追踪调查数据表明，中国60周岁以上老年人慢性病所致的死亡人数已占总死亡人数的85%，造成的疾病负担占总疾病负担的70%。根据《2020年WHO全球疾病负担评估》报告表明，导致我国老年人疾病负担的首要健康问题包括：缺血性心脏病、脑血管疾病、慢性肺部疾病、下呼吸道感染、呼吸道肿瘤。

（三）老年人的生理特点

随着老年人体内器官和组织的衰老性改变，药物在体内的吸收、分布、代谢、排泄等过程也将发生明显改变。因此，充分了解老年人各系统、器官和组织的生理特点，对指导老年人临床合理用药尤为重要。

老年人的生理特点主要表现：

1.身体形态的生理性改变

老年人因毛发髓质和角质退化可导致毛发变细及脱发，黑色素合成障碍可导致毛发及胡须发白，皮肤弹性减退、皮下脂肪量减少、细胞内水分减少等可导致皮肤松弛并出现皱纹，另外，由于自由基及其过氧化物清除能力明显降低，导致脂褐素堆积在基底层细胞中，形成特异性的老年斑。

2.神经系统的生理性改变

老年人大脑皮质和脑回萎缩，神经元细胞数目有不同程度的减少，造成中枢神经元递质合成减少、脑内酶活性减弱，中枢神经系统有些受体处于高敏状态，药物在小剂量下即可产生治疗作用，常规剂量即可引起较强的药理反应，出现耐受性降低现象。同时，老年人因脑功能衰退而出现各种神经系统症状，如记忆力减退、健忘、失眠等，甚至发生情绪改变。

3.心血管系统的生理性改变

老年人心脏的退化主要表现为心肌纤维化，心肌收缩力减弱，泵效率下降，同时，由于心脏收缩期延长，使心肌耗氧和能量需要增加，对应激适应性降低。老年人血管生理性硬化渐趋明显，血管弹性逐渐减弱，血管阻力增大，血流减慢，血管内斑块形成，易发生心脑血管意外。由于老年人血管硬化、压力感受器敏感性下降，造成血压的调节能力减退，使老年人血压升高。

4.呼吸系统的生理性改变

老年人由于呼吸肌及胸廓骨骼、韧带萎缩，肺泡、气管及支气管弹性下降，导致肺活量及肺通气量明显下降，残气量增加。随着肺泡数量的减少，使有效气体交换面积和交换效率明显下降，导致动脉血氧分压降低。另外，老年人组织细胞呼吸作用减弱，对氧的利用率也明显下降。

5.消化系统的生理性改变

随着年龄增长，一方面老年人常出现牙齿脱落、磨损或牙周病等口腔组织萎缩性改变，影响食物的咀嚼，进而影响消化功能。另一方面老年人消化道黏膜萎缩，肠道平滑肌张力下降，使胃排空时间延长、消化功能减退，造成消化不良及便秘。另外，老年人的肝脏体积逐渐减小，血流量也逐渐减少，肝脏代谢功能下降，常导致药物首过效应减弱，生物利用度增加。

6.泌尿系统的生理性改变

一方面老年人肾脏逐渐萎缩变小，同时，肾血流灌注量、肾小球滤过率、肾小管分泌能力和重吸收能力也逐渐下降，导致肾功能减退，表现为内生肌酐清除率降低。另一方面老年人由于膀胱逼尿肌萎缩，括约肌松弛，常有多尿、遗尿和尿失禁等现象，老年男性因前列腺增生性改变，多见排尿困难。

7.内分泌系统的生理性改变

老年人常由于内分泌系统的器官、组织、细胞及激素受体发生结构、功能改变，导致内分泌功能总体减退，少数内分泌器官功能加强。一般认为随着年龄增长，老年人血清中去甲肾上腺素、甲状旁腺激素、血管加压素、胰岛素、心钠素、泌乳素等水平会明显升高，生长激素、肾素、醛固酮、三碘甲状腺原氨酸水平等会显著下降，雌激素水平会在女性更年期后大幅度减少。

8.其他生理性改变

老年人的胸腺逐渐退变和萎缩，常造成血清中胸腺激素水平逐渐下降，同时，老年人免疫球蛋白数目下降，自身免疫抗体较高频率出现。老年人红骨髓逐渐减少，白细胞总数降低，血液黏稠度增高，凝血因子增多，导致老年人血液常处于高凝状态。另外，由于肝脏合成能力下降，使血浆白蛋白减少，球蛋白相对增加，影响血浆胶体渗透压，导致组织液的生成及回流障碍，易出现水肿现象。

二、老年人的药代动力学及药效动力学特点

随着年龄增长，老年人患慢性病的概率逐年上升，而药物作为慢性病治疗的重要手段，药物的合理使用变得越来越重要。因此，根据老年人的药代动力学及药效动力学特点，制定个体化用药变得至关重要。

（一）老年人药代动力学特点

1.药物的吸收

随着年龄的增长，老年人机体发生了一系列生理变化，从而改变药物的吸收。以口服药物为例，胃肠道内消化液减少、胃排空速度减慢、消化道黏膜面积减少等都会影响药物的吸收。

（1）胃肠道内消化液减少　老年人胃酸分泌减少，导致胃内pH值升高，直接影响药物的解离度，从而影响药物的吸收。对弱酸性药物来说，因胃内pH值升高，常导致药物

解离增加而造成吸收减少，如巴比妥类药物，胃内 pH 值升高导致离子型药物增多，吸收减少；对弱碱性药物来说，则可能吸收增多，如地高辛在胃内 pH 值 < 3 时，在胃内水解增多，导致药物活性降低或丧失，但升高胃内 pH 值后，水解减少，反而提高了生物利用度。另外，由于胃肠道内消化液减少，也导致一些溶解度较小的药物，溶出减慢，影响吸收。

（2）胃排空速度减慢　无论是弱酸性药物还是弱碱性药物，大多数经小肠吸收，而老年人胃肠道肌肉纤维萎缩，张力降低，胃排空速度减慢，致使大多数药物进入小肠的时间延迟，吸收速率降低，血药浓度达峰时间延迟，峰浓度降低，影响药效的发挥。

（3）消化道黏膜面积减少　老年人胃肠道血流减少，消化道黏膜吸收面积减少约 30%，具有膜转运功能的糖蛋白含量下降，常导致药物吸收减慢，对一些需主动转运的药物影响尤为明显。

2. 药物的分布

药物分布既影响药物的储存蓄积、消除速率，又影响药物的疗效和毒性。老年人机体组成成分、血浆蛋白结合率、组织器官的血液循环、体液的 pH 值以及组织器官与药物的亲和力等都有不同程度的改变，从而影响药物在体内的分布。

老年人药物分布的变化主要特点是水溶性药物表观分布容积减小，血药浓度升高；脂溶性药物表观分布容积增大，药物作用时间延长；血浆蛋白结合率高的药物，游离药物浓度升高，药效增强，甚至出现毒性反应。机体的组成成分是影响药物分布的重要因素之一，老年人脂肪组织增加，体内脂肪比例增加 25% ～ 40%，男性稍低于女性，而总体液及非脂肪组织减少，从而导致脂溶性药物更容易分布到周围脂肪组织中，使表观分布容积增大，药物作用时间延长，如地西泮等；亲水性药物在老年人组织中的分布容积减小，血药浓度增加，药效增强，如对乙酰氨基酚、哌替啶等。另外，老年人血浆白蛋白浓度呈现不同程度的下降，降幅可达 15% ～ 20%，尤其是营养状态差、病情严重或极度虚弱的老年人下降更为明显。这直接影响药物的蛋白结合率，尤其是蛋白结合率高的药物影响更大，如普萘洛尔、苯妥英钠、地西泮、华法林、氯丙嗪等，可使血中游离药物浓度增高，表观分布容积增大，导致药物作用增强，甚至出现毒性反应。

3. 药物的代谢

肝脏是药物代谢的主要场所，老年人由于肝脏代谢能力明显下降，使药物代谢也明显减慢，导致药物消除半衰期明显延长，血药浓度增高，易发生药物不良反应，尤其对肝脏清除率高、首过效应明显的药物，更易发生药物不良反应。如地西泮的消除半衰期一般为 20 ～ 70h，80 岁以上老年人可达 90h，导致其毒性反应从 1.9% 上升至 7.1% ～ 39%；再如老年人口服单剂量的普萘洛尔后，血药浓度显著高于正常人，长期用药时，70 岁老年人的血药浓度可为 40 岁患者的 4 倍。另外，由于老年人药物消除速率降低，多次或反复给药时，血浆稳态药物浓度也明显升高，故老年人的用药剂量一般为常用量的 1/2 ～ 2/3。

4. 药物的排泄

肾脏作为药物排泄的重要器官，大多数药物及其代谢物经肾脏排泄。随着年龄增长，老年人表现为肾脏逐渐萎缩、肾脏血管硬化、肾血流量减少、肾小球滤过率降低、肾小管的主动分泌功能降低等，常导致肾脏对药物排泄功能明显降低，从而导致药物在体内积蓄，容易产生不良反应或中毒。

（二）老年人药效动力学特点

目前，对于老年人药效学动力学的研究远不及药代动力学深入。老年人机体各器官结构功能老化、代谢功能改变、适应力减退、体内调节功能下降等，改变了对药物的反应性，导致了药物到达作用部位或受体的血药浓度改变，引起细胞与受体数量和反应性的改变，这可能是老年人药效动力学改变的主要因素。比如，随着年龄增长，老年人出现脑容积、脑血流量、儿茶酚胺合成量等减少，酶活性减弱，靶组织中受体数目和结合力改变，甚至出现脑萎缩现象，导致对中枢兴奋药的敏感性降低，对中枢抑制药反应性增强。再如，老年人的心脏心肌收缩力逐渐减弱，对各种刺激的反应性也明显下降，常导致对儿茶酚胺的最大效应降低，表现为对β受体敏感性降低，对α受体敏感性升高。另外，老年人激素分泌水平下降，调节能力下降，对激素类药物的反应差异较大，一般对糖皮质激素反应较为迟钝，而对胰岛素和甲状腺素的反应则较敏感。老年人免疫细胞数量减少，免疫应答缺陷，使免疫力下降，常导致老年人患各种严重感染性疾病。

三、老年人用药遵循的主要原则

（一）明确用药指征，简化用药品种

老年人常患有多种疾病，导致同时使用的药品品种繁杂，药物的过多使用不仅加重了经济负担，影响用药依从性，而且还增加了药物相互作用和不良反应发生率。据报道，同时用药2～5种，药物不良反应发生率约为4%；6～10种达到7%～10%；11～15种上升至24%～28%。因此为减少老年人药物不良反应的发生，根据患者同时使用的药品数量与药物不良反应发生率的关系，目前国内外提出5种药物应用原则，即同时用药建议不超过5种。当病情需要使用超过5种药物时，应评估是否所有药物都是必需的；是否有多重治疗作用的药物替代；是否可以停用疗效不明显、耐受性差或本身未按医嘱服用的药物。

（二）选择适当剂型

老年慢病患者需要长期用药时，应尽可能口服给药。对有吞咽困难的老年人，可选用颗粒剂、口服液或喷雾制剂。尽可能首选控释制剂，该剂型单位时间释放固定量的药物，不受胃肠道动力和pH值的影响，且每日服药次数较少，有利于提高用药依从性。尽可能不选用缓释制剂，因老年人胃肠运动能力下降，会使药物吸收增加而产生不良反应。

（三）小剂量、个体化用药剂量原则

除维生素、微量元素和消化酶等这些相对较安全的药物，老年人可按成年人剂量用药外，其他药物原则上应按成人剂量酌情减量，尤其是地高辛、华法林、茶碱等治疗窗

比较窄、属药物不良反应高危的药物。一般应根据患者年龄、健康状况、体重、肝肾功能、病情严重程度、治疗指数等，以成人用量的1/2、2/3、3/4顺序用药，再根据临床反应缓慢增量，直至获得满意疗效的治疗剂量。而对于使用负荷剂量的药物，首次用药可予成年人剂量的下限，小剂量用药主要表现在维持量上。但即使采用此法，也会因老年人个体差异较大造成治疗效果不同。因此，适宜的给药方法是结合药物的药代药动学特点、血药浓度监测和老年人肝肾功能情况适当调整用药剂量，严格遵从剂量个体化的原则。特别对于主要通过肾脏原型排泄，或活性代谢物由肾脏排泄，而治疗窗又比较窄的药物更为重要。

（四）优化给药时间，提高用药依从性

选择合适的用药时间对老年人进行治疗，可以提高疗效和减少毒副作用，如降血压药宜在早晨血压上升前半个小时服用，糖皮质激素类药物在上午8点左右服用等。另外，老年患者良好的依从性是治疗成功的关键。对于老年患者应尽量简化治疗方案，尽可能让老年人的用药做到准确合理。选择的剂型要便于识别，易于使用，用药方法要简单易记，避免因老年人健忘、混淆而漏服、错服药物。

（徐锦龙）

第五节
药品不良反应

扫一扫

数字资源 1-5-1
药品不良反应微课

随着人们对健康要求的日益提高，人口老龄化的加剧，生活方式的改变，慢性病发病率的增加，用药安全已成为全球共同关注的话题。

一、药品不良反应的相关概念

1. 药品不良反应的定义

世界卫生组织将药品不良反应定义为：药物在正常剂量下用于预防、诊断、治疗人体疾病或用于调整人体生理功能时所出现的与用药目的无关的有害反应。

我国于2011年7月1日正式实施的《药品不良反应报告和监测管理办法》（卫生部令第81号）对于药品不良反应的定义为：合格药品在正常用法用量下出现的与用药目的无关的有害反应，包括副作用、毒性反应、变态反应、继发反应和特异性反应等，不包括超说明书用药、假药或劣药、用药错误以及不合理用药所引起的有害反应。

2.药品不良事件

药品不良事件（adverse drug event，ADE）指药物治疗过程中出现的不良临床事件，不一定与该药有因果关系，包括药品标准缺陷、药品质量问题、药品不良反应、用药失误以及药品滥用等。在我国目前的药品安全监管形势和不良反应监测工作现状下，药品不良事件大多是通过不良反应监测系统发现并上报的，如2006年我国发生的"欣弗"事件等不良事件的报告。

3.药品严重不良反应

药品严重不良反应（serious adverse reaction）指因服用药品引起以下损害情形之一的反应：① 导致死亡；② 危及生命；③ 致癌、致畸、致出生缺陷；④ 导致显著的或者永久的人体伤残或者器官功能的损伤；⑤ 导致住院或住院时间延长；⑥ 导致其他重要医学事件，如不进行治疗可能出现上述情况的。

二、药品不良反应的分类

药品不良反应有多种分类方式，目前WHO将药品不良反应分为以下三种类型。

1.A类不良反应

① 可以预测；

② 与常规药理作用有关；

③ 反应的发生与剂量有关；

④ 发生率高，死亡率低；

⑤ 包括副作用、毒性反应、后遗效应、继发反应等。

2.B类不良反应

（1）难以预测，常规毒理学不能发现；

（2）与常规的药理作用无关；

（3）反应的发生与剂量无关：

① 对不同的个体来说，剂量与不良反应的发生无关；

② 对同一敏感个体来说，药物的量与反应强度相关。

（4）发生率低，死亡率高；

（5）可分为药物异常性和患者异常性。

3.C类不良反应

① 背景发生率高；

② 药物非特异性；

③ 用药与反应发生没有明确的时间关系；

④ 潜伏期较长；如妊娠期服用己烯雌酚，子代女婴至青春期后患阴道腺癌；

⑤ 反应不可重现，如某些基因突变致癌、畸胎的发生。

三、药品不良反应发生的原因

药品不良反应的发生频率和强度与药物本身的性质、用药者的生理病理状态以及生活环境等因素有关。国际医学科学组织委员会（Council for International Organization of Medical Sciences，CIOMS）推荐用下列术语和百分率表示药物不良反应的发生频率：十分常见（≥10%）；常见（≥1%，<10%）；偶见（≥0.1%，<1%）；罕见（≥0.01%，<0.1%）；十分罕见（<0.01%）。

（一）药物因素

1.药物本身

（1）化学成分和化学结构　药物含有的化学成分是药物不良反应的基础，化合物在获得一个新的基团的同时也获得了新的药理活性，其中包括新的治疗作用和新的不良反应，有时化学结构的轻微变化会使不良反应发生改变。例如，卡托普利含有巯基，有致味觉改变的不良反应；经过结构改变后的依那普利由于没有巯基，因此致味觉改变的作用减弱，但同时也增加了其他的不良反应。

（2）理化性质　理化性质是药品不良反应产生的重要因素。如阿司匹林的结构中含有羧基而显酸性，对胃黏膜有刺激作用；又如氨茶碱的结构中含有氨基，水溶液呈碱性，静脉注射时可引起血管刺激。

（3）药理作用　药物本身的药理作用对机体组织器官造成的损害，如氨基糖苷类抗生素有耳毒性、肾毒性，大环内酯类抗生素的胃肠道反应等。药物对组织器官的选择性低也是导致不良反应的主要原因，如抗恶性肿瘤药物在杀死癌细胞的同时，也会杀伤人体功能活跃的正常细胞。

（4）药物的剂量和使用时间　在药品说明书规定的用法用量范围内，药物的剂量越大、连续使用的时间越长，发生不良反应的可能性也随之增加。如长期大剂量使用肾上腺皮质激素，可引起医源性肾上腺皮质功能亢进，诱发或加重感染和消化性溃疡等不良反应。

（5）给药途径　不同的给药途径影响药物的吸收、分布及持续时间，使药物在体内具有不同的浓度而产生不同的药效和不良反应。如静脉滴注硫酸镁用于治疗惊厥时可产生呼吸抑制、血压下降和心脏抑制的不良反应，而其口服用于导泻时很少出现上述不良反应。

（6）配制药物时间和给药速度　有些药物在输液中不稳定，需在临用时配制，给药速度也应稍快。如青霉素在pH值低于5.5或高于8时迅速失活，临床使用时应临时配制并于4h内滴完，否则会增加变态反应的发生率；而有些药物应减慢滴速，如利多卡因静脉滴注速度过快可出现痉挛、低血压、心脏传导阻滞、心动过缓等不良反应。

2.药品的质量控制

（1）中间产物　药物在原料药生产过程中常残留一部分中间产物，这部分带入最终制剂中的原料药中间产物可能会引起不良反应。如青霉噻唑酸是青霉素生产发酵过程产生的，可引起变态反应。

（2）分解产物　由于药物本身化学稳定性的原因，在生产、储存及运输的过程中均会产生分解产物，这部分分解产物也可能会引起不良反应。例如，四环素类药物在高温环境下易降解产生差向四环素和差向脱水四环素，可引起类范可尼综合征。

（3）药品的质量差异　同一组成的药物，不同厂家在不同的生产工艺和不同的技术水平下，药物的组成可能不尽相同，生物利用度差异较大。如不同厂家生产的地高辛生物利用度不同，口服后的血浆药物浓度可相差数倍。

3.药品制剂的辅料

药品生产中使用的稀释剂、黏合剂、崩解剂、润滑剂、稳定剂、增溶剂、着色剂等以及内包装材料有时也会引起过敏等不良反应。

4.药物的相互作用

两种或两种以上的药物同时或先后应用，药物之间会发生相互作用，合用药物不当也会增加不良反应的发生率。如西咪替丁与华法林联合，华法林的抗凝血作用加强，西咪替丁可抑制肝药酶的活性，使华法林的体内代谢受抑制。

（二）机体因素

1.生理因素

（1）种族　不同人种之间对某些药物的反应性有相当大的差别。例如，乙酰化是常见的代谢反应，由于基因遗传性不同，分快乙酰化代谢者和慢乙酰化代谢者，白色人种中快乙酰化者占30%～50%，黄种人中快乙酰化者占70%～80%，因纽特人则可高达95%。如用常规剂量的异烟肼治疗结核时，慢乙酰化者易发生周围神经炎，快乙酰化者则较易引起肝脏损害。

（2）性别　一般情况下，女性对药物更为敏感，如氯霉素引起的再生障碍性贫血和保泰松引起的粒细胞缺乏症，女性的发生率分别比男性高2倍和3倍。女性在月经期、妊娠期、哺乳期等特殊生理阶段应用药物时，要多加注意药物的不良反应。月经期妇女使用泻药和抗凝药易致月经量过多；妊娠期妇女应避免使用有致畸作用的药物；哺乳期妇女用药需考虑药物对哺乳儿的影响，例如吗啡是弱碱性药物，在弱酸性的乳汁中排泄量较高，易致哺乳儿呼吸抑制。

（3）年龄　不同年龄的患者对药物作用的反应存在较大的差异，老年人及儿童尤为明显。老年人的组织器官功能随着年龄的增长伴有生理性的衰退，如体液相对减少，脂肪增多，蛋白质合成减少，肝、肾功能衰退，药物代谢和排泄速率相应减慢，发生不良反应的可能性较大。如左氧氟沙星主要经肾排出，而老年患者常有生理性肾功能减退，因此在使用左氧氟沙星时应监测肾功能，必要时调整剂量，谨慎使用，避免发生毒性反应。婴幼儿的肝、肾功能发育不全，药物代谢与排泄速度慢，血浆蛋白的总量少，对药物的敏感性高，血脑屏障发育不全，体液占体重的比例大，水及电解质转换率较快，不良反应发生率较高，尤其对中枢神经抑制药、影响水及电解质代谢及酸碱平衡的药物容易出现不良反应。

（4）个体差异　不同的个体对同一剂量的相同药物在反应强度和反应性质方面可有明显不同，如高敏性、耐受性、特异质反应。不同个体的药物代谢速率相差很大，例如口服相同剂量的普萘洛尔，血药浓度可相差4～20倍。少数特异体质患者由于遗传因素，用药后出现与常人不同的异常反应。如葡萄糖6-磷酸脱氢酶（G-6-PD）缺陷患者服用伯氨喹、阿司匹林、对乙酰氨基酚、磺胺类等有氧化作用的药物或食物时可造成高铁血红蛋白增多；高铁血红蛋白还原酶缺乏者使用硝酸酯类和磺胺类药物可出现发绀。

2.病理因素

疾病可以造成机体器官功能改变，继而影响药物在体内的药效学和药动学改变，诱发药物不良反应。如肝硬化患者使用利多卡因时，因对其代谢出现障碍，血药浓度显著升高，引起严重的中枢神经系统毒性。肾脏疾患时，主要经肾脏排泄的药物及其活性代谢产物因清除率低下，导致血浆药物浓度升高，引起不良反应。此外，还可因药物本身加重肾脏的损伤而引起不良反应。

（三）生活习惯与环境因素

患者的生活习惯与环境等可能影响药物的作用，引起不良反应。如很多人习惯饮茶，茶中含有大量鞣酸，能与多种药物如硫酸亚铁中的Fe^{2+}结合，影响其疗效；含有的咖啡因和茶碱可与单胺氧化酶抑制剂产生协同作用，可导致血压升高。服药时饮酒也会引起不良反应，如使用头孢菌素类药物（头孢哌酮、头孢噻肟、头孢曲松等）、咪唑类药物（甲硝唑、替硝唑等）、降血糖药物（甲苯磺丁脲、苯乙双胍、格列本脲等）以及呋喃唑酮、氯霉素、琥乙红霉素、异烟肼、华法林等药物时，同时饮用酒类或服用含乙醇的药品或食品可引起双硫仑样反应，表现为面部潮红、头痛、眩晕、视物模糊、胸闷心慌、恶心、呕吐、腹痛、腹泻，甚至血压下降或升高、呼吸困难、抽搐及休克等。

四、药品不良反应的监测和报告

药品不良反应监测是指对药品不良反应的发现、报告、评价和控制的过程，其目的在于发现用药安全问题，应用数据指导和促进公众安全用药。我国自1999年成立国家药品不良反应监测中心以来，已建立了覆盖全国的药品不良反应监测网络，每年通过在线报告系统收集几十万份甚至上百万份的不良反应报告，为提高民众用药安全性起到了非常重大的作用。2010年12月13日经我国卫生部部务会议审议通过了新的《药品不良反应报告和监测管理办法》，并于2011年7月1日起施行。

（一）药品不良反应监测模式

药品安全性问题的发现通常有三种途径：一是药物上市前的非临床和临床试验研究，尤其是针对药物药理、毒理、临床安全性等方面所设计的试验；二是基于"药理学分类效应"的安全风险推演，包括前期研究对具体药物作用机制的认识，也包括基于对同类或类同药物认识的推论演绎；三是通过对药品上市后规模人群使用安全数据的监测。上市前研究安全风险推演因各种局限性很难在第一时间真实而全面地捕捉到安全性信号，通过对药品上市后规模人群使用安全数据的监测，为及时、真实且全面地捕捉安全性信号提供了可能性，可分为两种模式，即主动监测和被动监测。

1. 主动监测

主动监测指由主体方（如药品生产企业）针对某一药品，为探索某个或某些安全性问题的性质和（或）程度等，基于各种适宜的科学方法而展开的各种活动、行为和研究。通常由政府提出要求，药品生产企业、研究机构等作为主要实施者进行监测；某些情况下，政府也可组织实施。之所以由政府提出要求，多因为大规模人群使用时已监测到安全性信号或问题，包括预期和潜在风险。其要求还包括报告责任、时限、范围、信息反馈等诸多方面。通常情况下，主动监测目的明确，组织、实施方式相对单一，其收集到的数据对于解决或确认某一问题的支撑力度较强。但此种方式采集到的数据可能不能全面、客观地反映或提示某一药品的所有问题。目前，主动监测的方法已被普遍采用。在我国，自2011年版《药品不良反应报告和监测管理办法》颁布以来，我国的药品生产企业作为药品安全的第一责任人，已开始承担药品上市后主动监测的责任。

2. 被动监测

被动监测指药品在上市后使用过程中，由医药卫生专业人员（医师、护士、药师等）、药品经营和生产者、消费者（患者）等所发现、获知或经历的可能与药品安全有关的信息，并将相关信息进行采集，上报给药品监管机构、生产经营企业、医疗卫生专业人员或其他组织（诸如各种协会、学会等）的过程。对于医药卫生专业人员、消费者上报药品安全性信息多数"非强制"要求，而采取"自发报告"的方式。对于药品生产企业，则"强制"要求报告其获知的任何与本企业产品有关的不良反应/事件。"被动监测"数据具有散在、难以计算发生率、漏报率高、报告不规范、信息不全面等局限性，但这些数据来源广泛、"自发报告"、覆盖面广，故具有较强的提示和预警作用。

（二）我国当前的药品不良反应监测

我国当前针对上市后药品不良反应监测工作主要是按照"自发报告系统"的规律，通过"被动监测"的方式开展。目前我国已建立起药品不良反应监测体系，主要承担"通过对药品上市后规模人群使用安全数据的监测"工作。我国目前的"自发报告系统"存在如下特征：病例报告处在上升阶段；不同地区、不同机构的差异性较大；覆盖人群与层面极度不平衡等。我国的"自发报告系统"尚不成熟，因此该系统收集信息所得出的每一个针对药品安全性问题的"信号"多是提示性的，具有强烈的预警作用，而对其所预警的"信号"则往往需要进一步的校正、定性与量化。

（三）上市后药品不良反应监测的意义和作用

1. 早期预警

药品一旦上市在规模人群中开始使用，其安全性问题均有可能作为医学安全问题在临床出现。对于这些医学安全问题的快速发现和捕捉是对其科学判断、有效控制，避免类似事件重复发生的重要基础。只有设立系统的药品不良反应监测体系和深入开展相关工作，才能真正做到早期预警，继而最大限度地控制和限制安全性问题的扩大。其早期预警作用不但表现在对突发事件的应急处理，更充分体现在日常药品安全信号预警中。突发、群发事件往往是同一药品在相对集中的区域内导致的临床安全事件。由于其发生相对集中，信号通常比较强烈，只要有相对完备的系统和职业敏感性与责任感，对其早期发现与快速预警是比较容易的。对于新发、罕见、严重等药品不良反应/事件的早期发现，是各国药品监管部门设立药品不良反应监测体系和开展药物警戒工作的首要目的。药品不良反应自发报告系统是对所有上市后药品开放的，并且是一个不断持续和深入安全监测的过程。

2.促进和完善药品评价

药品上市后不良反应监测包括发现、报告、评价和控制四个环节，其中"评价"是药品不良反应监测的核心技术工作。通过药品不良反应监测不但可以进一步丰富和完善技术评价的内涵，同时可以随着实践的深入，将药品上市前和上市后评价进行互相弥补、互相借鉴。

3.推进合理用药

上市后药品不良反应监测能获得更多的关于药品在临床实际应用中有关疗效、不良反应、用药情况等方面的信息，对这些信息的掌握是判断临床合理用药情况的基础。

药品不良反应监测，尤其是其中的"自发报告"工作，离不开临床医师的参与和实施。临床医务人员的主动参与，可以在第一时间内获得药品安全性方面的第一手资料，有助于提高他们对药品不良反应的警惕性和识别能力，同时对其处方用药无疑具有较好的反馈和提示作用，从而更加准确地把握所应用药品的特性、剂量、用法以及与其他药品和食品的相互作用等情况。

各国药品监督管理部门对于通过不同途径上报的药品不良反应监测信息，通常会以不同形式、采用多种媒体向临床医务人员和患者进行反馈。比如美国的药品监督网页（MedWatch）、我国的《药品不良反应信息通报》《药物警戒快讯》以及国家和各省的药品不良反应监测中心网页等。在这些安全性信息中包含药品的不合理用药情况分析，因此临床医务人员从中可获得更多的药品安全性方面的信息和临床常见不合理用药的具体现象，从而指导临床合理用药，提高用药水平。

（四）药品不良反应报告

1.我国药品监测报告系统

国家药品监督管理局主管全国药品不良反应报告和监测工作。药品不良反应监测技术机构主要由国家药品不良反应监测中心、省级药品不良反应监测机构、设区的市县级药品不良反应监测机构组成。药品不良反应报告的主体为药品生产企业、经营企业和医疗机构。

（1）国家药品不良反应监测中心　负责全国药品不良反应报告与监测工作。履行以下主要职责：① 承担国家药品不良反应报告和监测资料的收集、评价、反馈和上报以及全国药品不良反应监测信息网络的建设和维护；② 制定药品不良反应报告和监测的技术标准和规范，对地方各级药品不良反应监测机构进行技术指导；③ 组织开展严重药品不良反应的调查和评价，协助有关部门开展药品群体不良事件的调查；④ 发布药品不良反应信息；⑤ 承担药品不良反应报告和监测的宣传、培训、研究和国际交流工作。

（2）省、自治区、直辖市药品不良反应监测机构　负责本行政区内的药品不良反应报告和监测工作。履行以下主要职责：① 承担本行政区域内药品不良反应报告和监测资料的收集、评价、反馈和上报以及药品不良反应监测信息网络的维护和管理；② 对设区的市级、县级药品不良反应监测机构进行技术指导；③ 对设区的市级、县级药品不良反应的调查和评价，协助有关部门开展药品群体不良事件的调查；④ 组织开展本行政区域药品不良反应报告和监测的宣传、培训工作。

（3）设区的市级、县级药品不良反应监测机构　负责本行政区域内的药品不良反应报告和监督的管理工作，进行监测资料的收集、核实、反馈和上报；与同级卫生行政部门联合组织开展本行政区域内发生的严重不良反应及药品群体不良事件的调查，并采取必要的控制措施；组织本行政区域内药品不良反应报告和监测的宣传和培训工作。

（4）县级以上卫生行政部门　县级以上卫生行政部门应当加强对医疗机构临床用药的监督管理，在职责范围内对已确认的严重药品不良反应或者药品群体不良事件采取相关的紧急控制措施，及时救治患者，分析事件原因，防止严重药品不良反应和群体不良事件的蔓延。

（5）药品生产、经营企业和医疗机构　药品生产、经营企业和医疗机构应当建立药品不良反应报告和监督管理制度；设立或指定机构并配备专（兼）职人员，承担本单位的药品不良反应报告和监测工作；配合药品监督管理部门、卫生行政部门和药品不良反应监测机构进行群体不良事件的调查，并提供调查所需资料。

2.监测报告程序与处理原则

2011年实施的《药品不良反应报告和监测管理办法》（卫生部令第81号）要求药品生产、经营、医疗机构获知或者发现可能与用药有关的不良反应或事件，应当通过国家药品不良反应监测信息网络真实、完整、准确报告；不具备在线报告条件的，应当通过纸质报表报所在地药品不良反应监测机构，由所在地药品不良反应监测机构代为在线报告。

（1）个例药品不良反应　医疗机构、药品生产企业和药品经营企业发现或获知药品不良反应或事件应详细记录、处理，并填写《药品不良反应/事件报告表》，于30日内向所在地的市级药品不良反应监测中心报告，其中新的、严重的药品不良反应或事件应于发现或获知之日起15日内报告，死亡病例须立即报告，有随访信息的应及时报告；新药监测期内的国产药品应当报告该药品的所有不良反应；其他国产药品，报告新的和严重的不良反应；进口药品自首次获准进口之日起5年内报告该进口药品的所有不良反应，满5年的报告新的和严重的不良反应；个人发现药品引起的新的或严重的不良反应可直接报告给经治医师，也可向药品生产、经营企业或者当地的药品不良反应监测机构报告。

目前我国医院报告药品不良反应一般由医师、护士或药师填写报告表，药品不良反应专（兼）职人员及时调查并核对《药品不良反应/事件报告表》，确认填报内容的真实性和完整性，经组织专家或技术人员审核评价后，通过国家药品不良反应监测网络上报。经设区的市级、县级药品不良反应监测机构，省级药品不良反应机构，国家药品不良反应监测中心级级审核评价。国家药品不良反应监测中心将有关报告再上报世界卫生组织药品监测合作中心。

（2）药品群体不良事件　药品生产、经营企业和医疗机构获知或者发现药品群体不良事件后，应当立即上报所在地的县级药品监督管理部门、卫生行政部门和药品不良反应监测机构，必要时可以越级报告；同时填写《药品群体不良事件基本信息表》，对每一病例还应当及时填写《药品不良反应/事件报告表》，通过国家药品不良反应监测信息网络报告。

药品生产企业立即开展调查与自查，详细了解药品群体不良事件的发生、药品使用、患者诊治以及药品生产、储存、流通和既往类似不良事件等情况，分析事件发生的原因，必要时应当暂停生产、销售、使用和召回相关药品，并于7日内完成调查报告，报所在地省级药品监督管理部门和药品不良反应监测机构。药品经营企业应当立即告知药品生产企业，同时迅速开展自查，必要时应当暂停药品的销售，并协助药品生产企业采取相关控制措施；医疗机构应当积极救治患者，迅速开展临床调查，分析事件发生的原因，必要时可采取暂停药品的使用等紧急措施。

设区的市级、县级药品监督管理部门获知药品群体不良事件后，应当立即与同级卫生行政部门联合组织开展现场调查；省级药品监督管理部门与同级卫生行政部门联合对设区的市级、县级的调查进行督促、指导、分析、评价，并及时将调查结果上报国家药品监督管理局及国家健康委员会；对全国范围内影响较大并造成严重后果的药品群体不良事件，国家药品监督管理局应当与国家健康委员会联合开展相关调查工作。

（3）境外发生的严重药品不良反应　进口药品和国产药品在境外发生的严重药品不良反应，药品生产企业应当填写《境外发生的药品不良反应/事件报告表》，自获知之日起30日内报送国家药品不良反应监测中心，必要时于5日内提交原始报表及相关信息。国家药品不良反应监测中心应当对收到的药品不良反应报告进行分析、评价，每半年向国家药品监督管理局及国家健康委员会报告，发现提示药品可能存在安全隐患的信息应当及时报告。进口药品和国产药品在境外因药品不良反应被暂停销售、使用或者撤市的，药品生产企业应当在获知后24h内书面报国家药品监督管理局和国家药品不良反应监测中心。

（4）定期安全性更新报告　药品生产企业应当对本企业生产药品的不良反应报告和监测资料进行定期汇总分析，汇总国内外的安全性信息，进行风险和效益评估，撰写定期安全性更新报告。

设立新药监测期的国产药品与首次进口的药品，应当自取得批准证明文件之日起每满1年提交1次定期安全性更新报告，直至首次再注册，之后每5年报告1次；其他国产药品每5年报告1次。汇总时间应当在汇总数据截止日期后60日内。国产药品与进口药品（包括进口分包装药品）的定期安全性更新报告分别向省级药品不良反应监测机构和国家药品不良反应监测中心提交。

（五）药物警戒

药品不良反应监测在提高合理用药的水平及保障公众健康和社会稳定上发挥了重要作用，但随着药品不良反应监测工作的开展，有很多药品安全问题是药品不良反应监测不能解决的，如由于药品质量缺陷、用药错误以及不合理用药等所导致的药物损害。因此，在进行药物不良反应监测的同时必须强化药品安全性监管。

世界卫生组织对药物警戒的定义为：药物警戒（PV）是发现、评价、理解和预防药品不良反应或其他任何与药物相关问题的科学研究与活动。与该学科密切相关的内容还包括不合格药品；用药错误；缺少药物功效报告；在科学数据缺乏的情况下扩大适应证用药；急、慢性中毒病例报告；药品致死率估计；药物滥用与误用；其他药品与化学药品或食品合并使用时的不良相互作用。

目前，与药物安全性相关的所有环节与因素，均已纳入药物警戒的范围。药物警戒可以借助流行病学的方法，对不良反应进行归因和频度分析，药品管理机构可据此确定是否许可该药品上市，并对上市后的安全性采取相应控制措施。药物警戒已成为全球范围内各个国家医疗行业药品安全监测的未来发展趋势。

1. 药物警戒的意义

药物警戒的意义主要包括以下几个方面：① 加强用药及所有医疗干预措施的安全性，优化患者的医疗质量；② 改进用药安全，促进公众健康；③ 对药品使用的利弊、药品的有效性和风险性进行评价，促进合理用药；④ 促进对药物安全的理解、宣传教育和临床培训，推动与公众的有效交流。

2. 药物警戒的作用

（1）药品上市前风险评估　对未上市药品开展药物警戒可及时发现风险。如：某公司申报的中药六类复方制剂"仙牛健骨颗粒"，由于其在Ⅲ期临床试验过程中连续发生严重不良事件，国家食品药品监督管理局及时发文暂停了该临床试验，随后又组织人员对该事件进行了全面调查处理，最终临床试验被责令终止，避免了药品上市后带来的安全风险。

（2）药品上市后风险评估　据美国FDA统计，近40年有121种药品撤市，其中33%发生在上市后2年内；50%发生于上市后5年内；半数以上的严重不良反应发生于上市后；10%的药品增加了黑框警告。如发生在2001年的"拜斯亭（西立伐他汀）"撤市事件，2003年的万络（罗非昔布）事件，也是由于上市后风险评估发现大剂量服用罗非昔布患者患心肌梗死和心脏猝死的危险增加了3倍，导致全球撤市。

（3）发现药品使用环节的问题　药品使用环节可能发生超适应证用药、超剂量用药、违反操作规程用药（给药间隔、给药速度、溶解顺序等）及不合理联合用药等，给患者和医生均带来一定风险。此外，由于声似和形似等原因引起的用药错误也可能给患者带来严重伤害。2012年的"阿糖胞苷儿科事件"就是典型的错误输入音似药品致严重后果案例。

（4）发现和规避假、劣药品流入市场　如2006年"齐二药事件"，通过这一事件的处理，及时发现并控制药品在采购、生产及质检的每一个环节，以维护整个医药产业的信誉。

3. 我国的药物警戒工作

（1）我国开展药物警戒的现状　自1999年成立国家药品不良反应监测中心以来，我国的药品不良反应监测体系已实现了省级药品不良反应监测中心的建立，其中多个地区还成立了省级以下的药品不良反应监测中心，全国的药品不良反应监测组织已经完善。

2004年9月在上海召开"首届药物警戒和药物流行病学"研讨会上首次提出药物警戒。在此之前，我国药物警戒工作一直是以药品不良反应监测的形式进行。

近年来，通过进行大量的相关法律法规和专业知识的培训，药品生产、经营、使用单位对国家实行药品不良反应报告制度的理解和认识有了较大提高，报告意识、报告数量以及报告质量逐渐提高。药品不良反应监测是药物警戒的重要组成部分，目前我国药品不良反应监测所取得的成果已经为我国开展药物警戒工作打下了良好的基础。

（2）我国开展药物警戒工作面临的挑战　我国开展药物警戒工作起步较晚，与开展药物警戒工作紧密相关的药品不良反应监测报告系统尚不完善，在药品不良反应监测报告中，普遍存在病例漏报和延迟报告，甚至存在瞒报情况，且大部分不良反应报告主要来源于医疗机构，而制药企业所上报的不良反应非常少。同时，由于药品不良反应报告质量参差不齐，从数量上和质量上来说都无法满足监测体系发现药品不良反应信号和开展风险管理的要求，难以实现对药品进行真实、全面的监测。

高质量的药品不良反应监测工作需要制药企业、医务人员以及政府管理部门之间的密切配合。许多跨国制药企业都建有自己的全球范围内的不良反应监测系统，拥有药品安全信息数据库。然而由于考虑到药品不良反应可能给公司带来的经济损失，很多跨国医药企业所掌握的药品不良反应监测数据通常是保密的，在向政府提供数据报告时，存在着严重的不依从性，表现为迟交报告、提供质量差的数据和报告，甚至不提供数据和报告，导致我国药品不良反应监测信息不完善甚至缺失。

此外，假药和劣药流入市场、药品销售网络化、不断增长的传统药与其他药物配合使用，以及普遍的自我药物治疗等都给我国开展药物警戒工作带来挑战。

（3）我国加强开展药物警戒工作应采取的措施

① 加强宣传教育。加强对药物警戒相关知识的宣传，增强民众对药物警戒的认识；加强对药物警戒有关机构工作人员的培训，以打造一支高素质的药物警戒工作队伍；加强对医生、药师以及护理人员的培训，提高其对药物警戒工作重要意义的认识。

② 加强对药物警戒工作的重视。尽快建立健全国家和地区的药物警戒中心，扩大药物警戒中心的职能范围，除原有的不良反应监测功能外，还应增加对中草药和辅助用药、血液制品、生物制品、医疗器械和疫苗等使用过程的监测。

③ 建立健全药品不良反应突发事件的快速处理机制。政府部门应进一步完善药品不良反应的处理制度，建立从发现、报告、分析、确认到信息通报、控制与处理等一整套制度，特别是建立药品不良反应突发事件的快速处理机制。针对出现的突发不良反应事件能够有法可依、有章可循，迅速根据有限的资料得出结论，并及时采取必要的措施，步骤清晰、迅速果断地处理突发事件，最大限度地减少因药品不良反应所造成的危害，

保障公众用药的合法权益。

④ 充分利用药物警戒信息。药物警戒信息的来源非常广泛，可以充分利用国内外相关网站来获取药物警戒信息。此外，严重的药品不良反应和群发的药品不良反应报告以及医生处方等都可以是发现药物警戒信息的来源。加强药物警戒信息的沟通与应用，将全国的药物警戒信息由国家药物警戒中心统一进行分类、审核和评价并与WHO以及有关国家的数据库进行信息共享，并及时将信息反馈给各地方药物警戒中心、医院以及有关媒体，以使这些信息能够真正为促进安全、合理用药发挥作用。

加强对中药不良反应的监测。传统中药成分复杂，有的甚至含有毒性成分，因此，在中药的使用过程中，医生、药师、护理人员以及公众都应该加强警戒意识，严密监测不良反应，一旦发现异常应及时报告，并积极采取相应的措施处理，最大限度地降低不良反应对人体的伤害。

（赵慧真）

 思考题

1.简述慢性病的特点及三级预防措施。

2.简述慢性病药物治疗原则。

3.简述老年人用药遵循的主要原则。

 目标检测

扫一扫
答案

一、单选题

1.下列关于慢性病说法正确的是（　　）。

　　A.起病急骤　　　　　　　　　　　　B.病程短

　　C.反复发作　　　　　　　　　　　　D.早期临床表现明显

2.药物治疗的（　　）是药物治疗的首要标准。

　　A.有效性　　　　　　B.安全性　　　　　　C.经济性　　　　　　D.方便性

3.冷藏处储存条件指（　　）。

　　A.10～30℃　　　　　　　　　　　　B.10～20℃

　　C.0～4℃　　　　　　　　　　　　　D.2～10℃

4.下列关于老年人药代动力学的特点，正确的是（　　）。

　　A.消化液增加，胃排空速度加快

　　B.药物消除半衰期缩短

　　C.消化道黏膜面积减少

　　D.水溶性药物表观分布容积增大，药物作用时间延长

5.关于A类不良反应说法正确的是（　　）。

　　A.与常规的药理作用无关　　　　　　B.可以预测

　　C.反应的发生与剂量无关　　　　　　D.发生率低，死亡率高

6.常见药物不良反应的发生频率指（　　）。

　　A.≥10%　　　　　　　　　　　　　B.≥1%，＜10%

　　C.≥0.1%，＜1%　　　　　　　　　D.≥0.01%，＜0.1%

7.设立新药监测期的国产药品与首次进口的药品，应当自取得批准证明文件之日起每满（　　）年提交1次定期安全性更新报告。

A.1　　　　　　　B.2　　　　　　　C.3　　　　　　　D.5

二、多选题

1.下列属于慢性非传染性疾病的是（　　）。

　　A.高血压　　　　　　　　　　　　　B.糖尿病

　　C.脑卒中　　　　　　　　　　　　　D.病毒性肝炎

　　E.结核病

2.慢性非传染性疾病的特点有（　　）。

　　A.非传染性　　　　　　　　　　　　B.慢性表现

　　C.几乎不能被治愈　　　　　　　　　D.不能自愈

　　E.治疗效果显著

3.需要进行治疗药物监测的情况有（　　）。

　　A.需要合并使用多种药物　　　　　　B.需要长期使用某种药物

　　C.判断药物中毒或剂量不足　　　　　D.采用常规给药方案

　　E.特殊人群用药

4.服药时同时饮酒，可引起双硫仑样反应的药物有（　　）。

　　A.头孢曲松　　　　　　　　　　　　B.甲硝唑

　　C.氯霉素　　　　　　　　　　　　　D.华法林

　　E.格列本脲

第二章
高血压的药物治疗管理

 学习目标

1.掌握：原发性高血压临床表现、诊断标准、治疗药物及方案选择、患者用药指导和管理。

2.熟悉：原发性高血压的发病机制、药物之间的相互作用。

3.了解：高血压的其他治疗手段和进展。

第一节
疾病概述

扫一扫

数字资源2-1-1
高血压概述微课

高血压是一种以动脉压升高为特征，可伴有心脏、血管、脑和肾脏等器官功能性或器质性改变的全身性疾病。它有原发性高血压和继发性高血压之分，原发性高血压指找不到明确的发病原因，由遗传、环境因素等共同导致。继发性高血压是由于其他疾病而引起的血压升高，本章节主要讨论成人原发性高血压。目前，我国高血压的诊断采用的是《中国高血压防治指南（2018年修订版）》（表2-1-1）建议的标准：在未使用降压药物的情况下，非同日3次测量诊室血压，收缩压≥140mmHg和（或）舒张压≥90mmHg。收缩压≥140mmHg和（或）舒张压<90mmHg为单纯收缩期高血压。

表2-1-1　血压水平定义和分类

分类	收缩压 /mmHg		舒张压 /mmHg
正常血压	< 120	和	< 80
正常高值	120 ～ 139	和 / 或	80 ～ 89

分类	收缩压 /mmHg		舒张压 /mmHg
高血压	≥ 140	和 / 或	≥ 90
1 级高血压	140 ~ 159	和 / 或	90 ~ 99
2 级高血压	160 ~ 179	和 / 或	100 ~ 109
3 级高血压	≥ 180	和 / 或	≥ 110
单纯收缩期高血压	≥ 140	和	< 90

注：当收缩压和舒张压分属于不同级别时，以较高的分级为准。

一、病因和发病机制

（一）病因

人群中普遍存在危险因素的聚集，随着高血压危险因素聚集的数量和严重程度增加，血压水平呈现升高的趋势，高血压患病风险增大。高血压发病危险因素包括高钠、低钾膳食，超重和肥胖，过量饮酒，其他危险因素还包括年龄、高血压家族史、缺乏体力活动，以及糖尿病、血脂异常等。

（二）发病机制

1. 交感神经活性亢进

在高血压的形成和维持过程中交感神经活性亢进起了极其重要的作用。长期的精神紧张、焦虑、压抑等所致的反复的应激状态以及对应激的反应增强，使大脑皮质下神经中枢功能紊乱，交感神经兴奋性增加，血浆儿茶酚胺分泌增多，从而引起小动脉和静脉收缩，心输出量增加，血压升高。长期处于应激状态如从事驾驶员、飞行员、医师、会计师等职业者高血压患病率明显增高。

2. 肾素-血管紧张素-醛固酮系统（RAAS）

肾素由肾小球球旁细胞分泌，可激活肝脏产生的血管紧张素原而生成血管紧张素Ⅰ，在肺血管内皮细胞中血管紧张素Ⅰ被血管紧张素转换酶（ACE）转变为血管紧张素Ⅱ。血管紧张素Ⅱ是循环RAAS的主要效应物质，作用于血管紧张素Ⅱ受体1，直接收缩小动脉，刺激肾上腺皮质球状带分泌醛固酮，或通过促进肾上腺髓质和交感神经末梢释放儿茶酚胺，均可升高血压。

3. 各种原因引起肾性水钠潴留

水钠潴留使细胞外液量增加，引起心排血量增高；小动脉壁的含水量增高，引起周围阻力增高；细胞内外钠离子浓度比值变化，引起小动脉张力增加；以上均可导致血压升高。

4.胰岛素抵抗

近年来认为胰岛素抵抗是高血压和2型糖尿病发生的共同病理生理基础。胰岛素抵抗引起血压升高的机制可能是胰岛素水平升高影响Na^+-K^+-ATP酶与其他离子泵，促进细胞内钠离子、钙离子浓度升高，并使交感神经系统活性亢进，促进肾小管水钠重吸收，动脉弹性减退等。

5.血管内皮功能受损

当血管内皮功能受损时，如一氧化氮、前列环素、内皮素等血管活性物质灭活增强，影响动脉的弹性和结构，导致收缩压增高、舒张压下降、脉压增大。

二、临床表现和并发症

（一）一般症状

绝大多数原发性高血压属于缓进型，多见于中老年人。特点是起病隐匿，进展缓慢，病程常长达数年至数十年，因此，初期较少出现症状，约半数患者因体检或因其他疾病测量血压后，偶然发现血压升高。部分患者因头痛、头晕、心悸，及高血压的严重并发症和靶器官功能性损害或器质性损害，出现相应的临床表现。

（二）并发症

1.心血管系统

高血压早期心功能可正常，伴随病程进展常先出现左室舒张功能障碍，继之可出现收缩功能不全的症状，如心悸、劳力性呼吸困难等。若血压和病情未能及时控制，可发生夜间阵发性呼吸困难、端坐呼吸、咳粉红色泡沫样痰、肺底出现水泡音等急性肺水肿征象；心衰反复发作，左心室可产生离心性肥大，后期甚至发生心衰。

2.肾脏

高血压对肾脏的损害是较为严重的并发症，其中高血压合并肾衰竭约占10%。高血压与肾脏损害可以相互影响，形成恶性循环。一方面，高血压引起肾脏损伤；另一方面，肾脏损伤会加重高血压病。一般高血压病中、后期，肾小动脉发生硬化，肾血流量减少，肾脏浓缩能力下降，此时会出现多尿和夜尿增多现象。急骤发展的高血压可引起广泛的肾小动脉弥漫性病变，导致恶性肾小动脉硬化，从而迅速发展成为尿毒症。

3.脑血管

高血压可致脑小动脉痉挛，发生头痛，多发生在枕部，合并眩晕、头胀、眼花、耳鸣、健忘、失眠、乏力等。高血压脑部主要并发症是各种脑血管病，包括脑出血、脑梗死、短暂性脑缺血发作等。

4.视网膜

高血压可影响眼睛。部分患者高血压病史长，会感觉视物不清，通常是由于眼底动脉硬化和视网膜病变导致。恶性高血压还可导致出血，甚至失明。

三、诊断

根据《中国高血压防治指南（2018年修订版）》，高血压诊断性评估的内容包括以下三方面：① 确立高血压诊断，确定血压水平分级；② 判断高血压的原因，区分原发性或继发性高血压；③ 寻找其他心脑血管危险因素、靶器官损害以及相关临床情况，从而做出高血压病因的鉴别诊断和评估患者的心脑血管疾病风险程度，指导诊断与治疗。

《国家基层高血压防治管理指南（2022）》指出，高血压诊断应当以诊室血压测量结果为主要诊断依据，首诊发现收缩压≥140mmHg和（或）舒张压≥90mmHg，建议在4周内复查2次，非同日3次测量均达到上述诊断界值，即可确诊。对于诊断不确定或怀疑"白大衣高血压"，有条件的可结合动态血压监测或家庭自测血压辅助诊断。当患者收缩压≥140mmHg且舒张压＜90mmHg为单纯性收缩期高血压。

对高血压患者进行心血管综合风险的评估并分层，《中国高血压防治指南（2018年修订版）》将高血压患者按心血管风险水平分为低危、中危、高危和很高危4个层次（表2-1-2）。

表2-1-2　血压升高患者心血管风险水平分层

其他心血管危险因素和疾病史	血压 /mmHg			
	SBP 130 ～ 139 和（或）DBP 85 ～ 89	SBP 140 ～ 159 和（或）DBP 90 ～ 99	SBP 160 ～ 179 和（或）DBP 100 ～ 109	SBP ≥ 180 和（或）DBP ≥ 110
无		低危	中危	高危
1 ～ 2 个其他危险因素	低危	中危	中 / 高危	很高危
≥ 3 个其他危险因素，靶器官损害，或 CKD3 期，无并发症的糖尿病	中 / 高危	高危	高危	很高危
临床并发症，或 CKD ≥ 4 期，有并发症的糖尿病	高 / 很高危	很高危	很高危	很高危

注：CKD 为慢性肾脏疾病。

第二节
高血压的治疗方案与治疗药物

数字资源2-2-1
《中国高血压防治指南
（2018年修订版）》

一、治疗原则

全面评估患者的总体危险，并在危险分层的基础上做出治疗决策。干预生活方式、血压控制标准个体化、多重心血管危险因素协同控制。

二、治疗目标

控制高血压患者的血压达到目标水平，从而降低脑卒中、急性心肌梗死和肾脏疾病等并发症发生和死亡的危险。基于《中国高血压防治指南（2018年修订版）》，一般患者血压目标需控制到140/90mmHg以下，在可耐受和可持续的条件下，其中部分有糖尿病、蛋白尿等的高危患者的血压可控制在130/80mmHg以下，应根据患者个体情况设定个体化血压目标值。

三、治疗方案

坚持健康的生活方式和服用降压药是治疗高血压的主要方法，二者缺一不可。健康的生活方式是基础，合理用药是血压达标的关键。

（一）一般治疗

对于所有高血压患者，生活方式干预均作为一线推荐，主要包括合理膳食、控制体重、戒烟限酒、适量运动、心理平衡等。对于缺少循证医学证据的保健品、替代疗法或中草药需慎用。

（二）药物治疗

启动降压药物治疗的时机，包括下列情况：① 对于合并心血管疾病、慢性肾脏病、糖尿病或存在有靶器官损害的1级高血压［血压为（140～159）/（90～99)mmHg］患者，应在确诊后立即启动药物治疗；② 对于2级高血压（血压≥160/100mmHg）患者，均应立即启动药物治疗；③ 对于不合并心血管疾病、慢性肾脏病、糖尿病和存在有靶器官损害的低至中危的1级高血压患者，如果生活方式干预3～6个月后血压仍未得到良好控制，应启动药物治疗。

目前常用的降压药物有六大类，可针对不同患者、不同年龄、不同的血压水平选择单药或者联合用药进行治疗。

1.利尿剂

临床应用最多的是噻嗪类利尿剂，以此为基础组成的固定复方制剂有助于提高降压疗效，减少不良反应，改善患者依从性。适用于大多数无禁忌证的高血压患者的初始和维持治疗，尤其适合摄盐较多、老年高血压、单纯收缩期高血压、伴有心力衰竭和下肢水肿的患者，也是难治性高血压（顽固性高血压）的基础药物之一。常用药物：吲达帕胺、氢氯噻嗪和呋塞米等。

2.β受体阻滞剂

如阿替洛尔、美托洛尔，主要通过减慢心率、降低心肌氧耗量来达到降压及心脏保护作用。适合于中青年、心率偏快的患者，对伴有冠心病心绞痛、心肌梗死后、心房颤动、慢性心力衰竭的患者以及妊娠或有妊娠计划的年轻女性更为适用。

3.钙通道阻滞剂（CCB）

CCB已经应用于临床多年，其卓越的降压疗效、广泛的联合降压潜能、优越的心脑血管保护作用使其在当今的抗高血压治疗、降低心脑血管发病率及死亡率方面占据了重要地位。适用于老年高血压、单纯收缩期高血压、颈动脉内膜中层增厚或斑块、稳定型心绞痛、脑卒中后以及周围血管病的患者。常用的长效钙拮抗剂有：硝苯地平控释片、硝苯地平缓释片Ⅲ、氨氯地平、左旋氨氯地平、非洛地平、拉西地平等。中效钙拮抗剂，一般2次/天，早晚服用。常用的有：尼群地平、硝苯地平缓释片（Ⅰ、Ⅱ）。短效钙拮抗剂有硝苯地平，口服，2～3次/天。

4.血管紧张素转化酶抑制剂

适用于伴有糖尿病、慢性肾脏疾病（需除外严重肾功能不全）、心力衰竭、心肌梗死后伴心功能不全、心房颤动的预防、肥胖以及脑卒中的患者。贝那普利、福辛普利、培哚普利、雷米普利和咪达普利等都是长效的。卡托普利为短效血管紧张素转化酶抑制剂（ACEI），需2～3次/天。依那普利为中效药，1～2次/天。

5.血管紧张素Ⅱ受体拮抗剂

这类药物的作用以及适宜人群大致同ACEI类药物，尤适用于不能耐受ACEI而引起干咳的患者。常用的药物：氯沙坦、缬沙坦、厄贝沙坦、米沙坦、坎地沙坦以及奥美沙坦等，对有蛋白尿或伴糖尿病的患者可以增加1倍剂量。

6.α受体阻滞剂

适用于前列腺增生症、难治性高血压患者，包括特拉唑嗪、哌唑嗪、多沙唑嗪、乌拉地尔等。一般不作为治疗高血压的一线药物，该药的最大优点是没有明显的代谢不良反应，可用于糖尿病、周围血管病、哮喘及高脂血症的高血压患者。

（三）药物治疗原则

高血压人群，应该规范应用有效的降压药物，将血压降至安全范围内，以免重要脏器受到损害。在选择降压药物应用时，应遵循下列四项原则。

1.用药个体化

根据患者合并症的不同和药物疗效及耐受性，以及患者个人意愿或长期承受能力，选择适合患者个体的降压药物。

2.小剂量开始

绝大多数患者需要长期甚至终身服用降压药。小剂量开始有助于观察治疗效果和减少不良反应。如效果欠佳，可逐步增加剂量。达到血压目标水平后尽可能用相对小而有效的维持量以减少不良反应。

3.优先应用长效制剂

最好选用1次/天给药并可持续24h作用的药物，使24h血压稳定在目标血压范围，有效地防止靶器官损害并增加依从性。如使用中、短效制剂，则需每日2～3次，以达到平稳控制血压的目的。注意不要突然停药或频繁换药。

4.联合用药

对单药治疗未达标者，可联合应用两种或几种降压药物，尤其是2级以上高血压患者，治疗开始即应联合使用降压药物；对严重高血压的老年患者，降压不能过快过低，起始即可采用小剂量2种药物联合治疗，或用固定复方制剂，以保证安全。若选择联合用药，优先推荐的两种药物联合方案：① 钙拮抗剂和ACEI或ARB；② ACEI或ARB和利尿剂；③ 钙拮抗剂和β受体阻滞剂；④ 钙拮抗剂和利尿剂。若选择3个药物进行联合用药，优先推荐的方案：钙拮抗剂＋ACEI或ARB＋利尿剂。

常用降压药的强适应证见表2-2-1。

表2-2-1　常用降压药的强适应证

适应证	CCB	ACEI	ARB	利尿剂	β受体阻滞剂
左心室肥厚	+	+	+	±	±
稳定型冠心病	+	+[a]	+[a]	−	+
心肌梗死后	−[b]	+	+	+[c]	+
心力衰竭	−[e]	+	+	+	+
心房颤动预防	−	+	+	−	−
脑血管病	+	+	+	+	±
颈动脉内中膜增厚	+	±	±	−	−
尿蛋白/微量白蛋白尿	-	+	+	−	−
肾功能不全	±	+	+	+[d]	−
老年	+	+	+	+	±
糖尿病	±	+	+	±	−
血脂异常	±	+	+	−	−

注：CCB为二氢吡啶类钙通道阻滞剂；ACEI为血管紧张素转换酶抑制剂；ARB为血管紧张素Ⅱ受体阻滞剂。+为适用；−为证据不足或不适用；± 为可能适用。a为冠心病二级预防。b为对伴心肌梗死病史者可用长效CCB控制高血压。c为螺内酯。d为eGFR＜30ml/min时应选用袢利尿剂。e为氨氯地平和非洛地平可用。

降压药的禁忌证见表2-2-2。

表2-2-2　降压药的禁忌证

用药方案	禁忌证	
	绝对禁忌证	相对禁忌证
二氢吡啶类CCB		快速型心律失常 心力衰竭
非二氢吡啶类CCB	二度至三度房室传导阻滞 心力衰竭	

续表

用药方案	禁忌证	
	绝对禁忌证	相对禁忌证
噻嗪类利尿剂	痛风	妊娠
醛固酮受体拮抗剂	高血钾 肾功能衰竭	
ACEI/ARB	妊娠 双侧肾动脉狭窄 高钾血症（＞6.0mmol/L）	
β受体阻滞剂	哮喘 二至三度心脏传导阻滞	慢性阻塞性肺病 周围血管病 糖耐量减低
α受体阻滞剂	体位性低血压	运动员 心力衰竭

如果高血压患者出现了并发症，在选择降压药的时候就要有所限制。

（1）合并脑血管病者 脑血管病患者基础及治疗后血压水平与脑卒中再发相关，降压治疗对有脑血管病史患者有很大益处。药物选择应慎重，降压过程应平稳、缓慢，尤其是老年人、动脉狭窄和体位性低血压患者。ARB可降低脑卒中的发生率，CCB中尼莫地平长期服用具有抗动脉粥样硬化、增加脑血流的作用，所以二者是首先考虑的药物。

（2）合并冠心病者 对稳定型心绞痛者首选β受体阻滞剂（美托洛尔、比索洛尔等）；对不稳定型心绞痛者可选用长效CCB（硝苯地平缓释片、非洛地平）或ACEI，均有降压、缓解心绞痛作用；心梗后患者可选用ACEI/ARB、β受体阻滞剂。

（3）高血压合并心力衰竭 症状较轻者除控制体重、限制盐量、积极降低血压外，用ACEI和β受体阻滞剂。

（4）高血压合并左心室肥厚首选ACEI/ARB和ACEI/CCB。ARB优于β受体阻滞剂，可延缓动脉粥样硬化，逆转左心室肥厚，CCB可降低血管内膜脂质沉积。

（5）高血压合并糖尿病 2型糖尿病往往与高血压并存，属于心血管疾病高危人群。收缩压处于130～139mmHg或者舒张压处于80～89mmHg的糖尿病患者，可以进行不超过3个月的非药物治疗；对血压≥140/90mmHg的患者，应在非药物治疗的基础上直接加用药物治疗。药物治疗首选ACEI或ARB，当单一药物有效时可优选ACEI或ARB，当需要联合使用时，也应以其中一种作为基础。

（6）高血压合并慢性肾病 肾脏疾病（包括糖尿病肾病）应严格控制血压（＜130/80mmHg），当尿蛋白＞1g/d，血压目标应＜125/75mmHg，并尽可能将尿蛋白降至正常。一般需要一种以上，甚至三种药物才能控制达标，首选ACEI/ARB，常与CCB、小剂量利尿剂、β受体阻滞剂联合使用。肾病晚期就不宜再用ACEI/ARB，因其可能使肾功能恶化。

（7）高血压合并高脂血症　首选β受体阻滞剂，其次选用α受体阻滞剂。对老年人收缩压和舒张压均较高或脉压大者应选用CCB。

（8）高血压危象　包括高血压急症和高血压亚急症（BP＞180/120mmHg），随时可能出现高血压脑病、急性心肌梗死、急性左心衰竭伴肺水肿等情况，需立即降压治疗。常用降压药有硝普钠、硝酸甘油、尼卡地平、乌拉地尔等，静脉注射给药；口服短效抗高血压药可能有益，如卡托普利、拉贝洛尔、可乐定；也可舌下含服硝苯地平。

第三节
高血压患者的用药监护

扫一扫

数字资源2-3-1
高血压用药监护与
管理微课

一、疗效监护

目前还缺乏针对高血压病因的根本性治疗方法，大多数患者需长期甚至终身服降压药。患者接受降压药治疗时应注意监测血压、心率等。初始服用降压药或者血压尚未达标时，一般每2～4周随诊，调整药物治疗方案。若血压已达标，一般可每3月随访，就诊时除常规监测血压、心率外，还应检查有无新发并发症。高血压患者的管理可根据血压级别进行管理（具体见表2-3-1）。

表2-3-1　**高血压分级管理内容**

项目	一级管理	二级管理	三级管理
管理对象	低危患者	中危患者	高危
建立健康档案	立即	立即	立即
非药物治	立即开始 可随访观察6个月	立即开始 可随访观察3个月	立即开始
药物治疗（初诊者）	6个月后仍 BP≥140/90mmHg即开始	3个月后仍 BP≥140/90mmHg即开始	立即开始
常规监测血压	3个月一次	2个月一次	1个月一次
测腰围	1～2年一次	6个月一次	3个月一次
监测血脂	1～2年一次	1年一次	根据病情需要

注：BP代表血压。

二、安全性监护

血压控制不佳所引起的高血压并发症是严重的，甚至是致命的。降压药对于高血压患者的临床获益非常明确。长期用药过程中应密切注意药物不良反应，在医生和药师的指导下合理用药。

1.利尿剂

利尿剂的不良反应与剂量密切相关。噻嗪类利尿剂的不良反应主要是低血钾和高尿酸。随着剂量的增大，低钾加重，患者会出现乏力、腹胀、心慌等。因此，常采用小剂量，如氢氯噻嗪6.25～12.50mg/d，不超过25mg，必要时适当补钾，还可多进食香蕉、绿叶蔬菜等含钾较丰富的食物。同时，高尿酸可发展为痛风，痛风患者禁用，且用药期间应定期复查血钾、肌酐、血尿酸等。

2.β受体阻滞剂

β受体阻滞剂主要的不良反应为疲乏、肢体冷感、心动过缓等。要注意出现心动过缓不能突然停药，停药后会出现心率明显增快的"反跳"现象。如果既往有冠心病，突然停药会加重冠心病心绞痛。本药应缓慢、逐渐减少药物剂量直至停药。糖脂代谢异常者一般不首选β受体阻滞剂，必要时可选用高选择性$β_1$受体阻滞剂。哮喘或高度房室传导阻滞患者禁用β受体阻滞剂，慢性阻塞性肺疾病、心率＜60次/min者慎用。

3.钙通道阻滞剂

常见不良反应包括导致反射性交感神经激活如头痛、面部潮红、下肢水肿、心慌等不良反应，多在初始治疗时或使用短效制剂时出现，因此建议尽量选择长效制剂。联合应用小剂量利尿剂或ACEI/ARB，可以减轻下肢水肿。极少数患者会出现牙龈增生。心力衰竭、基础心率较快的患者或合并心房颤动或其他类型心律失常的患者，最好不要单独使用二氢吡啶类钙拮抗剂。

4.血管紧张素转化酶抑制剂

ACEI最常见的不良反应是干咳，一般可耐受，停药后干咳消失。个别患者，特别是老年患者，第1次服药剂量过大可能引起"首剂低血压"反应，建议先从小剂量开始。极个别过敏体质患者服用ACEI后会出现嘴肿、喉咙发紧（称之为血管性水肿），这是比较严重的变态反应，需立即到医院救治并使用抗过敏药。妊娠、伴有高血钾或双肾动脉狭窄以及既往患有血管性水肿的高血压患者禁用ACEI。服用ACEI应定期复查血钾、肌酐。

5.血管紧张素Ⅱ受体拮抗剂

ARB的不良反应较轻，一般不引起刺激性干咳，持续治疗依从性高。禁忌证与ACEI相似。

6.α受体阻滞剂

常见不良反应为体位性低血压、心动过速、鼻塞等，也可引起恶心、呕吐、腹痛、诱发或加剧消化道溃疡，少数患者出现嗜睡、乏力等中枢抑制症状，故体位性低血压患者禁用，胃炎、溃疡病、肾功能不全及心力衰竭患者慎用。

三、依从性监护

高血压患者一般临床症状不明显，患者容易轻视，高血压治疗药物可导致不良反应及药物价格昂贵等因素均会导致患者用药依从性低。但是，高血压的发生与发展与患者的日常生活习惯关系密切，健康的生活方式和合理用药对高血压的控制起着决定性作用，并能较大程度地减少相关并发症的发生风险，减少心血管终点事件的发生。患者的依从性是影响血压控制的重要因素，监护患者的依从性可以促使患者长期规范用药。

　　因此，患者用药教育和随访是提高患者用药依从性的关键。基层卫生服务机构应组建高血压管理团队共同负责高血压患者的健康教育，进行高血压疾病及用药知识普及，提高高血压人群的知晓率。建议在基层高血压患者长期随访中分级管理高血压患者，根据患者血压是否达标分为一、二级管理。随访的主要内容是观察血压、用药情况、不良反应，同时应关注心率、血脂、血糖等其他危险因素、靶器官损害和临床疾患。监护患者规范执行医嘱药物治疗方案情况，定期监测血压，定期复查随诊，戒烟戒酒，优化生活方式，坚持适量运动；监护患者在服药过程中有无出现药物不良反应，以及如何处置。监护患者定期检测肝肾功能、凝血功能、电解质情况等，监护患者做好自我监测血压。

第四节
高血压患者教育与用药指导

一、疾病教育

　　向患者讲解高血压的定义及其危害，使患者正确认识和面对高血压，既要让患者懂得高血压病不可怕，是可以控制的，也要了解高血压对个体的危害。通过基础教育，使患者明白坚持长期规范服药的重要性。

　　高血压是一种慢性疾病，需要终身管理。加强对高血压患者的健康教育，指导患者逐步掌握高血压的防治知识和技能，学习如何调整膳食、戒烟限酒、适量运动、保持心情愉快等保健知识，促其养成良好的依从性，以达到自觉地改变不良生活方式、控制危险因素、提高治疗依从性，提高降压达标率并减少并发症的发生，同时也可推动相关疾病如糖尿病、血脂异常、肥胖等的防治工作。

二、生活方式教育

　　所有的高血压患者，自始至终都要坚持健康的生活方式，主要包括合理膳食、控制体重、戒烟限酒、适量运动、心理平衡。

　　1.合理膳食
　　重点是限制钠盐摄入、限制总热量和营养均衡。盐摄入量越多，血压水平越高，严格限盐可有效降低血压。世界卫生组织和我国均推荐健康成人每日食盐摄入量不宜超过6g，高血压患者不超过5g。所有高血压患者均应采取各种措施，限制钠盐摄入量。主要措施包括：① 减少烹调用盐及含钠高的调味品（包括味精、酱油）；② 避免或减少含钠盐量较高的加工食品，如咸菜、火腿、各类炒货和腌制品；③ 建议在烹调时尽可能使用定量盐勺，以起到警示作用。限制总热量，饮食以水果、蔬菜、低脂乳制品、富含食用纤维的全谷物、植物来源的蛋白质为主，减少饱和脂肪和胆固醇摄入。营养均衡应做到适量补充蛋白质，多吃新鲜蔬菜和水果（建议每天食用400～500g新鲜蔬菜，1～2个水果），增加膳食钙摄入，每天可食用250～500ml脱脂或低脂牛奶）。

2. 控制体重

推荐将体重维持在健康范围内（BMI18.5～23.9kg/m^2，男性腰围＜90cm，女性＜85cm），建议所有超重和肥胖患者减重。控制体重，包括控制能量摄入、增加体力活动和行为干预。每减少10kg体重，收缩压可降低5～10mmHg。控制体重时，不提倡快速减重，应循序渐进。

3. 戒烟限酒

吸烟是一种不健康行为，是心血管病和癌症的主要危险因素之一。戒烟可明显降低心血管病、癌症等疾病的风险。过量饮酒显著增加高血压的发病风险，且其风险随着饮酒量的增加而增加，限制饮酒可使血压降低。建议高血压患者不饮酒。如饮酒，则应少量并选择低度酒，避免饮用高度烈性酒。每日酒精摄入量男性不超过25g，女性不超过15g；每周酒精摄入量男性不超过140g，女性不超过80g。白酒、葡萄酒、啤酒摄入量分别少于50ml、100ml、300ml。

4. 适量运动

长期坚持规律运动，可以增强运动带来的降压效果。除日常生活的活动外，每周4～7天，每天累计30～60min的中等强度运动（如步行、慢跑、骑自行车、游泳等）。运动量要逐渐增加，运动强度应从轻度开始，逐渐加大，运动时间也逐渐延长。不要过长时间运动，如果患者体重较重，建议运动时间控制在40～60min；体重较轻者和老年人，建议运动时间在20～30min；体重正常者，建议30～40min运动时间。但是安静时血压未能很好控制或超180/110mmHg的高血压患者暂时禁止锻炼强度中度及以上的运动。

5. 心理平衡

预防和缓解心理压力是高血压和心血管病防治的重要方面。构建和谐社会、创造良好的心理环境、培养个人健康的社会心理状态、纠正和治疗病态心理有助于降压。多参加一些富有情趣的体育和文化娱乐活动，丰富自己的业余生活。

6. 生活中的注意事项

应尽量避免一些可使血压瞬间剧烈上升的行为，引发危险。预防便秘，因排便时用力过度会引起血压巨大波动，引发心肌梗死或脑卒中。急剧的温度变化会引起血压的剧烈波动，甚至有致命的危险。

三、用药教育与指导

（一）服药时间

合理的服药时间应根据药物类型和剂型来选择。短效降压药每日三次，第一次服药时间应在清晨醒后即服；最后一次服药时间应在下午6时之前。长效制剂一般在早晨顿服。如果血压控制不理想，应做24h动态血压监测，由医生据此调整服用时间；约有10%的患者白天血压正常，单纯夜间高血压，是一种隐蔽性高血压，需做动态血压监测才能确诊，这种患者需要睡前服药；对清晨血压高的患者可在睡前服药，以控制晨峰血压。

（二）预防体位性低血压

避免长时间站立，尤其在服药后最初几个小时；改变姿势，特别从卧、坐位起立时动作宜缓慢。服药时间可选择在平静休息时，服药后继续休息一段时间再下床活动；如在睡前服药，夜间起床排尿时应注意。避免用过热的水洗澡，更不宜大量饮酒。

（三）临床用药的注意事项

针对不同的降压药，在用药过程中各类药需要注意如下事项（表2-4-1）。

表2-4-1　用药过程中的注意事项

药物	注意事项
利尿剂	长期大剂量应用利尿剂单药治疗时还需注意其导致电解质紊乱、糖代谢异常、高尿酸血症、体位性低血压等
钙通道阻滞剂	① 短、中效CCB在扩血管的同时，由于血压下降速度快，会出现反射性交感激活、心率加快及心肌收缩力增强，使血流动力学波动并抵抗其降压作用，故应尽量使用长效制剂。 ② 维拉帕米与地尔硫䓬均有明显的负性肌力作用，应避免用于左室收缩功能不全的高血压患者、合并心脏房室传导功能障碍或病态窦房结综合征的高血压患者
血管紧张素转化酶抑制剂	① 尽量选择长效制剂以平稳降压，同时避免使用影响降压效果的药物，如大部分非甾体抗炎药（其中阿司匹林剂量≥300mg时）、激素等。 ② 应用ACEI治疗前应检测血钾、血肌酐水平及估算肾小球滤过率。由小剂量开始给药，在患者可耐受的前提下，逐渐上调至标准剂量。治疗2～4周后应评价疗效并复查血钾、肌酐水平及肾小球滤过率。 ③ 出现干咳、低血压等不良反应时应积极处理，避免引起患者治疗依从性下降
血管紧张素Ⅱ受体拮抗剂	① 慢性肾脏病4期或5期患者，ARB初始剂量减半并严密监测血钾、血肌酐水平及GFR的变化。血肌酐水平≥265μmol/L（3mg/dl）者，慎用。 ② 单侧肾动脉狭窄患者使用ARB应注意患侧及健侧肾功能变化。 ③ 急性冠脉综合征或心力衰竭患者先从小剂量ARB起始（约常规剂量的1/2），避免首过低血压反应，逐渐增加至患者能够耐受的靶剂量

续表

药物	注意事项
β 受体阻滞剂	① 不建议老年高血压和脑卒中患者首选 β 受体阻滞剂。 ② 对于合并心力衰竭的高血压患者，β 受体阻滞剂均应从极小剂量起始。 ③ 心率仍≥ 80 次 /min 的单纯高血压患者可增加 β 受体阻滞剂用量。 ④ 定期进行血压和心率的评估，有效进行血压和心率的管理，以最大限度地保证患者使用的依从性和安全性
α 受体阻滞剂	① 由于 α 受体阻滞剂常见恶心、呕吐、腹痛等胃肠道症状，所以高血压合并胃炎、溃疡病患者慎用。 ② 在应用过程中可能出现体位性低血压，建议患者初始用药时于睡前服用。服药过程中需监测立位血压，预防体位性低血压的发生
第一代中枢性降压药	下列患者慎用：① 脑血管病患者；② 冠状动脉供血不足患者；③ 近期心肌梗死患者；④ 窦房结或房室结功能低下患者；⑤ 雷诺病患者；⑥ 血栓闭塞性脉管炎患者；⑦ 有精神抑郁史者；⑧ 慢性肾功能障碍者，其血浆半衰期达 40h

（四）其他注意事项

需坚持用药，切忌停药，防止反跳性血压，造成严重合并症发生。在生活中要注意保暖，避免由于寒冷而导致血管收缩，进而提升血压水平，指导患者对血压水平注意观察，指导患者对血压计正确应用，对患者动态变化及时把握，对降压效果正确判断，促进患者自我保健能力提升。

综上所述，高血压是长期的慢性疾病，坚持健康的生活方式和服用降压药是治疗高血压的主要方法，两者必须结合，才能有效控制高血压。

（俞淑芳、王颖）

 思考题

1. 简述高血压的病因和发病机制。
2. 简述高血压患者的药物治疗方案。
3. 简述在高血压患者用药期间，药师应进行的用药指导、监护和生活教育。

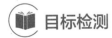 目标检测

扫一扫
答案

一、单选题

1. 我国高血压病引起的死亡原因最常见的是（　　）。
   A. 心力衰竭　　　　　　　　　　B. 脑血管意外
   C. 尿毒症　　　　　　　　　　　D. 左心肥厚

2.硝苯地平引起的主要不良反应是（　　）。

　　A.水肿　　　　　　　　　　　　B.多毛症

　　C.低钾血症　　　　　　　　　　D.高钾血症

3.某高血压患者伴有Ⅲ度房室传导阻滞，则该患者禁用的降压药物是（　　）。

　　A.氢氯噻嗪　　　　　　　　　　B.氯沙坦

　　C.普萘洛尔　　　　　　　　　　D.卡托普利

4.规范要求高血压患者血压的控制目标是（　　）。

　　A.＜120/80mmHg　　　　　　　B.＜130/85mmHg

　　C.＜140/90mmHg　　　　　　　D.＜150/90mmHg

5.张先生，40岁，本科，企业高管，工作紧张，经常加班睡眠较少，聚餐饮酒较多，身体活动几乎没有，最近自感头晕耳鸣，其父有高血压史，社区医院采用电子血压计三次测量其血压为145/85mmHg，诊断为高血压病，建议口服药物治疗。依照高血压分级标准，该患者随访测量血压的间隔至少是（　　）。

　　A.一年　　　　　B.两个月　　　　　C.半年　　　　　D.三个月

6.高血压合并糖尿病患者每日食盐推荐摄入量不超过（　　）。

　　A.2g　　　　　　B.3g　　　　　　C.5g　　　　　　D.6g

7.对无禁忌证的高血压患者，建议运动锻炼达到（　　）。

　　A.低强度　　　　B.中等强度　　　　C.高强度　　　　D.无要求

8.安静时血压未能很好控制或超过（　　）mmHg的高血压患者暂时禁止锻炼强度中度及以上的运动。

　　A.140/90　　　　B.160/100　　　　C.170/110　　　　D.180/110

9.赵先生46岁，身高170cm，体重80kg，证券公司部门经理，在某健康管理中心要求为其设计个性化健康管理方案。按照BMI计算结果，赵先生的体重属于（　　）。

　　A.超重　　　　　　　　　　　　B.轻度肥胖

　　C.中度肥胖　　　　　　　　　　D.重度肥胖

10.长期血压增高容易引起损害的器官有（　　）。

　　A.心、脑、肾、眼　　　　　　　B.心、脑、肺、眼

　　C.心、肝、肾、眼　　　　　　　D.肝、肾、肺、眼

二、多选题

1.国际公认的高血压发病危险因素有（　　）。

　　A.超重　　　　　　　　　　　　B.高盐饮食

　　C.吸烟喝酒　　　　　　　　　　D.精神压力大

　　E.高钾饮食

2.对于高血压患者的非药物治疗干预策略，您的建议是（　　）。

　　A.管理体重　　　　　　　　　　B.减少盐的摄入量

　　C.健康生活方式调整　　　　　　D.戒烟

　　E.保持心情放松

3.对高血压患者来说，"限盐"应该做的是（　　）。

  A.尽量减少烹饪时的用盐量以及含钠高的佐料

  B.避免和减少含钠量较高的加工食品

  C.建议使用定量盐勺

  D.宜尽可能多食用新鲜蔬菜，建议多食凉拌菜

  E.以上都不对

4.下列关于高血压患者用药教育和指导说法正确的是（　　）。

  A.对清晨血压高的患者可在睡前服药

  B.为预防体位性低血压不宜大量饮酒

  C.痛风患者降压不宜服用噻嗪类利尿剂

  D.哮喘患者降压可以用β受体阻滞剂

  E.以上均不对

三、综合运用拓展

患者，男，65岁，高血压病史15年，居住于某城市社区，日常按时服药，但这一年中，日常血压监测一般（140～159）/（90～99）mmHg，吸烟、不饮酒，BMI 30kg/m^2，腰围90cm，身体活动少，爱打麻将，伴有血脂异常、冠心病病史，7天前受凉后出现发热，伴畏寒，咳嗽，咳黄痰，查体：T 38.0℃，BP 145/90mmHg。血常规：白细胞、中性粒细胞均增高，尿常规未见异常提示。

1.作为药师，你有什么更好的建议？依据是什么？请给予详细的用药指导和生活建议。

2.患者问：药物治疗时间需要多久呢，我要多久来复查？你该如何回复患者？

第三章
冠心病的药物治疗管理

 学习目标

1.掌握：冠心病的临床表现、治疗药物及方案选择、患者用药指导和管理。

2.熟悉：冠心病的发病机制、诊断及药物之间的相互作用。

3.了解：冠心病的其他治疗手段和进展。

第一节
疾病概述

扫一扫

数字资源3-1-1
冠心病概述微课

冠状动脉粥样硬化性心脏病简称冠状动脉性心脏病或冠心病（coronary heart disease, CHD），有时又被称为冠状动脉病（coronary artery disease, CAD）或缺血性心脏病，指由于冠状动脉粥样硬化使管腔狭窄或阻塞，导致心肌缺血缺氧而引起的心脏病。导致心肌缺血缺氧的冠状动脉病除冠状动脉粥样硬化外，还有炎症（风湿性、梅毒性和血管闭塞性脉管炎等）、痉挛、栓塞、结缔组织病、创伤和先天性畸形等多种。由于绝大多数（95%～99%）由冠状动脉粥样硬化引起，因此用冠状动脉性心脏病或冠心病一词来代替冠状动脉粥样硬化性心脏病。

一、病因和发病机制

本病是由冠状动脉粥样硬化所致，其病因尚不完全清楚。大量研究表明动脉粥样硬化的形成是动脉壁细胞、细胞外基质、血液成分（特别是单核细胞、血小板及低密度脂蛋白）、局部血流动力学、环境及遗传学等多因素参与的结果。流行病学研究发现，与动脉粥样硬化相关的重要危险因素包括年龄、性别、血脂蛋白异常、高血压、糖尿病、吸烟、肥胖、家族史及不良饮食习惯等。

1.冠心病的解剖及病理生理学机制

动脉粥样硬化病变分为三个生物学过程。

（1）内膜平滑肌细胞、各种巨噬细胞及淋巴细胞的局部迁移、堆积和增殖。

（2）堆积的平滑肌细胞在各种生长调节因子的作用下，合成较多的细胞外基质，包括弹力蛋白、胶原、蛋白聚糖等。

（3）脂质在巨噬细胞和平滑肌细胞以及细胞外基质中堆积，最终内膜增厚、脂质沉积形成动脉粥样硬化病变。血小板的损伤、溃破的内皮表面黏附、聚集可导致内皮细胞进一步损伤，并可促发凝血过程形成血栓、加重甚至完全阻塞冠状动脉管腔。

从临床的角度来看，动脉粥样硬化的斑块基本上可分为两类：稳定型斑块和不稳定型斑块。稳定型斑块指纤维帽较厚而脂质池较小的斑块；不稳定型斑块纤维帽较薄，脂质池较大，易破裂。而不稳定型斑块的破裂导致了急性心血管事件的发生。其他导致斑块不稳定的因素包括血流动力学变化、应激、炎症反应等，且炎症反应在斑块破裂中起着重要作用。斑块破裂释放组织因子和血小板活化因子，使血小板迅速聚集形成白色血栓；同时，斑块破裂导致大量的炎症因子释放，上调促凝物质的表达，并促进纤溶酶原激活剂抑制物-1的合成，从而加重血栓形成，并演变为红色血栓。血栓形成使血管急性闭塞而导致严重的持续性心肌缺血。

2.冠心病的流行病学

冠心病多发生于中老年人群，男性多于女性，以脑力劳动者居多，经济发达国家发病率较高。近年来，冠心病发病率在我国呈明显升高的趋势。近年来发病呈年轻化趋势，已成为威胁人类健康的重要疾病。

3.冠心病发病的危险因素

（1）高血压　随着血压升高，冠心病的发病率和死亡率均呈上升趋势。即使血压处于正常高值 [（120 ～ 139）/（80 ～ 89）mmHg]，其危险性也高于普通人群。

（2）血脂异常　高胆固醇血症、高甘油三酯血症与冠心病的发病均存在关联。血总胆固醇（TC）水平为3.1 ～ 5.7mmol/L（200 ～ 220mg/dl）时，冠心病发生风险相对稳定；超过此限度，冠心病发生风险将随TC水平升高而增加。

（3）糖尿病　糖尿病是冠心病发病的高危因素。男性糖尿病患者冠心病发病率较非糖尿病患者高2倍，女性糖尿病患者冠心病发生风险则增加4倍。在糖尿病患者中，血糖水平的高低也与冠心病发生风险密切相关。

（4）肥胖和超重　肥胖在冠心病危险因素中的作用是被逐步发现的。超重可增加冠心病的发生风险，向心性肥胖更是冠心病的高危因素。在"正常体重"范围上限时，心血管疾病的发生风险就开始增加，随着体重的增加，危险性逐步增大。

（5）吸烟　吸烟是冠心病的重要危险因素之一。吸烟者心肌梗死发生风险较不吸烟者高出1.5 ～ 2.0倍。

（6）不良饮食习惯　不良饮食习惯包括过多的热量摄入导致的超重和肥胖，过多的胆固醇摄入引起血脂紊乱，过多的盐摄入导致血压不稳等。

（7）性别　冠心病发病存在性别差异，男性冠心病发病率高于女性。

（8）心理社会因素　心理社会因素包括环境应激源和个性特征模式两方面。

（9）遗传因素　如家族性高脂血症中载脂蛋白基因多态性对血脂水平的影响，血管紧张素转化酶基因多态性对支架术后再狭窄的反应过程等，均可能影响冠心病的发病及治疗过程。

二、临床分型

随着冠心病诊疗理念的不断更新，为便于治疗策略的制定，临床上提出将冠心病分为两种类型，即慢性心肌缺血综合征（chronic myocardial ischemia syndrome，CMIS）和急性冠脉综合征（acute coronary syndrome，ACS）。

1.急性冠脉综合征（ACS）

包括ST段抬高型心肌梗死（ST-segment elevation myocardial infarction，STEMI）、非ST段抬高型心肌梗死（non-ST-segment elevation myocardial infarction，NSTEMI）及不稳定型心绞痛（unstable angina，UA）。ACS是20世纪80年代提出的诊断概念，指冠状动脉内不稳定的动脉粥样斑块破裂或糜烂引起血栓形成所致的心脏急性缺血综合征，即急性心肌缺血引起的一组临床症状。由于NSTEMI和UA有时在临床上难以鉴别，而治疗上并不需要严格区别，合称为非ST段抬高型急性冠脉综合征。

2.慢性心肌缺血综合征

又被称为稳定型冠心病，其最具代表性的病种是稳定型心绞痛，包括隐匿型冠心病、稳定型心绞痛及缺血性心肌病（ischemic cardiomyopathy，ICM）等。心绞痛，即由于冠状动脉供血不足，心肌急剧的、暂时的缺血与缺氧所引起的临床综合征。

三、临床表现

1.稳定型心绞痛

以发作性胸痛为主要临床表现，疼痛的特点为：

（1）诱因　常由体力劳动或情绪激动所诱发，饱食、寒冷、吸烟、心动过速、休克等也可诱发。疼痛多发生于劳力或激动的当时，而不是在劳累之后。典型的稳定型心绞痛常在相似的条件下重复发生。

（2）部位　通常在胸骨后，可波及心前区，范围约为手掌大小。常放射至左肩、左臂内侧达无名指和小指，或至颈、咽或下颌部。

（3）性质　胸痛常为压迫、发闷或紧缩性，也可有烧灼感，偶伴濒死感。部分患者仅觉胸闷不适而无胸痛。发作时患者往往被迫停止正在进行的活动，直至症状缓解。

（4）持续时间　胸痛一般持续数分钟至十余分钟，多为3～5min，一般不超过半小时。

（5）缓解方式　一般停止原先诱发症状的活动后即可缓解；舌下含用硝酸甘油等硝

酸酯类药物，症状也可在数分钟内缓解。

2.不稳定型心绞痛/非ST段抬高型心肌梗死

不稳定型心绞痛患者胸部不适的性质与典型的稳定型心绞痛相似，通常程度更重，持续时间更长，可达数十分钟，胸痛在休息时也可发生。若出现以下临床表现，有助于不稳定型心绞痛的诊断：诱发心绞痛的体力活动阈值突然或持久降低；心绞痛发生频率、严重程度和持续时间增加；出现静息或夜间心绞痛；胸痛放射至新的部位；发作时伴有新的相关症状，如出汗、恶心、呕吐、心悸或呼吸困难。常规休息或舌下含服硝酸甘油只能暂时甚至不能完全缓解症状。但症状不典型者也不少见，尤其是老年女性和糖尿病患者等。

3.急性ST段抬高型心肌梗死

大多数患者在发病前数日会有先兆症状，如乏力，胸闷不适，活动时心悸、气急等前驱症状，其中以新发生心绞痛（初发型心绞痛）或原有心绞痛加重（恶化型心绞痛）为最突出。胸痛是最先出现的症状，多发生于清晨，疼痛部位和性质与心绞痛相同，但诱因多不明显，且常发生于安静时，程度较重，持续时间较长，可达数小时或更长，休息和含用硝酸甘油片多不能缓解。患者常烦躁不安、出汗、胸闷或有濒死感。少数患者一开始即表现为休克或急性心力衰竭。部分患者可表现为上腹痛或牙痛、关节痛等不典型表现。患者可伴有发热、心动过速、白细胞计数增高和红细胞沉降率增快等全身表现，由坏死物质被吸收所引起。多数患者会出现心律失常，以室性心律失常最多。室颤是STEMI早期，特别是入院前主要的死因。

四、并发症

（1）最常见的并发症是心律失常，冠心病患者会因心脏供血不足干扰心脏电活动，引起心律失常。

（2）长时间的冠心病会出现高血压、血压不稳定的情况。

（3）冠心病会导致不稳定型心绞痛，严重时会引起心力衰竭，甚至心源性休克、猝死。

（4）冠心病还会有周身的并发症，严重时会出现多脏器功能衰竭，使相应的靶器官，例如肝脏、肾脏出现灌注量不足而引起脏器功能衰竭，还会诱发脑供血不足。心脏功能受损后会影响泵血功能，导致脑血管供血不足。

五、诊断

1.急性冠脉综合征

（1）不稳定型心绞痛/非ST段抬高型心肌梗死诊断要点：有典型的不稳定型心绞痛特点，典型的缺血性心电图表现，结合心肌损伤标志物测定，即可诊断。

（2）ST段抬高型心肌梗死诊断要点：对老年患者，突发严重心律失常、休克、心力衰竭而原因未明，或突然发生较重而持久的胸闷和胸痛者，都应考虑本病的可能性。尽早进行心电图和血清心肌酶测定、肌钙蛋白测定等的动态观察来明确诊断。

2.慢性心肌缺血综合征

稳定型心绞痛诊断要点：根据典型心绞痛的发作特点和体征，含用硝酸甘油后缓解，结合年龄和存在冠心病危险因素，除外其他原因所致的心绞痛，一般即可建立诊断。

第二节
冠心病的治疗方案与治疗药物

扫一扫

数字资源 3-2-1
《冠心病合理用药
指南（第2版）》

一、治疗原则

目前，冠心病的治疗可分为内科药物治疗、介入治疗和外科治疗三类。应根据患者的具体情况选择，而且几种治疗宜互相配合应用，以提高疗效。

1.急性冠脉综合征

UA 和 NSTEMI 的治疗原则为：迅速缓解症状，避免发生心肌梗死和死亡，改善预后和提高患者生活质量。

急性心肌梗死（AMI）的治疗原则为：

① 尽快再灌注缺血心肌，防止梗死范围扩大，缩小心肌缺血范围；

② 及时处理恶性心律失常、心力衰竭、休克及各种并发症，防止猝死；

③ 保护和维持心功能，提高患者的生活质量。

2.慢性心肌缺血综合征

慢性稳定型心绞痛（CSA）是慢性心肌缺血性综合征中的常见类型，CSA 的药物治疗原则：

① 缓解心绞痛/心肌缺血；

② 预防危险事件。包括调整生活方式、控制危险因素、循证药物治疗、血运重建、患者教育等。

二、治疗目标

UA 和 NSTEMI 的治疗目标为迅速缓解症状；避免发生心肌梗死和死亡；改善预后和提高患者生活质量。

CSA 的治疗目标为缓解症状、改善预后、阻止病情进展。

三、治疗方案

（一）一般治疗

急性期卧床休息，吸氧，持续心电监护。对于低危患者留院观察期间未再发生心绞痛，心电图无缺血改变，无左心衰竭的临床证据，留院观察12～24h未发生CK-MB水平升高，肌钙蛋白正常，可留院观察24～48h出院。

（二）药物治疗

1.硝酸酯类药物

本类药物主要有：硝酸甘油、硝酸异山梨酯（消心痛）、5-单硝酸异山梨酯等。硝酸酯类药物是稳定型心绞痛患者的常规用药。心绞痛发作时可以舌下含服硝酸酯类药物。大多数急性心肌梗死患者有应用硝酸酯类药物指征，而在下壁MI、可疑右室MI或明显低血压的患者（收缩压低于90mmHg），则不适合使用。

2.抗血栓药物

包括抗血小板药物和抗凝药物。抗血小板药物主要有阿司匹林、氯吡格雷、替罗非班等，可以抑制血小板聚集，避免血栓形成而堵塞血管。阿司匹林为首选药物，维持量为每天75～100mg，所有冠心病患者没有禁忌证应该长期服用。冠脉介入治疗术后应坚持每日口服氯吡格雷，通常半年至一年。

抗凝药物包括普通肝素、低分子肝素、磺达肝癸钠、比伐卢定等。通常用于不稳定型心绞痛和心肌梗死的急性期，以及介入治疗术中。

3.纤溶药物

溶血栓药主要有链激酶、尿激酶、组织型纤溶酶原激活剂等，可溶解冠脉闭塞处已形成的血栓，开通血管，恢复血流，用于急性心肌梗死发作时。

4.β受体阻滞剂

既有抗心绞痛作用，又能预防心律失常。能够抑制心脏β肾上腺素受体，从而减慢心率，减弱心肌收缩力，降低血压，减少心肌耗氧量和心绞痛发作，增加运动耐量。目前临床更倾向于使用选择性β_1受体阻滞剂，如美托洛尔、阿替洛尔及比索洛尔等。同时具有α和β受体阻滞的药物，在CSA的治疗中也有效。在无明显禁忌时，β受体阻滞剂是冠心病的一线用药。剂量应该以将心率降低到目标范围内为准。β受体阻滞剂禁忌和慎用的情况有哮喘、慢性气管炎及外周血管疾病等。

5.钙通道阻滞剂（CCB）

可用于稳定型心绞痛的治疗和冠脉痉挛引起的心绞痛。通过改善冠状动脉血流和减少心肌耗氧量发挥缓解心绞痛的作用，对变异型心绞痛或以冠状动脉痉挛为主的心绞痛，CCB是一线治疗药物。常用药物有：维拉帕米、硝苯地平控释剂、氨氯地平、地尔硫䓬等。不主张使用短效钙通道阻滞剂，如硝苯地平普通片。

6.肾素-血管紧张素系统抑制剂

包括血管紧张素转化酶抑制剂（ACEI）、血管紧张素Ⅱ受体拮抗剂（ARB）。对于急性心肌梗死或近期发生心肌梗死合并心功能不全的患者，尤其应当使用此类药物。常用ACEI类药物有：依那普利、贝那普利、雷米普利、福辛普利等。如出现明显的干咳副作用，可改用血管紧张素受体拮抗剂。

7.调脂治疗

调脂治疗适用于所有冠心病患者。3-羟基-3甲基戊二酰辅酶A（HMG-CoA）还原酶抑制剂以降低血清、肝脏、主动脉中的TC及极低密度脂蛋白胆固醇、LDL-C水平为主，具有降血脂、保护血管内皮细胞功能、稳定粥样斑块等作用。冠心病在改变生活习惯基础上给予他汀类药物，他汀类药物主要降低低密度脂蛋白胆固醇，治疗目标为下降到1.81mmol/L。常用药物有：洛伐他汀、普伐他汀、辛伐他汀、氟伐他汀、阿托伐他汀等。最近研究表明，他汀类药物可以降低心血管疾病的发病率及死亡率。为达到更好的降脂效果，在他汀类药物治疗基础上，可加用胆固醇吸收抑制剂依折麦布10mg/d。高甘油三酯血症或低高密度脂蛋白血症的高危患者可考虑联用降低LDL-C的药物和贝特类药物（非诺贝特）或烟酸类药物。

（三）冠心病介入手术治疗

随着经皮冠状动脉介入治疗（percutaneous coronary intervention，PCI）技术的广泛应用，ACS患者成为此项技术的最大受益人群，同时ACS也成为本领域的研究热点。冠心病介入治疗技术作为冠心病诊疗的重要手段，需得到进一步普及，扭转目前地区之间以及地区内部发展不均衡的态势。这对于急性心肌梗死的救治具有重要意义。在未来3～5年，根据不同地区患者的需求，结合当地医疗单位的具体情况，介入诊疗技术将在各级医院进一步推广。

第三节
冠心病患者的用药监护

数字资源3-3-1
冠心病药物治疗
管理微课

一、疗效监护

（一）症状

本病因体力活动、情绪激动等诱发，突感心前区疼痛，多为发作性绞痛或压榨痛，也可为憋闷感。疼痛从胸骨后或心前区开始，向上放射至左肩、臂，甚至小指和无名指，休息或含服硝酸甘油可缓解。胸痛放射的部位也可涉及颈部、下颌、牙齿、腹部等。胸痛也可出现在安静状态下或夜间，由冠状动脉痉挛所致，也称变异型心绞痛。如胸痛性质发生变化，新近出现的进行性胸痛，痛阈逐步下降，以至稍事体力活动或情绪激动甚至休息或熟睡时亦可发作。疼痛逐渐加剧、变频，持续时间延长，祛除诱因或含服硝酸甘油不能缓解，此时往往怀疑不稳定型心绞痛。治疗期间需要密切观察心绞痛的发作频率、持续时间、诱因或缓解方式是否变化；心绞痛发作的次数和诱发心绞痛发作的活动量是否改善。

（二）冠状动脉造影检查

冠状动脉造影及血管内成像技术是目前冠心病诊断的"金标准"，可以明确冠状动脉有无狭窄、狭窄的部位、程度、范围等，并可据此指导进一步治疗。血管内超声可以明确冠状动脉内的管壁形态及狭窄程度。光学相干断层成像（OCT）是一种高分辨率断层成像技术，可以更好地观察血管腔和血管壁的变化。左心室造影可以对心功能进行评价。冠状动脉造影的主要指征为：对内科治疗下心绞痛仍较重者，明确动脉病变情况以考虑旁路移植手术；胸痛似心绞痛而不能确诊者。

（三）危险因素监测

冠心病的药物治疗包括一级预防用药和二级预防用药。冠心病一级预防常用药物主要针对冠心病危险因素进行治疗，主要危险因素包括高血压、高脂血症及糖尿病等。冠心病二级预防用药遵从"ABCDE"方案，防止已诊断的冠心病患者原有冠状动脉病变加重，降低死亡率。对于危险因素控制的效果，应定期评估血压、血脂、血糖等是否达标，关注生活方式是否调整。

二、安全性监护

在用药期间，应从以下几个方面监护冠心病患者用药后的安全性，及时调整治疗方案，避免药物不良反应。

（一）胃肠道反应

多种药物如β受体阻滞剂、CCB、ACEI/ARB及利尿剂等都会引起胃肠道反应，如腹痛、腹泻、腹胀、胃肠胀气、恶心呕吐等。用药期间注意观察，如有异常及时处理。

（二）低血压

改善缺血、减轻症状的药物主要包括β受体阻滞剂、硝酸酯类药物及钙通道阻滞剂，其均有一定的降低血压作用，因此在使用期间有引起低血压的风险，在使用前后要监测患者血压变化。

（三）出血

抗血栓药物包括抗血小板药及抗凝剂，代表药物为阿司匹林、氯吡格雷、肝素等，以上药物在使用期间均有出血风险，因此需要监测凝血功能，关注已发生出血的部位，如牙龈、皮肤黏膜是否有出血症状，一旦出现可疑症状立即采取停药、查血小板数、凝血功能等。

（四）其他细节

1.硝酸酯类

硝酸酯类药物连续应用24h后可发生耐药，一旦发生耐药，不仅疗效减弱或缺失，而且可能造成内皮功能损害，对预后产生不良影响，因此长期使用硝酸酯类药物必须采用偏心给药的方法，保证每天 8 ～ 12h 的无硝酸酯或低硝酸酯浓度。此外，硝酸甘油的不良反应包括头痛、面部潮红、皮疹及感觉异常。

2.阿司匹林

胃肠道症状是阿司匹林最常见的不良反应，较常见的症状有恶心、呕吐、上腹部不适或疼痛等。口服阿司匹林可直接刺激胃黏膜引起上腹部不适及恶心呕吐。长期使用易致胃黏膜损伤，引起胃溃疡及胃出血。长期使用应经常监测血象、大便潜血试验及必要的胃镜检查。应用阿司匹林时最好饭后服用或与抗酸药同服，溃疡病患者应慎用或不用。增强胃黏膜屏障功能的药物，如米索前列醇等，对阿司匹林等非甾体抗炎药引起的消化性溃疡有特效。不能耐受阿司匹林的患者可改用氯吡格雷作为替代治疗。

3.钙通道阻滞剂（CCB）

CCB 常见的不良反应包括外周水肿、便秘、心悸、面部潮红，低血压也时有发生，其他不良反应还包括头痛、头晕、虚弱无力等。

4.他汀类调脂药

禁用于活动性肝病或原因不明的转氨酶持续升高。用药期间应定期监测肝功能。如果 ALT 或 AST 持续升高超过正常值上限 3 倍以上，建议减低用药剂量或停止用药。禁用于孕妇和哺乳期妇女。用药过程总出现肌痛、乏力或不能解释的疲劳，应及时停药，并去医院做必要的检查。

三、依从性监护

冠心病发病率高、复发率高，原因在于其发病受复杂因素影响。如血压、血脂、血糖、饮食生活习惯、季节、气候、心理、社会等。应用药物对冠心病进行一级、二级预防和规范治疗乃至病后的心脏康复均具有十分重要的意义。医务人员和健康从业者必须结合规范、系统的健康教育以提高患者的依从性和自我保健意识，改变不良的生活方式及行为，减少并发症，有效预防复发。

第四节
冠心病患者教育与用药指导

一、疾病教育

告知患者冠心病是一种心内科常见疾病，尤其老年人多发，复发率较高，急性冠脉综合征一旦确诊，急性期需要多种药物进行加强治疗，推荐的药物有抗血栓治疗及控制危险因素治疗。

本病治疗的成功不在于一时的恢复，保障血管的长期通畅才是最终目标。因此，稳定期也一定不能疏忽大意。要坚持长期康复治疗，坚持长期服药，积极生活调理，定期复查。宜尽量避免各种诱因，禁绝烟酒，在稳定期进行降压、调脂、降血糖、抗血小板等治疗，预防疾病复发。调整日常生活与工作量，减轻精神负担。要定期回医院复查，并做好自我救护。

二、生活方式教育

避免精神紧张、情绪激动、调节饮食，宜低糖、低盐、低热量、低胆固醇饮食、多食蔬菜和水果、糙米等，避免暴饮暴食，戒烟酒。建议患者要适当休息，劳逸结合，保持积极乐观的心态，进行适当的有氧运动。

三、用药教育与指导

（一）服药时间

阿司匹林片宜在早晨空腹时服用或在夜间空腹时服用。空腹服用在胃内不易发生崩解，可以快速通过胃到达肠道，分解后起到药效。如果在餐后服用，由于胃内酸性浓度下降，同时与食物混合，阿司匹林可能在胃内停留时间过长，引起胃黏膜受损。

降压药服药时间：

（1）一天服用1次的长效降压药（包括控释片和缓释片），如氨氯地平、硝苯地平控释片、美托洛尔缓释片、培哚普利、缬沙坦、氯沙坦、福辛普利、贝那普利等，多在早上7:00服药。饭前饭后均可，建议在进食前服用。

（2）一天服用2次的中效降压药，如硝苯地平缓释片、依那普利、非洛地平（波依定）、美托洛尔等，早上7:00和下午15:00服药为好。

（3）一天服用3次的短效降压药，如硝苯地平片、卡托普利片，第一次清晨醒来服，第二次中午13:00点服，最后一次下午18:00之前服。

（二）用药注意事项

（1）拜阿司匹林片为肠溶剂型，必须整片吞服，药片不可咀嚼或压碎。服药期间避免饮酒及含有酒精的饮料，以免增加胃肠道出血的风险。与氯吡格雷合用使抗血小板作用增强，出血风险也随之增大，避免运动时磕碰。

（2）硝酸甘油要随身携带，以备紧急情况时舌下含服。指导患者使用本品时需取坐位休息，因本品可能引起头晕及体位性低血压。

（3）慢性冠脉综合征初始治疗应使用β受体阻滞剂或硝酸盐类药物。如果存在这两类药物的禁忌证或出现不良反应，或两者联用不能充分控制症状，则应考虑使用钙通道阻滞剂。所有钙通道阻滞剂都能有效治疗慢性冠脉综合征。

（三）预防复发

冠心病的预防包括：生活习惯改变：戒烟限酒，低脂低盐饮食，适当体育锻炼，控制体重，生活规律，防止过劳和焦虑等。

（1）务必遵医嘱每日使用所有药物。这些药物可帮助预防急性冠脉综合征再次发作，还可降低脑卒中或死亡的发生概率。如果您无法耐受药物，或者发生了副作用，请告知医生或药师。这些问题往往有解决方法。

（2）改善饮食习惯。尽量避免摄入油炸食品和含糖过多的食物，多吃蔬菜水果。尽量吃含有纤维的食物。

（3）如果超重，您需要减重。减掉多余的体重可降低再次发生心肌梗死的概率，也可减轻不适。

（4）增加活动量。散步、园艺或任何可增加运动量的活动均有助于降低风险。

（张慧　王颖）

 思考题

1. 简述冠心病的病因和发病机制。
2. 简述急性冠心病的治疗方案。
3. 简述冠心病患者用药期间，药师应进行的用药指导、监护和生活教育。

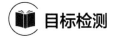 **目标检测**

扫一扫
答　案

一、单选题

1. 心绞痛最典型的临床症状是（　　）。
　　A. 发热　　　　　　　　　　　　B. 胸痛
　　C. 贫血　　　　　　　　　　　　D. 出血

2. 哪一项不属于冠心病的类型（　　）。
　　A. 心绞痛　　　　　　　　　　　B. 心肌梗死
　　C. 心力衰竭　　　　　　　　　　D. 急性冠脉综合征

3. 下列哪个药物易出现耐药，可以通过延长给药间隔时间避免的是（　　）。
　　A. 硝酸甘油　　　　　　　　　　B. 硝苯地平
　　C. 华法林　　　　　　　　　　　D. 阿司匹林

4. 从流行病学角度，哪项不属于冠心病的危险因素（　　）。
　　A. 高血压　　　　　　　　　　　B. 高血糖
　　C. 高血脂　　　　　　　　　　　D. 痛风

5. 心肌梗死后患者都应使用他汀类药物，将LDL-C水平控制在（　　）以下。
　　A. 1.6mmol/L　　　　　　　　　B. 1.8mmol/L
　　C. 2.0mmol/L　　　　　　　　　D. 2.2mmol/L

6.下列哪种药物有稳定斑块的作用？（　　）

    A.他汀类调脂药　　　　　　　　　　B.硝酸酯类

    C.钙离子拮抗剂　　　　　　　　　　D.阿司匹林

7.冠心病诊断的"金标准"是（　　）。

    A.超声　　　　　　　　　　　　　　B.心电图

    C.血管动脉造影　　　　　　　　　　D.超声心动图

8.以下易引起踝关节水肿的药物是（　　）。

    A.卡托普利　　　　　　　　　　　　B.阿托伐他汀

    C.阿司匹林　　　　　　　　　　　　D.硝苯地平

二、多选题

1.以下哪几种药物为常用的抗血栓药物（　　）。

    A.阿司匹林　　　　　　　　　　　　B.氯吡格雷

    C.华法林　　　　　　　　　　　　　D.肝素

    E.阿替普酶

2.常用的改善心肌缺血的药物有（　　）。

    A.美托洛尔　　　　　　　　　　　　B.硝苯地平

    C.呋塞米　　　　　　　　　　　　　D.阿托伐他汀

    E.依那普利

三、综合运用拓展

患者男性，51岁，因"反复活动后胸闷气急1年，2h前再发"于我院就诊。患者1年前开始活动后自觉胸闷，每次持续约3分钟，在当地医院ECG提示ST-T改变，诊断为"心肌缺血"，予不规则口服药物治疗（具体不详）。2小时前吵架后再次出现上述症状，心前区疼痛胸闷，有压榨感，3～4分钟后逐渐缓解。即来医院就诊。体检：身高155cm，体重65kg。神志清，一般情况尚可，呼吸平稳。血压150/100mmHg，心率80bpm，律齐。未闻及杂音。双下肢不肿。其余体检未见异常。

既往史：发现高血压10年余，有高脂血症病史。未规律用药治疗。

个人史：吸烟史30余年，15支/日。饮酒10年，折合约酒精50g/d。

家族史：否认早发冠心病家族史。

诊断：冠心病稳定型心绞痛；高血压

1.你觉得该患者入院后需要哪些治疗？依据是什么？

2.请给予详细的用药指导和生活建议。

第四章
缺血性脑卒中的药物治疗管理

 学习目标

1. 掌握：缺血性脑卒中的识别、静脉溶栓药物的使用规范和用药监护。
2. 熟悉：缺血性脑卒中的诊断和治疗。
3. 了解：我国缺血性脑卒中的防治现状。

第一节
疾病概述

扫一扫

数字资源 4-1-1
缺血性脑卒中疾病
概述微课

脑卒中俗称"中风"，是一种急性脑血管疾病，是由于脑部血管突然破裂或因血管阻塞导致脑组织损伤的一组疾病。按病理性质通常分为缺血性脑卒中和出血性脑卒中（即脑出血、蛛网膜下腔出血等）两大类。

缺血性脑卒中为主要的脑卒中类型，占全部脑卒中的60%～80%，是指各种原因所致脑部血液循环障碍导致脑组织缺血、缺氧性坏死，出现相应神经功能损伤的一类临床综合征。

脑卒中具有发病率高、致残率高、死亡率高、复发率高和经济负担高的"五高"特点，是威胁我国国民健康的主要慢性非传染性疾病之一。

一、流行病学

全球疾病负担研究数据显示，脑卒中是我国居民死亡的首位病因。自2010～2019年10年间，缺血性脑卒中的发病率由2010年的129/10万上升至2019年的145/10万，而出血性脑卒中的发病率由2010年的61/10万下降至2019年的45/10万。缺血性脑卒中的患病率由2010年的1100/10万上升至2019年的1256/10万，而出血性脑卒中的患病率由2010年的232/10万下降至2019年的215/10万。

根据《全国第三次死因回顾抽样调查报告》，脑血管病目前已跃升为国民死亡原因之首，其中脑卒中是单病种致残率最高的疾病。其发病急、病情进展迅速、后果严重，可导致肢体瘫痪、语言障碍、吞咽困难、认知障碍、精神抑郁等危害，给个人、家庭和社会带来沉重的疾病负担，成为我国重大的公共卫生问题。

二、危险因素

脑卒中可防可控，其危险因素分为不可干预和可干预两类。不可干预的因素是指年龄、性别、种族、遗传因素等。在可干预危险因素中，吸烟、饮酒过量、缺乏体力活动及久坐等不健康生活方式以及高血压、糖尿病、血脂异常、心房颤动、睡眠呼吸暂停、高同型半胱氨酸血症等疾病与脑卒中的关系尤为密切。

在我国11个省市29488人的前瞻性队列研究中，69.4%的脑卒中发生在高血压患者中。烟草中有害物质损伤血管及内皮，加速动脉硬化，吸烟患者更容易复发缺血性脑卒中，其概率为非吸烟患者的1.896倍，戒烟则可以在一定程度上降低脑卒中复发率。糖尿病导致内皮细胞增殖和小血管中血浆膜增厚，其发生缺血性脑卒中的风险是非糖尿病患者的2.01倍。高血脂、肥胖超重组和肥胖组脑卒中发生风险分别是正常组的1.22倍和1.64倍。同型半胱氨酸（Hcy）与高血压、高血脂相互影响，增加了高血压、高血脂患者发生脑卒中的风险。

三、病因分类

对急性缺血性脑卒中患者进行病因/发病机制分型有助于判断预后、指导治疗和选择二级预防措施。当前国际广泛使用急性卒中Org10172治疗试验（TOAST）病因/发病机制分型，将缺血性脑卒中分为：大动脉粥样硬化型、心源性栓塞型、小动脉闭塞型、其他明确病因型和不明原因型五型。

四、临床表现

缺血性脑卒中多起病突然，症状进展慢，数小时或1～2天达高峰。不少患者在睡眠中发病，清晨醒来时发现偏瘫、失语，发病前多有短暂性脑缺血发作，多数患者意识清醒，如出现意识不清等症状，需要考虑椎-基底动脉脑梗死的可能。发病早期头颅CT可无异常征象，头颅磁共振可明确诊断。

五、诊断标准

参照《中国急性缺血性脑卒中诊治指南2021》：① 急性起病；② 局灶神经功能缺损（一侧面部或肢体无力或麻木、语言障碍等），少数为全面神经功能缺损；③ 症状或体征持续时间不限（当影像学显示有责任缺血性病灶时），或持续24h以上（当缺乏影像学责任病灶时）；④ 排除非血管性病因；⑤ 脑CT/MRI排除脑出血。

六、并发症

常见并发症有脑水肿与颅内压增高、梗死后出血性转化、癫痫、肺炎、排尿障碍与尿路感染、深静脉血栓形成和肺栓塞、压疮、营养支持、卒中后情感障碍等。

扫一扫

数字资源4-2-1
《中国缺血性卒中和短暂性脑缺血发作二级预防指南2022》

第二节
缺血性脑卒中的治疗方案与治疗药物

一、治疗原则

缺血性脑卒中的治疗强调早期治疗、早期康复、早期预防复发。有效的溶栓时间窗为起病后的6h内，早期预防应在急性期（发病2周内）开始，积极严格地控制可干预的危险因素，如降血压、降血糖、降血脂等，并采用适宜的抗血小板或抗凝方案抑制血栓的形成或阻止血栓的发展。脑卒中后病情稳定的情况下应尽早开始坐、站、走等活动，卧床者病情若允许应注意正确卧位姿势摆放。同时应进行语言、运动、心理等多方面的康复训练，尽快恢复日常生活自理能力，提高生活质量。临床医师应根据患者发病时间、病因、发病机制、卒中类型、病情严重程度、伴发的基础疾病、脑血流储备功能和侧支循环状态等具体情况，制定适合患者的个体化治疗方案。

二、治疗目标

去除病因、缓解症状、控制血压、恢复脑血液循环、提高患者生存质量。

三、治疗方案

（一）一般治疗

1.对突然出现疑似脑卒中症状的患者，应进行简要评估和急救处理

尽快送往就近有条件的医院。医院应尽可能建立卒中单元，所有急性缺血性脑卒中患者应尽早、尽可能收入卒中单元接受治疗。按诊断流程对疑似脑卒中患者进行快速诊断，尽可能在到达急诊室后60min内完成脑CT等基本评估并开始治疗，有条件的应尽量

缩短进院至溶栓治疗时间。

2.呼吸与吸氧

必要时吸氧，应维持氧饱和度＞94%。气道功能严重障碍者应给予气道支持及辅助呼吸。无低氧血症的患者不需常规吸氧。

3.心脏监测与心脏病变处理

（1）脑梗死后24h内应常规进行心电图检查，若条件许可，可持续心电监护24h或以上，以便早期发现严重心律失常等心脏病变。

（2）避免或慎用增加心脏负担的药物。

4.体温控制

（1）对体温升高的患者应寻找和处理发热原因，如存在感染应给予抗感染治疗。

（2）对体温＞38℃的患者应给予退热措施。

5.血压控制

约70%的缺血性脑卒中患者急性期都会出现血压升高，多数患者在脑卒中后24h内血压自发降低。故此时降压药应谨慎使用。脑卒中后病情稳定，若持续血压≥140/90mmHg，无禁忌证，可于起病数天后恢复使用发病前服用的降压药或开始启动降压治疗。准备溶栓患者，血压应控制在180/100mmHg以下。对于接受rt-PA静脉溶栓的患者早期降压治疗是安全的，可以降低颅内出血的发生率，但并不能改善患者的预后。脑卒中后低血压少见，应积极查明原因，给予相应处理。

6.血糖控制

（1）加强血糖监测，将高血糖患者血糖控制在7.8～10mmol/L。超过10mmol/L时可给予胰岛素治疗。

（2）血糖低于3.3mmol/L时，可给予10%～20%葡萄糖口服或注射治疗。目标是达到正常血糖值。

（二）改善脑血液循环

1.静脉溶栓

是目前最重要的恢复血流措施。有效抢救时间窗为6h以内。

发病3h内和3.0～4.5h，应按照适应证、禁忌证严格筛选患者，尽快给予阿替普酶（rt-PA）静脉溶栓治疗。使用方法：阿替普酶0.9mg/kg（最大剂量90mg）静脉滴注，其中10%在最初1min内静脉推注，其余持续滴注1h。溶栓药用药期间及用药24h内应严密监护患者，定期进行血压和神经功能检查。

如果没有条件使用rt-PA，且发病在6h内，对符合适应证和禁忌证的患者，可考虑给予尿激酶。使用方法：尿激酶100万～150万IU，溶于生理盐水100～200ml，持续静脉滴注30min。用药期间严密监护患者。

患者在接受溶栓治疗后尚需抗血小板或抗凝治疗，应推迟到溶栓24h后开始，如果患者接受了血管内取栓治疗，应评估获益与风险后决定是否使用。

2.血管内介入治疗

应遵循静脉阿替普酶溶栓优先原则。但对部分静脉溶栓存在禁忌的患者可考虑采用介入治疗。包括血管内机械取栓、动脉溶栓、血管成形术。

3.抗血小板

未进行溶栓的急性脑梗死患者应在48h之内尽早服用阿司匹林（150～300mg/d），急性期后可改为预防剂量（50～300mg/d）。但在阿司匹林过敏或不能使用时，可用氯吡格雷代替。一般2周后按二级预防方案选择抗栓治疗药物和剂量。如果发病24h内，患者神经功能缺损评分NIHSS≤3，应尽早给予阿司匹林联合氯吡格雷治疗21天，以预防脑卒中的早期复发。由于目前安全性还没有确定，通常大动脉粥样硬化性脑梗死急性期不建议用阿司匹林联合氯吡格雷治疗。合并不稳定型和冠状动脉支架置入是特殊情况，可能需要双重抗血小板治疗，甚至联合抗凝治疗。需专科医师指导下使用。

4.抗凝

对大多数急性缺血性脑卒中患者，不推荐无选择地早期进行抗凝治疗。对少数特殊的急性缺血性脑卒中患者（如放置心脏机械瓣膜）是否进行抗凝治疗，需综合评估。特殊情况下溶栓后，还需要抗凝治疗者，应在24h内使用抗凝剂。常用的抗凝药物有华法林、非维生素K拮抗剂口服抗凝药（NOACs）。

5.降纤

很多研究显示，急性缺血性脑卒中患者，特别是不适合溶栓的高纤维蛋白血症者可选用降纤治疗。药物有降纤酶、巴曲酶等。

6.扩容治疗

纠正低灌注，适用于血流动力学机制所致的脑梗死。

（三）他汀类

他汀类药物在内皮功能、脑血流、炎症等方面发挥神经保护作用，近年来研究提示脑梗死急性期短期停用他汀与病死率和致残率增高相关。推荐急性脑梗死病前已服用他汀的患者，继续使用他汀。

（四）脑保护治疗

脑保护剂包括自由基清除剂、阿片受体阻断剂、电压门控钙通道阻滞剂、兴奋性氨基酸受体阻断剂、镁离子和他汀类药物等，可通过降低脑代谢、干预缺血引发细胞毒性机制减轻缺血性脑损伤。大多数脑保护剂在动物试验中显示有效，但目前还没有一种脑保护剂被多中心、随机双盲的临床试验研究证实有明确的疗效。

（五）其他疗法

高压氧和亚低温治疗、传统医药、针刺等。

第三节
缺血性脑卒中患者的用药监护

数字资源4-3-1
缺血性脑卒中用药
监护微课

一、疗效监护

（一）急性期（2周内）

急性期24h内需谨慎降压。AHA/ASA推荐对血压＞200/110mmHg、未接受静脉溶栓以及血管内治疗、无需紧急降压处理的，可在发病后24h内降压15%。准备溶栓患者应将血压控制在180/100mmHg以内。血糖值不宜＞10mmol/L或＜3.3mmol/L。若神经症状、体征无恶化，脑CT或MRI检查缺血性病灶无恶化，视为急性期治疗有效。

（二）二级预防

血压、血糖、血脂控制在正常范围。若患者可以耐受，血压建议控制在130/80mmHg以下。对合并糖尿病的缺血性脑卒中患者，血糖控制应个体化，建议HbA_{1c}≤7%。同时需要警惕低血糖带来的危害。对于非心源性缺血性脑卒中或者TIA患者，给予高强度他汀治疗后，将LDL-C水平控制≤2.6mmol/L。对于合并颅内外大动脉粥样硬化的非心源性缺血性脑卒中患者，将LDL-C水平控制≤1.8mmol/L或降低50%及以上。对合并非瓣膜性心房颤动的缺血性脑卒中或TIA使用华法林抗凝目标是维持INR在2.0～3.0。

二、安全性监护

（一）溶栓治疗

溶栓治疗应收入重症监护病房或者卒中单元进行监护。同时给予胃黏膜保护剂，防止胃出血。定期进行血压和神经功能评估，静脉溶栓治疗中及结束后2h内，每15min进行1次血压测定和神经功能评估，然后每30min 1次，持续6h以后，每1h 1次，且至治疗后24h。若出现剧烈头痛、血压剧升、恶心呕吐，应立即停止，并复查颅脑CT。若收缩压≥180mmHg或舒张压≥100mmHg，应增加血压监测次数，并给予降压药物。鼻饲管、导尿管及动脉内测压管，在病情许可的情况下应延迟安置。密切观察出血征象，定期监测凝血时间和血小板计数等（出血一般发生于溶栓后24h）。溶栓治疗24h内一般不用抗凝、抗血小板药。

（二）抗凝治疗

抗凝治疗需严格掌握适应证。应评估抗凝风险与获益，明确抗凝治疗是有益的。抗凝治疗可增加患者出血风险（牙龈、胃肠、口腔黏膜、鼻腔、皮下、阴道出血）。严重肝肾功能不全、未控制的高血压、凝血功能障碍、最近颅内出血、活动性溃疡、感染性心内膜炎、心包炎或心包积液、过敏和外伤者禁用。

当用华法林治疗时，目前推荐INR目标值为2.0～3.0。当INR＞4时出血危险性增加，INR＞5时危险性急剧增加；如出现抗凝过度、INR超标，高危出血倾向，应减量或停服。住院患者口服华法林2～3天后开始每日或隔日监测INR，直到INR达到治疗目标并维持至少2天。此后，根据INR结果的稳定性数天至1周监测1次。根据情况可延长，出院后稳定患者可每4周监测1次。门诊患者剂量稳定前，应数天或每周监测1次，当INR稳定后，可以每4周监测1次。如果需调整剂量，应重复前面所述的监测频率，直到INR再次稳定。治疗监测的频率应根据患者的出血风险和医疗条件而定。由于老年人华法林清除减少，合并其他疾病或合并用药较多，应加强监测。合用可能影响华法林作用的药物或发生其他疾患，则应增加监测频率，并视情况调整华法林剂量。长期服用华法林患者INR的监测频率，受患者依从性、合并疾病、合并药物、饮食，及对抗凝药反应的稳定性等因素影响（表4-3-1）。

利伐沙班口服后通过肝脏代谢，对肝功能有一定影响。

服用新型口服抗凝药需对患者进行定期随访，至少每3个月1次。

表 4-3-1　国际标准化比值（INR）异常升高或出血时的处理

INR 异常升高或出血情况	需采取的措施
INR＞3.0～4.5 （无出血并发症）	适当降低华法林剂量（5%～20%）或停服1次，1～2天后复查INR。当INR恢复到目标值以内后调整华法林剂量并重新开始治疗。或加强监测INR是否能恢复到治疗水平，同时寻找可能使INR升高的因素
4.5＜INR＜10.0 （无出血并发症）	停用华法林，肌内注射维生素K_1（1.0～2.5mg），6～12h后复查INR。INR＜3.0后重新以小剂量华法林开始治疗
INR≥10.0 （无出血并发症）	停用华法林，肌内注射维生素K_1（5.0mg），6～12h后复查INR。INR＜3.0后重新以小剂量华法林开始治疗。若患者具有出血高危因素，可考虑输注新鲜冰冻血浆、凝血酶原浓缩物或重组凝血因子Ⅶa
严重出血 （无论INR水平如何）	停用华法林，肌内注射维生素K_1（5.0mg），输注新鲜冰冻血浆、凝血酶原浓缩物或重组凝血因子Ⅶa，随时监测INR。病情稳定后需要重新评估应用华法林治疗的必要性
轻微出血、INR在目标范围内时	不必立即停药或减量，应寻找原因并加强监测

（三）抗血小板药物

抗血小板药物可致消化道溃疡和出血。研究表明，阿司匹林可致消化道损伤增加2～4倍。主要由于阿司匹林抑制环氧酶，抑制PG合成，虽减少致炎因子和血栓的形成，但同时失去或削弱了PG对胃黏膜的保护作用，使其更容易受到传统危险因素（酸、酶、胆盐）的侵害而致消化性溃疡。阿司匹林抑制TXA_2，抑制血小板聚集而致出血。氯吡格雷抑制二磷酸腺苷受体，也抑制血小板释放增长因子，减少血管增生，抑制血小板聚集，可诱发出血和减缓溃疡的愈合。所以用药期间监测血象和异常出血情况；对肾功能明显障碍者应定期检查肾功能。

此外，阿司匹林还可能导致消化道出血、诱发哮喘、水杨酸反应、瑞氏综合征等。

（四）他汀类药物相关性肌病

他汀类药物相关的肌肉不良反应包括肌痛、肌炎和横纹肌溶解。但他汀类药物引起肌病在临床上很少见。为预防他汀类药物相关性肌病的发生，应注意监护以下几点。（1）了解患者是否有肌病易患因素。（2）开始治疗前询问患者是否检测过肌酸激酶（CK）基础值，治疗中询问患者是否有肌肉不适、肌痛、无力、解褐色尿等症状。并告知若出现上述症状，应及时告知医师或药师。（3）如患者报告出现有可能的肌肉症状，应检测CK值，并与基础值比较。

（五）其他降压药物、降糖药等

见相关章节。

三、依从性监护

各国指南所推荐的缺血性脑卒中的治疗建议，只有在良好的依从性下才能更好地发挥效果，带来患者临床结局的改善，但国内外研究结果显示有超过1/3 ～ 1/2的患者未长期使用二级预防药物。良好的依从性主要取决于医疗服务体系、医院医生和患者等各方面因素。危险因素控制不佳，以及随意停用抗血小板药物或抗凝药物均会增加再卒中的风险。因此患者需要积极配合，按医嘱服用药物。医疗机构也应建立医疗质量监测和持续改进系统。有条件的话，可应用数字化诊疗决策系统进行药物治疗和生活方式干预，从而提升患者依从性，减少复发风险。

第四节
缺血性脑卒中患者教育与用药指导

数字资源4-4-1
缺血性脑卒中患者
教育与指导微课

一、疾病教育

脑卒中患者通常男性多于女性，多伴有高血压、动脉粥样硬化、糖尿病或高血脂等脑血管病危险因素，需加强群众对危害因素的认识，主动改变不良生活方式进行预防。循证医学表明，对缺血性脑卒中的危险因素进行早期干预，可以有效降低其发病率。

脑卒中的症状主要包括突然出现的口眼㖞斜、言语不利、一侧肢体无力或不灵活、行走不稳、剧烈头痛、恶心呕吐、意识障碍等。早期发现治疗费用低、预后好。根据"中风120""BE FAST"口诀识别脑卒中早期症状简便有效。

（一）"中风120"口诀

"1"代表"看到1张不对称的脸"；

"2"代表"查两手臂是否有单侧无力"；

"0"代表"聆（零）听讲话是否清晰"。

（二）"BE FAST"口诀

"B"——Balance是指平衡，平衡或协调能力丧失，突然出现行走困难；

"E"——Eyes是指眼睛，突发的视力变化，视物困难；

"F"——Face是指面部，面部不对称，口角歪斜；

"A"——Arms是指手臂，手臂突然无力感或麻木感，通常出现在身体一侧；

"S"——Speech是指语言，说话含混、不能理解别人的语言；

"T"——Time是指时间，上述症状提示可能出现脑卒中，请勿等待症状自行消失，立即拨打120获得医疗救助。

二、生活方式教育

该病可干预的主要危险因素包括高血压、糖尿病、房颤、血脂异常、颈动脉狭窄、吸烟、肥胖、过量饮酒等。因此二级预防除了药物治疗外，保持健康的生活方式也非常重要。

（1）促进吸烟者戒烟，动员全社会参与，在社区人群中采用综合性控烟措施对吸烟者进行干预，包括：心理辅导、烟碱替代疗法、口服戒烟药物等。不吸烟者应避免被动吸烟。继续加强宣传教育，提高公众对主动与被动吸烟危害的认识。促进各地政府部门尽快制定、完善控烟相关法律法规，禁止在室内公共场所、室内工作场所和公共交通工具内吸烟（含电子烟），以减少吸烟及二手烟产生的危害。

（2）饮酒者应减少饮酒量或戒酒。最近一项基于中国慢性病的前瞻性研究项目中，从16万人的前瞻性随访数据和遗传学数据中发现，随着饮酒量的增加，血压水平和脑卒中发病风险持续增加。

（3）个体应选择适合自己的活动来降低脑卒中风险。建议老年人、脑卒中高危人群应在进行最大运动负荷检测后，制订个体化运动处方进行锻炼。建议健康成年人每周进行3～4次，每次持续约40min中等或以上强度的有氧运动（如快走、慢跑、骑自行车或其他有氧运动等）。推荐日常工作以静坐为主的人群每静坐1h站起来活动几分钟，包括那些每周已有推荐量的规律运动者。

（4）超重和肥胖者可通过健康的生活方式、良好的饮食习惯、增加体力活动等措施减轻体重，有利于控制血压，也可减少脑卒中风险。

（5）每天饮食种类应多样化，使能量和营养的摄入趋于合理；采用包括全谷、杂豆、薯类、水果、蔬菜和乳制品以及总脂肪和饱和脂肪含量较低的均衡食谱。建议降低钠摄入量并增加钾摄入量，有益于降低血压，从而降低脑卒中风险。强调增加水果、蔬菜和各种各样乳制品的摄入，减少饱和脂肪酸和反式脂肪酸的摄入；每天总脂肪摄入量应小于总热量的30%，反式脂肪酸摄入量不超过2g；摄入新鲜蔬菜400～500g、水果200～400g；适量鱼、禽、蛋和瘦肉，平均摄入总量120～200g；各种乳制品相当于液态奶300g；烹调植物油＜25g；控制添加糖（或称游离糖，即食物中添加的单体糖，如冰糖、白砂糖等）的摄入，每天＜50g，最好＜25g。

（6）对于已经罹患脑卒中的患者或处于康复期的患者，也应该注意以下细节。

① 家居环境的整理：由于不少脑卒中患者存在偏瘫的问题，容易摔倒，所以家里环境要考虑到患者的安全与方便，减少过多的摆设品，多鼓励患者自己完成活动能力的锻炼。

② 注意心理的保护：脑卒中抑郁倾向多见，对疾病的治疗及生活质量有很大影响。需帮助患者正确面对现实，改善悲观忧郁的心态，及时宣泄出心理的不满与愤怒。鼓励其要大胆参加力所能及的活动，肯定治疗恢复中每一点进步。

③ 注意饮食安全健康：脑卒中患者应注意饮食清淡，避免辛辣刺激性食物，要注意营养搭配，荤素有调，饮食要有节制，多吃蔬菜水果，补充丰富的维生素调节胆固醇的代谢；要低油少盐，规律健康。

三、用药教育与指导

（一）抗血小板药物

抗血小板药物可以防止血栓的形成以及继续扩大，能显著降低脑卒中的病死率或残疾率，减少复发。若无禁忌，患者应长期坚持服用规定剂量的阿司匹林或氯吡格雷，一天一次。抗血小板药物，最常见的不良反应是胃肠道不适，较严重的不良反应为出血。告知患者若同时服用非甾体抗炎药、激素类药物等会增加出血的可能，尽量避免或遵医嘱。同时患者应注意大便的颜色，是否有牙龈出血、皮肤瘀斑等。少数患者有可能对阿司匹林过敏，较严重的可能出现"阿司匹林哮喘"，应及时停药或对症处理。

（二）口服抗凝药物

口服抗凝药物是心源性缺血性脑卒中二级预防的重要药物，起到防止血栓形成或进一步发展的作用。

1.华法林

由于华法林本身的代谢特点及药理作用使其应用较复杂，加之很多因素也会影响到华法林的抗凝作用，因此需要密切监测凝血指标，反复调整剂量。建议中国人的初始剂量为1～3mg（国内华法林主要的剂型为2.5mg和3.0mg），可在2～4周达到目标范围。某些患者如老年、肝功能受损、充血性心力衰竭和出血高风险患者，初始剂量可适当降低。如果需要快速抗凝，给予普通肝素或低分子肝素与华法林重叠应用5天以上，在给予肝素的第1天或第2天即给予华法林，当国际标准化比值达到目标范围（2.0～3.0）后，停用普通肝素或低分子肝素。监测INR频率见前文。华法林导致出血事件的发生率因不同治疗人群而不同。当出现以下情况时请及时就医：较多的牙龈出血或流鼻血，月经过多，腹泻，持续恶心呕吐鲜血或咖啡样物质，剧烈头痛、头晕或乏力，深红色或棕色尿液，血便或柏油样便，皮肤肿胀疼痛或皮肤淤青，可能导致出血的严重伤害，需要同时服用其他药物。

2.NOACs（达比加群酯、利伐沙班等）

使用简单，不需要常规监测凝血指标，较少与食物和药物相互作用。NOACs不同程度地经肾脏排泄。严重肾功能不全患者慎用。根据出血风险高低，达比加群每次150mg，每天2次或每次110mg，每天2次；利伐沙班每次20mg，每天1次；阿派沙班每次5mg，每天2次。艾多沙班每次60mg，每天1次。用药前应进行必要的检查，特别是血常规、凝血指标和肝肾功能。计算肌酐清除率。NOACs半衰期短，用药后12～24h作用即可消失，因此必须保证患者服药的依从性，以免因药效下降而发生血栓栓塞。应进行适当的宣教，加强患者及其亲友对按时服药重要性的认识。

（三）其他调脂药、降压药物、降糖药等

见相关章节。

（许义红　崔相一）

 思考题

1.简述缺血性脑卒中分类及其临床表现。
2.简述急性缺血性脑卒中的治疗方案。
3.简述缺血性脑卒中的患者教育和用药指导。

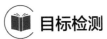 **目标检测**

扫一扫
答案

一、单选题

1.脑卒中最常见的预兆为（　）。
　　A.头晕　　　　　　　　　　B.肢体无力
　　C.恶心、呕吐　　　　　　　D.眼前一过性黑矇
2.缺血性脑卒中是指由于脑的供血动脉（颈动脉和椎动脉）狭窄或闭塞，引起脑（　）导致的脑组织坏死的总称。
　　A.供血不足　　　　　　　　B.动脉粥样硬化
　　C.各种动脉炎　　　　　　　D.血压偏低
3.华法林的使用中需要监测INR通常处于（　）。
　　A.2～3　　　　　　　　　　B.1～2
　　C.2.5～3.5　　　　　　　　D.0.8～1.5

4.脑卒中最主要的独立危险因素是（　　）。

    A.高血压病　　　　　　　　　　　　B.糖尿病

    C.血脂代谢异常　　　　　　　　　　D.吸烟

5.良好的生活习惯有利于脑卒中的预防，饮食时注意（　　）的摄入，控制饮食，多吃新鲜水果和蔬菜，避免暴饮暴食，戒烟限酒。

    A.减少盐和油脂　　　　　　　　　　B.增加盐和油脂

    C.增加碳水化合物　　　　　　　　　D.增加鱼类

6.脑卒中后0～4.5h（　　）。

    A.静脉溶栓　　　　　　　　　　　　B.动脉溶栓

    C.介入治疗　　　　　　　　　　　　D.机械取栓

7.溶栓2h内，每隔（　　）应观察一次生命体征。

    A.15min　　　　　　B.20min　　　　　　C.30min　　　　　　D.60min

8.以下属于脑卒中后抗血小板治疗药物的是（　　）。

    A.降纤酶　　　　　　　　　　　　　B.巴曲酶

    C.安克洛酶　　　　　　　　　　　　D.氯吡格雷

9.降低脑卒中发生的关键是（　　）。

    A.尽早发现　　　　　　　　　　　　B.正确治疗

    C.早期预防　　　　　　　　　　　　D.使用保健品

10.脑卒中是哪个疾病的学名（　　）。

    A.脑梗　　　　　　　　　　　　　　B.脑中风

    C.脑出血　　　　　　　　　　　　　D.脑栓塞

二、多选题

1.缺血性脑卒中的发病特点是（　　）。

    A.夜间睡眠中发病　　　　　　　　　B.次晨起床时发现肢体无力或偏瘫

    C.多无意识障碍　　　　　　　　　　D.血压可正常或偏高，可有动脉硬化史

    E.之前可能有短暂性脑缺血发作

2.缺血性脑卒中的主要原因是（　　）。

    A.动脉粥样硬化所致血栓栓塞　　　　B.心脏来源的栓子所致脑栓塞

    C.各种原因引起的血管炎、血管损伤　D.各种过敏因素

    E.病毒感染

三、综合运用拓展

某社区是一个建于20世纪80年代的老小区，请针对该小区，做一个缺血性脑卒中疾病的健康宣教方案。

第五章

慢性阻塞性肺疾病的药物治疗管理

 学习目标

1. 掌握：慢性阻塞性肺疾病临床表现、治疗用药及方案选择、患者用药指导及管理。
2. 熟悉：慢性阻塞性肺疾病的诊断标准、发病机制及药物之间的相互作用。
3. 了解：慢性阻塞性肺疾病的其他治疗手段和进展。

第一节

疾病概述

慢性阻塞性肺疾病（chronic obstructive pulmonary disease，COPD）简称慢阻肺，以持续气流受限为特征，且气流受限不能完全逆转的可预防和治疗的疾病，其气流受限多呈进行性发展并伴有气道对毒性颗粒或气体有异常的炎症反应。慢阻肺与慢性支气管炎和肺气肿有密切关系。当慢性支气管炎、肺气肿患者肺功能检查出现持续气流受限时，则能诊断为慢阻肺；如患者只有慢性支气管炎和（或）肺气肿，而无持续气流受限，则不能诊断为慢阻肺。

COPD是一种常见、多发、高致残率和高致死率的慢性呼吸系统疾病。本病流行与吸烟、地区和环境卫生等因素关系密切，吸烟者患病率远高于不吸烟者。据世界卫生组织估计，COPD在全球疾病死亡中，仅次于心脏病、脑血管病和急性肺部感染，与艾滋病一起并列第4位。在我国，COPD是肺心病的主要基础病（占82%），COPD患者预后不良，最终常死于呼吸衰竭和肺源性疾病。COPD的发病率和病死率迅速增长，每年因COPD致残人数500万～1000万，致死人数达100万。COPD在我国位居疾病负担的首位，已成为重要的公共卫生问题。

一、病因和发病机制

（一）病因

本病的病因尚不完全清楚，可能是多种环境因素和机体因素长期相互作用的结果。

1.吸烟

吸烟为最重要的环境发病因素，吸烟者慢性支气管炎的患病率比不吸烟者高2～8倍。烟草中的焦油、尼古丁和氢氰酸等化学物质具有多种损伤效应，如损伤气道上皮细胞和纤毛运动，使气道净化能力下降；促使支气管黏液腺和杯状细胞增生肥大，黏液分泌增多；刺激副交感神经而使支气管平滑肌收缩，气道阻力增加；使氧自由基产生增多，诱导中性粒细胞释放蛋白酶，破坏肺弹力纤维，诱发肺气肿形成等。

2.职业粉尘和化学物质

接触职业粉尘及化学物质，如烟雾、变应原、工业废气及室内空气污染等，浓度过高或时间过长时，均可能促进慢阻肺发病。

3.空气污染

大气中的有害气体如二氧化硫、二氧化氮、氯气等可损伤气道黏膜上皮，使纤毛清除功能下降，黏液分泌增加，为细菌感染提供条件。

4.感染因素

病毒、支原体、细菌等感染是慢性支气管炎发生发展的重要原因之一。病毒感染以流感病毒、鼻病毒、腺病毒和呼吸道合胞病毒为常见。细菌感染常继发于病毒感染，常见病原体为肺炎链球菌、流感嗜血杆菌和葡萄球菌等。这些感染因素同样造成气管、支气管黏膜的损伤和慢性炎症。

5.其他因素

免疫功能紊乱、气道高反应性、年龄增长等机体因素和气候环境因素与慢阻肺的发生和发展有关。如老年人肾上腺皮质功能减退，细胞免疫功能下降，溶菌酶活性降低，从而容易造成呼吸道的反复感染。寒冷空气可以刺激腺体增加黏液分泌，纤毛运动减弱，黏膜血管收缩，局部血循环障碍，有利于继发感染。

（二）发病机制

1.炎症机制

慢阻肺的特征性改变是气道、肺实质及肺血管的慢性炎症，中性粒细胞、巨噬细胞、T淋巴细胞等炎症细胞均参与了慢阻肺的发病过程。中性粒细胞的活化和聚集是慢阻肺炎症过程的一个重要环节，通过释放中性粒细胞弹性蛋白酶等多种生物活性物质引起慢性黏液高分泌状态并破坏肺实质。

2.蛋白酶-抗蛋白酶失衡机制

蛋白水解酶对组织有损伤、破坏作用；抗蛋白酶对弹性蛋白酶等多种蛋白酶具有抑制功能，其中 α_1-抗胰蛋白酶是活性最强的一种。蛋白酶增多或抗蛋白酶不足均可导致组织结构破坏，产生肺气肿。吸入有害气体和有害物质可以导致蛋白酶产生增多或活性增强，而抗蛋白酶产生减少或灭活加快；同时氧化应激、吸烟等危险因素也可以降低抗蛋白酶的活性。

3.氧化应激机制

许多研究表明慢阻肺患者的氧化应激增加。氧化物主要有超氧阴离子、羟根、次氯酸、H_2O_2 和一氧化氮等。氧化物可直接作用并破坏许多生化大分子如蛋白质、脂质和核酸等，导致细胞功能障碍或细胞死亡，甚至破坏细胞外基质，引起蛋白酶-抗蛋白酶失衡，促进炎症反应，如激活转录因子 NF-κB。

4.其他机制

如自主神经功能失调、营养不良、气温变化等都有可能参与慢阻肺的发生发展。

上述炎症机制、蛋白酶-抗蛋白酶失衡机制、氧化应激机制以及自主神经功能失调等共同作用，产生两种重要病变：第一，小气道病变，包括小气道炎症、小气道纤维组织形成、小气道管腔黏液栓等，使小气道阻力明显升高。第二，肺气肿病变，使肺泡对小气道的正常牵拉力减小，小气道较易塌陷；同时，肺气肿使肺泡弹性回缩力明显降低。这种小气道病变与肺气肿病变共同作用，造成慢阻肺特征性的持续气流受限。

二、临床表现

（一）症状

起病缓慢，病程较长。主要症状包括：

（1）慢性咳嗽随病程发展可终身不愈。常晨间咳嗽明显，夜间有阵咳或排痰。

（2）咳痰一般为白色黏液或浆液性泡沫性痰，偶可带血丝，清晨排痰较多。急性发作期痰量增多，可有脓性痰。

（3）气短或呼吸困难，早期在较剧烈活动时出现，后逐渐加重，以致在日常活动，甚至休息时也感到气短。活动后呼吸困难是慢阻肺的标志性症状。

（4）部分患者特别是重症患者或急性加重时出现喘息和胸闷。

（5）其他　晚期患者有体重下降、食欲减退等。

（二）体征

早期体征可无异常，随着疾病进展出现以下体征：

（1）视诊　胸廓前后径增大，肋间隙增宽，剑突下胸骨下角增宽，称为桶状胸。部分患者呼吸变浅，频率增快，严重者可有缩唇呼吸等。

（2）触诊　双侧语颤减弱。

（3）叩诊　肺部过清音，心浊音界缩小，肺下界和肝浊音界下降。

（4）听诊　两肺呼吸音减弱，呼气期延长，部分患者可闻及湿性啰音和（或）干性啰音。

三、并发症

1.慢性呼吸衰竭

常在慢阻肺急性加重时或重症时发生，其症状明显加重，发生低氧血症和（或）高碳酸血症，出现缺氧和二氧化碳潴留的临床表现。当二氧化碳严重潴留，呼吸性酸中毒失代偿时，患者可出现行为怪异、谵妄、嗜睡甚至昏迷等肺性脑病的症状。

2.自发性气胸

如有突然加重的呼吸困难，并伴有明显发绀，患侧肺部叩诊为鼓音，听诊呼吸音减弱或消失，应考虑并发自发性气胸，通过X线检查可以确诊。

3.慢性肺源性心脏病

由于慢阻肺的肺部病变引起肺血管床减少及缺氧致肺动脉收缩、血管重塑，导致肺动脉高压、右心室肥厚扩大，最终发生右心功能不全。

四、诊断

COPD的诊断标准主要是依据病史、症状与体征、诱因、胸部X线检查、肺功能检查等综合判断。

1.肺功能检查

肺功能检查是判断持续气流受限的主要客观指标。使用支气管扩张剂后FEV_1/FVC＜0.70可确定为持续气流受限。肺总量（TLC）、功能残气量（FRC）和残气量（RV）增高，肺活量（VC）下降，表明肺过度充气。

2.胸部X线检查

慢阻肺早期胸片无明显变化，但后期会出现肺纹理增粗、紊乱等非特异性改变，也可出现肺气肿改变。X线胸片改变对慢阻肺诊断特异性不高，但对于与其他肺疾病的鉴别具有非常重要的价值。对于明确自发性气胸、肺炎等常见并发症也十分有用。

3.胸部CT检查

CT检查可见慢阻肺小气道病变的表现，肺气肿的表现以及并发症的表现，但其主要临床意义在于排除其他具有相似症状的呼吸系统疾病。

4.血气检查

对确定发生低氧血症、高碳酸血症、酸碱平衡失调以及判断呼吸衰竭的类型有重要价值。

5.其他

慢阻肺合并细菌感染时，外周血白细胞增高，核左移。痰培养可能查出病原菌。

五、病情评估

主要根据吸烟等高危因素史、临床症状体征及肺功能检查等，并排除可以引起类似症状和肺功能改变的其他疾病，综合分析确定。肺功能检查见持续气流受限是慢阻肺诊断的必备条件，吸入支气管扩张剂后 $FEV_1/FVC < 0.70$ 为确定存在持续气流受限的界限。

目前多主张对稳定期慢阻肺采用综合指标体系进行病情严重程度评估。

1.症状评估

可采用改良版英国医学研究委员会呼吸困难问卷（mMRC问卷）进行评估（表5-1-1）。

表5-1-1　mMRC问卷

mMRC 分级	呼吸困难症状
0 级	剧烈活动时出现呼吸困难
1 级	平地快步行走或爬缓坡时出现呼吸困难
2 级	由于呼吸困难，平地行走时比同龄人慢或需要停下来休息
3 级	平地行走 100m 左右或数分钟后即需要停下来喘气
4 级	因严重呼吸困难而不能离开家，或在穿衣脱衣时即出现呼吸困难

2.肺功能评估

可使用GOLD分级：慢阻肺患者吸入支气管扩张剂后 $FEV_1/FVC < 0.70$；再依据其 FEV_1 下降程度进行气流受限的严重程度分级，见表5-1-2。

表5-1-2　慢阻肺患者气流受限严重程度的肺功能分级

肺功能分级	患者肺功能 FEV_1 占预计值的百分比（$FEV_1\%pred$）
GOLD 1 级：轻度	$FEV_1\% pred \geqslant 80\%$
GOLD 2 级：中度	$50\% \leqslant FEV_1\% pred < 80\%$
GOLD 3 级：重度	$30\% \leqslant FEV_1\%pred < 50\%$
GOLD 4 级：极重度	$FEV_1\% pred < 30\%$

3.急性加重风险评估

上一年发生2次或以上急性加重或 $FEV_1\% pred < 50\%$，均提示今后急性加重的风险增加。

依据上述症状、肺功能改变和急性加重风险等，即可对稳定期慢阻肺患者的病情严重程度做出综合性评估，并依据该评估结果选择稳定期的主要治疗药物。

在对慢阻肺患者进行病情严重程度的综合评估时，还应注意慢阻肺患者的各种全身合并疾病，如心血管疾病、骨质疏松症、焦虑和抑郁、疼痛、感染、代谢综合征和糖尿病等，治疗时应予兼顾。

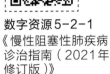

第二节
慢性阻塞性肺疾病的治疗方案与治疗药物

一、治疗原则

慢性阻塞性肺疾病作为慢性病，目前还没有根治办法，主要采取药物联合其他方式进行治疗，以缓解患者症状、减少急性发作频率、改善患者的健康状况和运动耐量、延缓病情发展、提高生活质量。

二、治疗药物

COPD药物主要作用为减轻患者的症状，提高活动耐力、减少急性发作次数和严重程度。常用的药物有支气管扩张剂、糖皮质激素、祛痰药和其他治疗药物。

（一）支气管扩张剂

支气管扩张剂是COPD控制症状的重要药物，包括β_2受体激动剂、抗胆碱能药和茶碱类药。

1. β_2受体激动剂

β_2受体激动剂通过激动气道的β_2肾上腺素受体，激活腺苷酸环化酶，舒张支气管平滑肌，增加黏膜上皮纤毛清除功能，降低血管通透性，调节肥大细胞及嗜碱性粒细胞介质的释放，从而缓解症状。分为短效（SABA）和长效（LABA）两种制剂，以吸入剂为主。

短效β_2受体激动剂（SABA）主要有沙丁胺醇和特布他林等定量雾化吸入剂，适用于各级COPD患者，按需使用，缓解症状，起效作用快，疗效持续4～5h，每次100～200μg（1～2喷），24h内不超过8～12喷。长效β_2受体激动剂（LABA）代表药有沙美特罗和福莫特罗，该类药物舒张支气管平滑肌的作用可维持12h以上，每日吸入2次，可显著改善第1s用力呼气容积（FEV_1）和肺容积，缓解呼吸困难。

2. 抗胆碱能药

抗胆碱能药通过阻断节后迷走神经传出支，降低迷走神经张力而起到舒张支气管、减少痰液分泌的作用，其舒张支气管的作用比β_2受体激动剂弱，起效也较慢，但长期应用不易产生耐药，对老年人的疗效不低于年轻人。也分为短效和长效制剂。

短效抗胆碱药（SAMA）代表药为异丙托溴铵定量雾化吸入剂，起效时间略慢于沙丁胺醇，疗效持续时间6～8h，每次40～80μg，每日3～4次；长效抗胆碱药（LAMA）主要有噻托溴铵，药效可维持在24h以上，每日吸入剂量为18μg，每日1次，降低急性加重的效果略优于沙美特罗。

3.茶碱类药

茶碱类药物主要通过抑制磷酸二酯酶提高平滑肌细胞内的环腺苷酸（cAMP）浓度、拮抗腺苷受体、增强呼吸肌力量和气道纤毛清除功能等而起到舒张支气管平滑肌、兴奋呼吸中枢和呼吸肌等作用。所以，茶碱除了可以扩张支气管，还可以改变患者的呼吸肌功能。茶碱疗效相比前两者长效吸入剂较差且耐受性不佳，经常作为联合用药。茶碱类药物也包括短效和长效剂型。

短效剂型如氨茶碱，常用剂量每次100～200mg，每日3次；长效剂型如缓释茶碱，常用剂量每次200～300mg，每日2次。高剂量茶碱具有潜在的毒副作用，不建议常规使用。小剂量茶碱虽可减少COPD急性加重发作，但不能增强支气管扩张剂治疗后的肺功能。小剂量茶碱同时还具有抗炎和免疫调节作用。

（二）糖皮质激素

糖皮质激素是目前最有效的控制气道炎症的药物，如抑制嗜酸性粒细胞等炎症细胞在气道的聚集、抑制炎症介质的生成和稀释。吸入治疗为首选途径，临床上常用的吸入型糖皮质激素（ICS）包括二丙酸倍氯米松、布地奈德、丙酸氟替卡松等。此类药物局部抗炎作用强，能有效改善肺功能、提高生活质量。

糖皮质激素经常与支气管扩张剂联用。吸入糖皮质激素联合β2受体激动剂（LABA）适合中重度COPD患者，可有效改善肺功能，减少急性加重频率，较各药单用效果好。吸入糖皮质激素常用剂量及其剂量换算见表5-2-1。

表5-2-1　吸入糖皮质激素常用剂量及其剂量换算

药物	每日剂量 /μg		
	低剂量	中剂量	高剂量
二丙酸倍氯米松（CFC）	200～500	500～1000	＞1000
布地奈德（DPI）	200～400	400～800	＞800
丙酸氟替卡松（DPI）	100～250	250～500	＞500
糠酸莫米松	110～220	220～440	＞440

（三）祛痰药

COPD患者气道内会有大量黏液分泌物产生，加重气道阻塞，还可引起感染，所以在COPD的治疗中会选用祛痰药将气道引流通畅，改善通气功能，但仅适用有黏液的患者。祛痰药的主要作用是增加呼吸道腺体分泌，稀释痰液，降低痰液黏度，利于咳出体外。临床上常用的药物有氨溴索和羧甲司坦等。

氨溴索主要通过促进呼吸道黏膜浆液腺的分泌，减少黏液腺分泌，降低痰液黏度，易于咳出。同时氨溴索还可激活肺泡上皮Ⅱ型细胞合成表面活性物质，降低黏液的附着力，利于痰液排出。特别适用于急慢性呼吸系统疾病引起的痰液黏稠、咳痰困难。口服给药，一次30mg，一日3次，餐后服用，氨溴索过敏患者禁用。

羧甲司坦通过抑制支气管内黏液潴留和黏液分泌细胞，改善慢性支气管炎、慢性阻塞性肺疾病患者咳痰费力、呼吸困难等临床症状，可以防止COPD急性加重。口服给药，一次0.5g，一日3次，避免与中枢镇咳药同时服用。

（四）抗菌药

使用抗菌药物是COPD急性加重期的主要治疗措施之一，当患者呼吸困难加重，咳嗽伴有痰量增加及脓性痰时，根据患者所在地常见病原菌类型及药物敏感情况合理选用抗菌药物。医生应针对患者感染的病原菌，尽早地给予抗菌药物治疗，口服给药是临床首选的途径，如果患者必须静脉注射，可等患者静脉注射后病情稳定，及时换成口服给药。

流感嗜血杆菌、肺炎链球菌、卡他莫拉菌、病毒性肺炎支原体是COPD的主要病原体，常用的抗菌药主要包括β内酰胺类（阿莫西林）、四环素、β内酰胺/β内酰胺酶抑制剂（阿莫西林/克拉维酸）、大环内酯类（阿奇霉素或者是克拉霉素）。

三、治疗方案

（一）稳定期

1.非药物治疗

教育和劝导患者戒烟，因职业或环境粉尘、刺激性气体所致者，应脱离污染环境，接种疫苗。

2.药物治疗

稳定期的药物治疗主要以减轻患者的症状、提高活动力、减少急性发作次数和严重程度为主。吸入剂为首选，应正确使用各种吸入器。

（1）β_2受体激动剂 短效制剂如沙丁胺醇和特布他林气雾剂，每次$100 \sim 200\mu g$（$1 \sim 2$喷），定量吸入，疗效持续$4 \sim 5h$，每24h不超过$8 \sim 12$喷。长效β_2肾上腺素受体激动剂有沙美特罗和福莫特罗等，每日仅需吸入2次。

（2）抗胆碱能药 短效制剂如异丙托溴铵气雾剂，定量吸入，起效较沙丁胺醇慢，持续$6 \sim 8h$，每次$40 \sim 80\mu g$，每天$3 \sim 4$次。长效抗胆碱能药有噻托溴铵，每次吸入$18\mu g$，每天一次。

（3）茶碱类药 茶碱缓释或控释片，0.2g/次，每12h 1次；氨茶碱，0.1g/次，每日3次。

（4）吸入糖皮质激素 有反复病情恶化史和严重气道阻塞，$FEV_1 < 50\%$患者可吸入糖皮质激素。对于中重度COPD选用吸入糖皮质激素与长效β_2肾上腺素受体激动剂的联合制剂，可增加运动耐量、减少急性加重发作频率、提高生活质量，目前常用剂型有沙美特罗/氟替卡松、福莫特罗/布地奈德。

（5）祛痰药 适用有痰不易咳出者，不宜与镇咳药联用。

3.家庭氧疗

对慢阻肺并发慢性呼吸衰竭者可提高生活质量和生存率，建议每天超过15h。

（二）急性加重期治疗

慢阻肺急性加重是指咳嗽、咳痰、呼吸困难比平时加重或痰量增多，或咳黄痰，或者是需要改变用药方案。

1.确定急性加重期的原因及病情严重程度，根据病情严重程度决定门诊或住院治疗

2.低流量吸氧

氧疗是急性加重期住院患者的基础治疗，发生低氧血症者可鼻导管或通气面罩吸氧。鼻导管给氧时，一般吸入氧浓度为28%～30%，应避免吸入氧浓度过高引起二氧化碳潴留导致呼吸性酸中毒。

3.支气管扩张剂

支气管扩张剂通常是急性加重期时优先选择，单一吸入短效 β_2 受体激动剂，或短效 β_2 受体激动剂和短效抗胆碱药物联合吸入。茶碱可联合用于短效支气管扩张剂效果不好的患者，但不良反应较常见。有严重哮喘症状者可给予较大剂量雾化吸入治疗，如应用沙丁胺醇500μg或异丙溴铵500μg，或沙丁胺醇1000μg加异丙托溴铵250～500μg，通过小型雾化器给患者吸入治疗以缓解症状。

（1）短效支气管扩张剂雾化溶液　急性加重时单用短效吸入 β_2 受体激动剂或联合应用短效抗胆碱药物是临床上常用的治疗方法。首选 β_2 受体激动剂，若效果不显著，建议加用抗胆碱药物（如异丙托溴铵等）。临床上应用短效 β_2 受体激动剂及抗胆碱药物时，以吸入用药为佳。由于慢阻肺患者在急性加重期往往存在严重呼吸困难、运动失调或感觉迟钝，所以使用压力喷雾器较合适。如果装置由空气驱动，吸入时患者低氧血症可能会加重；如果由氧气驱动，需注意避免吸入氧浓度（ FiO_2 ）过高而引起 CO_2 潴留，导致呼吸抑制。

（2）静脉使用茶碱或氨茶碱　茶碱类药物为二线用药，其扩张支气管作用不如 β_2 受体激动剂和抗胆碱药物，故茶碱常作为联合用药。如果在 β_2 受体激动剂、抗胆碱药物治疗12～24h后，病情改善不理想则可加用茶碱类药物联合应用。因为茶碱除支气管扩张作用外，还能改善呼吸肌功能，增加心排血量，减少肺循环阻力，兴奋中枢神经系统，并有一定的抗炎作用。

4.抗生素

当患者呼吸困难加重，咳嗽伴痰量增加、有脓性痰时，应根据患者所在地常见病原菌及其药物敏感情况积极选用抗生素治疗。门诊可用阿莫西林/克拉维酸、头孢唑肟0.25g每日3次、头孢呋辛0.5g每日2次、左氧氟沙星0.4g每日1次、莫西沙星0.4g每日一次；较重者可应用第三代头孢菌素，如头孢曲松钠2.0g加于生理盐水中静脉滴注，每天1次。住院患者当根据疾病严重程度和预计的病原菌更积极地给予抗生素如给予β内酰胺类/β内酰胺酶抑制剂、大环内酯类或喹诺酮类，一般多静脉滴注给药。如果找到确切的病原菌，应根据药敏结果选用抗生素。

中度慢性阻塞性肺疾病急性加重期患者，若没有铜绿假单胞菌感染的危险因素（存

在合并症、重度COPD、每年患者频繁地发生急性加重＞4次），其病原体主要是流感嗜血杆菌、肺炎链球菌、病毒、肺炎支原体、肺炎衣原体、肠杆菌科细菌（肺炎克雷伯菌、肠杆菌等）、对青霉素产生耐药的肺炎链球菌等，推荐使用β内酰胺/β内酰胺酶抑制剂（阿莫西林/克拉维酸），也可选择氟喹诺酮类（左氧氟沙星、莫西沙星等）。

重度慢性阻塞性肺疾病急性加重期患者，具有铜绿假单胞菌感染的危险因素，其病原主要是流感嗜血杆菌、肺炎支原体、病毒、肺炎支原体、肺炎衣原体、肠杆菌科细菌（肺炎克雷伯菌、肠杆菌等），对青霉素产生耐药的肺炎链球菌、铜绿假单胞菌等，可口服或者静脉注射氟喹诺酮类（左氧氟沙星、环丙沙星）。无铜绿假单胞菌感染的危险因素，其病原主要是流感嗜血杆菌、肺炎支原体、病毒、肺炎支原体、肺炎衣原体、肠杆菌科细菌等，可选择β内酰胺/β内酰胺酶抑制剂（阿莫西林/克拉维酸）、第二代头孢（头孢呋辛等）、第三代头孢（头孢曲松等）、氟喹诺酮类（左氧氟沙星、莫西沙星等）。

5. 糖皮质激素

对于急性加重期患者应用全身糖皮质激素，可改善肺功能和氧合，降低早期反复和治疗失败的风险。口服或静脉注射效果相当。对住院治疗的急性加重期患者在口服泼尼松龙30～40mg/d，或静脉给予甲泼尼龙40～80mg，每日一次，连续5～7天。

6. 祛痰剂

针对有痰患者，可选择盐酸氨溴索30mg，每日3次，酌情选用。

第三节
慢性阻塞性肺疾病患者的用药监护

慢性阻塞性肺疾病作为慢性疾病，大部分患者需要长期化痰、平喘、改善呼吸困难等治疗。用药监护主要从疗效、安全性及依从性三方面进行监护。

一、疗效监护

（一）急性加重期疗效监护

1. 症状

在急性加重期COPD患者的疗效监护中，症状和体征的变化是最简单的观察指标，也是最为重要的指标。观察治疗后患者的咳嗽、咳痰和呼吸困难等症状是否改善，意识障碍是否缓解，发绀有无消失，肺部哮鸣音和啰音有无减少，下肢水肿是否消退。同时还要注意观察合并的心血管疾病、糖尿病以及其他疾病是否得到控制。

2. 血气分析和肺功能检查

血气分析和肺功能检查是检测急性加重期COPD治疗效果的重要指标。通过血气分析可以判断血液的氧合状态、机体的酸碱平衡以及肺的气体交换情况；肺功能检查可以判断气流受限程度，评估患者的病情严重程度。所有急性加重期COPD住院患者均应该在治疗前行动脉血气分析检查，并根据病情需要进行随访观察；而在病情缓解后需要再次进行动脉血气分析检查，为制订出院后慢阻肺稳定期的治疗方案提供客观依据。急性加重期一般不推荐常规做肺功能检查。

3.影像学X线胸片和肺部CT检查

影像学X线胸片和肺部CT检查有助于慢阻肺的诊断和鉴别诊断，并有助于确定感染、气胸等诱发COPD发作加重的因素；外周血白细胞计数、中性粒细胞比例、C-反应蛋白、降钙素原、血沉等则可作为感染控制的监测指标；痰培养和血清病毒抗体可以提供病原学依据。

（二）稳定期疗效监护

1.症状

呼吸困难是COPD加重的典型特征，患者对呼吸困难的主观评价和运动能力评价非常重要。通常采用6min行走距离评估运动能力，来自改良版英国医学研究委员会呼吁问卷评估呼吸困难程度。

2.肺功能监护

肺功能作为治疗效果的重要指标，定期检查肺功能，可及时了解患者的肺功能情况。

3.急性加重风险监护

随访并询问治疗后一年内患者急性加重的频次，结合肺功能分级对患者稳定期的治疗方案进行评估，及时调整治疗方案。

4.其他

家庭氧疗和家庭机械通气的患者需要定期进行氧饱和度、血常规、血气分析检测。慢阻肺患者终末期常存在并发症，在治疗过程中需要评估并发症的控制情况。

二、安全性监护

临床药师需要熟悉患者所使用药物可能出现的不良反应，并进行有针对的药学监护。

1.β_2受体激动剂

β_2受体激动剂的不良反应主要与肾上腺素受体的药理作用有关，还与使用时间的长短及剂量有关。主要有骨骼肌震颤、心悸、低钾血症、低镁血症等，用药期间密切监测骨骼肌震颤和血清K^+浓度。同时长期应用短效β_2受体激动剂会出现受体敏感性下降以及疗效下降等不良反应。

2.抗胆碱药

抗胆碱代表药异丙托溴铵和噻托溴铵主要通过吸入给药，不良反应包括口干、胃肠蠕动紊乱、咳嗽、局部刺激、吸入相关的支气管痉挛、头晕、头痛等；有前列腺肥大的患者有尿潴留的风险。噻托溴铵还可出现口腔念珠菌感染及咽炎等。

3.糖皮质激素

吸入性糖皮质激素全身不良反应少，但长期大剂量使用时仍然可能对骨密度、内分泌系统有影响；局部不良反应包括咽喉部不适、咳嗽、声嘶、口咽部真菌感染等。口服或静脉用糖皮质激素治疗不良反应较多，尽量避免长期使用全身用糖皮质激素。

4.祛痰药

常见的不良反应是头痛、头晕、恶心、呕吐、胃肠道不适、腹痛腹泻，减量或停药后可消失。

5.抗菌药

常见不良反应主要包括过敏、肝肾功能异常、二重感染。长期使用会引起耐药菌产生并定植，导致后期治疗困难。

三、依从性监护

依从性在慢阻肺患者整个治疗过程中非常重要，影响慢阻肺治疗依从性的因素包括主观因素和客观因素。

（1）主观因素方面　①对疾病认识不足：部分患者对慢阻肺疾病认知不足，低估疾病的严重性而不愿长期治疗，或高估疾病的严重性而悲观地放弃治疗。②擅自停药：部分患者在呼吸困难等症状有所缓解后擅自停药。③药物了解不足：部分患者对含糖皮质激素吸入的药物了解不足，担心药物不良反应，不愿长期应用。

（2）客观因素方面　①经济原因：部分患者因经济原因终止治疗。②遗漏服药：部分患者因为记忆力差遗漏服药。③吸入操作：有些患者无法顺利完成吸入操作。这些因素都会导致慢阻肺患者的依从性下降，直接影响治疗效果。

因此，对所有慢阻肺患者都应该进行依从性监护。积极找出导致依从性不足的原因，给予针对性的处理，才能有效地提高慢阻肺患者的治疗效果。

第四节
慢性阻塞性肺疾病患者教育与用药指导

一、疾病教育

慢性阻塞性肺疾病是一种常见的以气流受限为特征的可预防和治疗的慢性病，其健康管理需要对患者进行肺功能、严重度分级、运动能力、主观呼吸功能障碍程度、心理状态等的评定分级之后，制定个体化治疗康复方案，进行有效的药物治疗、心理疏导、健康教育、饮食指导以及保持呼吸道通畅、重建生理性的呼吸模式、适当的运动和心肺功能锻炼等康复治疗。整个过程中，药物治疗仍然是重要的治疗方法，但强调通过健康管理与康复医学降低治疗成本，提高治疗效果，减少并发症的发生。

患者和家属应正确认识疾病，积极防治，坚持康复治疗、心理支持，延缓病情发展。对于慢阻肺的疾病教育，首先应加强患者对疾病的认识，了解慢阻肺的病理生理与临床基础知识，对疾病不过分忧虑也不过分放松警惕；掌握一些特殊药物的使用方法；学会自我控制病情和及时就医的时机；最后，COPD患者因长期患病常存在焦虑或抑郁等负面情绪，应用认知心理行为干预、合理情绪疗法等缓解COPD患者的焦虑等情绪。

长期坚持家庭氧疗，可以显著提高患者生活质量和劳动能力。每天吸氧10～15h，氧流量2L/min，氧浓度29%。氧疗装置应定期更换、清洁、消毒。同时氧疗装置周围严禁烟火，防止氧气燃料爆炸。

二、生活方式教育

对于COPD患者群需要在生活和行为方式上进行全面改善，降低风险水平，延缓疾病的进程，提高生存质量。

1.戒烟

戒烟是最有效、最经济的手段；吸烟是导致COPD的主要危险因素，去除病因，加上药物治疗才能取得良好的疗效。因此，戒烟在COPD生活方式干预中非常重要。

2.减少室内空气污染

保持室内空气新鲜，避免烟尘和有害气体吸入，预防和控制职业因素改善环境卫生，可以降低发病率。

3.防治呼吸道感染

积极预防和治疗呼吸道感染。秋冬外出戴口罩和围巾，预防冷空气刺激及伤风感冒，避免到人群密集的地方。

4.加强锻炼

鼓励患者参加力所能及的体育锻炼，以增强机体免疫力和主动咳痰排出的能力。根据自身情况选择合适的运动方式，如散步、慢跑和打太极等。

5.饮食注意

要控制食盐摄入量，避免刺激性食品，对于长期大量咳痰者蛋白质消耗较多，宜给予高蛋白、高热量、多维生素、易消化食品。

6.呼吸功能锻炼

保持良好的肺功能是COPD患者治疗的一个重要目标，良好的肺功能是患者提高活动能力和生活质量的前提。因此，加强呼吸功能锻炼非常重要。呼吸瑜伽、吹口哨和吹笛子等均可锻炼肺功能。

三、用药教育与指导

1. β_2 受体激动剂

β_2 受体激动剂应按需间歇使用，不宜长期、单一使用，不宜过量应用，否则可引起骨骼肌震颤、低血钾、心律失常等不良反应。当患者出现手指轻微颤抖、胸闷、心搏快等症状时，应适当减量甚至停药。

2. 糖皮质激素

临床上常用的吸入型糖皮质激素包括二丙酸倍氯米松、布地奈德、丙酸氟替卡松等。此类药物具有局部抗炎作用强、能有效改善肺功能、可直接作用于呼吸道、所需剂量较小、大部分被肝脏灭活、全身性不良反应较少等优点。主要缺点是起效慢、作用弱，可合并应用 β_2 受体激动剂尽快解除支气管痉挛状态。少数患者可出现声音嘶哑、咽部不适和念珠菌感染等不良反应，吸药后应及时用清水漱口。

全身性糖皮质激素的短期使用较为安全，但应避免长期自行服药，该类药物可能导致患者血糖升高糖尿病倾向、电解质紊乱、水钠潴留、血胆固醇升高、血脂肪酸升高、骨质疏松症等。糖皮质激素还可诱发或加重消化道溃疡、真菌与病毒感染等。

3. 茶碱类药物

茶碱类药物每日最大用量一般不超过1g，包括口服和静脉给药。茶碱的主要不良反应有恶心、呕吐等胃肠道症状和心动过速、心律失常、血压下降等心血管系统症状，偶可兴奋呼吸中枢，严重者可引起抽搐甚至死亡。茶碱类药物不仅治疗窗窄而且在代谢上存在较大的个体差异，因此，监测血清茶碱浓度对于评估疗效和避免不良反应的发生均有一定意义。临床上开始应用茶碱24h后，就需要监测茶碱的血药浓度，并根据茶碱血药浓度调整剂量。

4. 抗胆碱药

抗胆碱药主要不良反应有口干、胃肠道症状，妊娠早期妇女、青光眼患者、前列腺肥大患者应慎用。前列腺增生患者可能出现排尿障碍，青光眼患者可能出现眼压升高。当患者出现排尿困难、少尿、眼睛疼痛和视物模糊等症状时需减量或停药。

四、预防复发

COPD的早期发现和早期预防十分重要。戒烟是预防慢阻肺最重要的措施，在疾病的任何阶段戒烟都有助于防止慢阻肺的发生和发展。控制职业和环境污染，减少有害气体或有害颗粒的吸入。积极防治婴幼儿和儿童期的呼吸系统感染。流感疫苗、肺炎链球菌疫苗、细菌溶解物、卡介菌多糖核酸等对防止慢阻肺患者反复感染可能有益。加强体育锻炼，增强体质，提高机体免疫力，可帮助改善机体一般状况。此外，对于有慢阻肺高危因素的人群，应定期进行肺功能监测，以尽可能早期发现慢阻肺并及时予以干预。

（朱宁伟、胡亦沁）

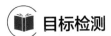 思考题

1. 简述慢性阻塞性肺疾病的分级。
2. 简述慢性阻塞性肺疾病的药物治疗方案。
3. 简述慢性阻塞性肺疾病患者用药期间，药师应进行的用药指导和生活教育。

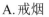 目标检测

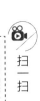
扫一扫

答 案

一、单选题

1. 慢性阻塞性肺病的预防方面，首先应强调（　　）。
　　A. 戒烟　　　　　　　　　　　　B. 改善环境卫生
　　C. 预防感冒　　　　　　　　　　D. 避免受凉

2. 慢阻肺患者多喝水是为了（　　）。
　　A. 补充出汗丢失的水分　　　　　B. 防止尿酸性肾病
　　C. 减少出血性膀胱炎并发症　　　D. 加速细菌、毒素及炎症分泌物排出

3. 下列属于慢阻肺常见病因的是（　　）。
　　A. 支气管哮喘　　　　　　　　　B. 支气管扩张
　　C. 慢性支气管炎　　　　　　　　D. 肺功能衰竭

4. 下列药物，主要作用于β_2肾上腺素受体的支气管解痉药是（　　）。
　　A. 异丙基肾上腺素　　　　　　　B. 氨茶碱
　　C. 麻黄碱　　　　　　　　　　　D. 沙丁胺醇

5. 下列药物具有抗炎作用的是（　　）。
　　A. 布地奈德　　　　　　　　　　B. 福莫特罗
　　C. 氨茶碱　　　　　　　　　　　D. 噻托溴铵

6. 慢性阻塞性肺疾病患者，当频咳后出现一侧剧烈胸痛，张口呼吸，发绀，大汗淋漓，呼吸32次/min，血压90/60mmHg。你认为下列哪项检查诊断最重要？（　　）
　　A. 血液气体分析　　　　　　　　B. 心电图检查
　　C. 胸片　　　　　　　　　　　　D. 胸片超声检查

7. 重度COPD的特征是（　　）。
　　A. FEV_1大于等于80%预计值　　　B. 50%小于等于FEV_1小于80%预计值
　　C. 30%小于等于FEV_1小于50%预计值　D. FEV_1小于30%预计值

二、多选题

1. 下列属于COPD的胸部X线检查的是（　　）。
　　A. 肺大小正常　　　　　　　　　B. 肺容积增大
　　C. 胸腔前后径增长　　　　　　　D. 肋骨走向变平
　　E. 肺容积变小

2.下列属于COPD临床症状的是（　　）。

   A.慢性咳嗽   B.咳痰

   C.呼吸顺畅   D.喘息

   E.胸闷

3.慢性阻塞性肺疾病稳定期治疗包括（　　）。

   A.戒烟   B.预防感染

   C.长期家庭氧疗   D.应用糖皮质激素

   E.机械通气

三、综合运用拓展

刘先生，男，61岁，因反复咳嗽咳痰10余年，气憋4年，再发加重1月余入院。咳痰量多，不易咳出，活动后气憋，伴食欲差，轻度乏力。查体：两肺呼吸音弱，可闻及干、湿啰音。血常规$10.12×10^9$/L，中性粒细胞百分比78.9%。胸部X线摄片提示：肺气肿改变。肺功能提示通气功能障碍（阻塞性，重度）。

1.该患者诊断为何种疾病？导致此病的主要原因是什么？

2.作为药师，你会为该患者推荐什么药物进行治疗，并给予用药指导和生活建议。

第六章

支气管哮喘的药物治疗管理

 学习目标

1. 掌握：支气管哮喘临床表现、治疗药物及方案选择、患者用药指导和管理。
2. 熟悉：支气管哮喘的诊断标准、发病机制。
3. 了解：支气管哮喘的最新治疗进展。

第一节
疾病概述

扫一扫

数字资源6-1-1
支气管哮喘概述微课

  支气管哮喘（bronchial asthma）简称哮喘，是由多种细胞（包括嗜酸性粒细胞、肥大细胞、中性粒细胞、T淋巴细胞、气道上皮细胞等）及细胞组分参与的慢性气道炎症性疾病。其主要特征包括气道慢性炎症，气道对多种刺激因素呈现的高度敏感状态，即气道高反应性，可逆性气流受限及病程迁延导致的气道重构。

  支气管哮喘是常见的慢性呼吸道疾病，全球约有3亿、我国约有4000万哮喘患者。我国14岁以上人群哮喘患病率为1.24%，且呈逐年上升趋势。

一、病因和发病机制

  哮喘是一种具有多基因遗传倾向的疾病，患者个体的过敏体质与外界环境的相互影响是发病的重要因素，即发病同时受遗传因素和环境因素的双重影响。常见的危险因素包括：① 内源性因素，包括易感基因及过敏体质等；② 变应原因素，包括室内变应原如尘螨、蟑螂、家养宠物等，室外变应原如花粉、草粉等，职业性变应原如油漆、活性染料等，食物如海鲜、牛奶、蛋类等及药物如阿司匹林、抗生素等；③ 非变应原因素，如运动、寒冷、呼吸道各种感染、精神焦虑紧张及吸烟、空气污染等。

哮喘的发病机制尚未完全阐明，目前可概括为气道免疫-炎症机制、神经调节机制和遗传机制等。

（一）气道免疫-炎症机制

1.气道炎症形成机制

哮喘的基本特征是气道慢性炎症，是由炎症细胞、炎症介质和细胞因子相互参与、共同作用的结果。外源性变应原通过吸入、食入或接触等途径进入机体后，被抗原提呈细胞内吞从而激活T细胞。一方面为典型的变态反应过程，活化的辅助性Th2细胞产生白介素IL（IL-4、IL-5、IL-13）等激活B淋巴细胞，使之合成特异性IgE。特异性IgE结合于肥大细胞和嗜碱性粒细胞等效应细胞表面的IgE受体，使效应细胞处于致敏状态。当变应原再次进入体内，可与结合在效应细胞表面的IgE交联，使该细胞合成并释放多种活性介质，引起气道平滑肌收缩、黏液分泌增加和炎症细胞浸润等效应，由此产生哮喘的临床症状。另一方面，活化的辅助性Th2细胞分泌的白介素（IL）等细胞因子也可直接激活肥大细胞、嗜酸性粒细胞及肺泡巨噬细胞等，使之在气道发生浸润和聚集。这些细胞相互作用并进一步分泌多种炎症介质、细胞因子及趋化因子，从而构成与炎症细胞相互作用的复杂网络，导致气道慢性炎症。

2.气道高反应性（AHR）

指气道对各种刺激因子（如变应原、运动、药物等）呈现的高度敏感状态，表现为患者接触这些刺激因子时，气道出现过强或过早的收缩反应。AHR是哮喘的一个基本特征，目前认为，气道慢性炎症是导致AHR的重要机制之一，当气道受到变应原或其他刺激后，多种炎症细胞、炎症介质和细胞因子参与，使得气道上皮损害、上皮下神经末梢裸露，从而导致气道高反应性。然而，AHR并非哮喘的特征性改变，长期吸烟、病毒性上呼吸道感染、慢性阻塞性肺疾病等也可出现AHR，但程度相对较轻。

3.气道重构

气道重构是哮喘的重要病理特征，多发生于反复发作、长期没有得到良好控制的哮喘患者。病理表现为气道上皮细胞黏液化生、平滑肌肥大或增生、上皮下胶原沉积和纤维化、血管增生等。其发生主要与持续存在的慢性气道炎症和反复的气道上皮损伤与修复有关。气道重构使哮喘患者对吸入激素的敏感性降低，并出现不可逆气流受限以及持续存在的AHR。

（二）神经调节机制

神经因素是哮喘发病的重要机制。支气管受到复杂的自主神经支配，除肾上腺素能神经、胆碱能神经外，还有非肾上腺素能、非胆碱能神经系统。由于神经系统的失衡，引起支气管平滑肌收缩。此外，神经源性炎症能通过局部轴突反射释放感觉神经肽而引起哮喘发作。神经源性炎症就是从感觉神经末梢释放的炎性介质等导致血管扩张、血管通透性增加和炎症渗出。

（三）遗传机制

哮喘具有家族聚集现象，即患者及其家庭成员患过敏性疾病如哮喘、变应性鼻炎（过敏性鼻炎）、荨麻疹等概率较一般人群高，且亲缘关系越近，患病率越高；患者病情越严重，亲属患病率亦越高。

二、临床表现

（一）症状

典型的哮喘症状为发作性呼吸困难，伴有哮鸣音，同时也可有胸闷、气促、咳嗽等。多与接触刺激因子如过敏原、理化刺激、上呼吸道感染、运动及药物等有关。症状可在吸入变应原的同时立即发生，$15 \sim 30min$ 达高峰，数小时后可恢复正常，即早发型哮喘（early asthmatic response，EAR）；也可约吸入变应原6h后发生，症状持续数天，即迟发型哮喘（late asthmatic response，LAR）；还有部分患者表现为双相型哮喘（dual asthmatic response，DAR）。夜间及凌晨发作或加重是哮喘的重要特征。症状发作或加重后可经支气管舒张剂等平喘药物治疗后缓解或自行缓解。部分患者尤其多见于青少年，哮喘症状在运动时出现，称为运动型哮喘。此外，临床上还存在不典型的哮喘，患者常无喘息症状，可表现为慢性咳嗽症状，以咳嗽为唯一症状的不典型哮喘称为咳嗽变异性哮喘（cough variant asthma，CVA）；也有以胸闷为唯一症状的称为胸闷变异性哮喘（chest tightness variant asthma，CTVA）。

（二）体征

典型的体征是发作时双肺可闻及广泛的哮鸣音，呼气音延长。但非常严重的哮喘发作，哮鸣音反而减弱甚至完全消失，表现为"沉默肺"，提示病情危重。若在哮喘非发作期，体检可无异常。

三、辅助检查

（一）痰嗜酸性粒细胞计数

部分哮喘患者痰涂片显微镜下可见嗜酸性粒细胞计数增高，且与哮喘症状相关。如患者无痰咳出，可通过诱导痰方法进行检查。

（二）肺功能

1.通气功能检测

哮喘发作期，肺功能呈阻塞性通气功能障碍表现，用力肺活量（FVC）正常或下降，第1秒用力呼气容积（FEV_1）、1秒率（FEV_1/FVC）以及呼气流量峰值（PEF）均下降；残气量（RV）及残气量与肺总量比值增加。其中以$FEV_1/FVC < 70\%$或FEV_1低于正常预计值的80%为判断气流受限的最重要指标。缓解期上述通气功能指标可逐渐恢复。若病

情迁延、症状反复发作者，其通气功能可逐渐下降。

2.支气管舒张试验（BDT）

支气管舒张试验用于测定气道的可逆性改变，通常使用的吸入性支气管舒张剂包括沙丁胺醇、特布他林。支气管舒张试验阳性判断标准：吸入支气管舒张剂$15 \sim 20min$后重复测定肺功能，FEV_1较用药前增加$> 12\%$，且FEV_1绝对值增加$> 200ml$，提示存在可逆性气道阻塞。

3.呼气流量峰值（PEF）及其变异率测定

PEF可反映肺通气功能的变化，哮喘发作时PEF下降。哮喘常于夜间或凌晨发作或加重，通气功能呈现时间节律性变化，故监测PEF日间、周间变异率有助于哮喘的诊断和病情评估。平均每日昼夜PEF变异率（至少连续7天每日PEF昼夜变异率之和/总天数7）$> 10\%$，或PEF周变异率{（2周内最高PEF值–最低PEF值）/［（2周内最高PEF值+最低PEF值）$\times 1/2$］$\times 100\%$}$> 20\%$提示存在气道可逆性的改变。

4.支气管激发试验（BPT）

支气管激发试验用于测定气道反应性。常用的吸入激发剂为乙酰甲胆碱和组胺。结果判断与采用的激发剂有关，通常以吸入激发剂后FEV_1下降$\geqslant 20\%$，判断为阳性，提示存在气道高反应性。支气管激发试验适用于非哮喘发作期、FEV_1在正常预计值70%以上患者的检查。

（三）胸部X线/CT检查

哮喘患者的胸部X线或CT检查常无特征性改变。哮喘发作时胸部X线可见两肺透亮度增加，呈过度通气状态；缓解期多无明显异常。部分患者胸部CT可见支气管壁增厚、黏液阻塞。

（四）特异性变应原检测

由于大多数哮喘患者伴有过敏体质，因此测定变应原指标、结合病史有助于病因诊断。体内变应原试验包括皮肤变应原试验和吸入变应原试验。

四、诊断

（一）诊断标准

符合典型哮喘的临床症状和体征，同时具备可逆性气流受限客观检查中的任意一条：支气管舒张试验阳性；支气管激发试验阳性；呼气流量峰值平均每日昼夜变异率$> 10\%$或周变异率$> 20\%$，并排除其他疾病引起的喘息、胸闷、气急、咳嗽等，即可诊断为哮喘。

（二）分期

依据患者的临床表现，哮喘可分为急性发作期、慢性持续期和临床缓解期。哮喘急性发作是指喘息、气促、咳嗽、胸闷等症状突然发生，或原有症状突然加重，伴呼气流量降低，多由接触变应原、呼吸道感染或治疗不当等因素诱发。慢性持续期是指患者虽无症状的急性发作，但每周均不同频度和（或）不同程度地出现喘息、气促、胸闷、咳嗽等症状。临床缓解期是指患者无喘息、气促、胸闷、咳嗽等症状达4周以上，1年内无急性发作，肺功能正常。

（三）分级

1.急性发作时的分级

哮喘急性发作轻重急缓不一，可在数小时或数天内出现，偶尔可在数分钟内即危及生命。故应及时对病情作出正确的分级及评估，以便及时有效的治疗。急性发作时按严重程度可分为轻度、中度、重度及危重，见表6-1-1。

表6-1-1　哮喘急性发作期严重程度分级

临床特点	轻度	中度	重度	危重
气短	步行、上楼时	稍事活动	休息时	休息时，明显
体位	可平卧	喜坐位	端坐呼吸	端坐呼吸或平卧
讲话方式	连续成句	单句	单词	不能讲话
精神状态	可有焦虑，尚安静	时有焦虑或烦躁	常有焦虑、烦躁	嗜睡或意识模糊
出汗	无	有	大汗淋漓	大汗淋漓
呼吸频率	轻度增加	增加	常 > 30 次 /min	常 > 30 次 /min
辅助呼吸肌活动及三凹征	常无	可有	常有	胸腹矛盾呼吸
哮鸣音	散在，呼吸末期	响亮，弥散	响亮，弥散	减弱，乃至无
脉率 /（次 /min）	< 100	100 ~ 120	> 120	脉率变慢或不规则
奇脉	无，< 10mmHg	可有，10 ~ 25mmHg	常有，10 ~ 25mmHg	无，提示呼吸肌疲劳
最初支气管扩张剂治疗后 PEF 占预计值 % 或个人最佳值 %	> 80%	60% ~ 80%	< 60% 或< 100L/min 或作用持续时间< 2h	无法完成检测
PaO_2（吸空气）/mmHg	正常	≥ 60%	< 60% 或	< 60%
$PaCO_2$/mmHg	< 45	≤ 45	> 45	> 45
SaO_2（吸空气）/%	> 95%	91% ~ 95%	≤ 90%	≤ 90%
pH 值	正常	正常	正常或降低	降低

2.慢性持续期的分级

可根据白天及夜间哮喘症状出现的频率和肺功能结果，将慢性持续期哮喘病情严重程度分为间歇状态、轻度持续、中度持续和重度持续4级。但这种分级方法在临床中应用较少。

目前根据达到哮喘控制所采用的治疗级别来进行分级，在临床中更为实用。轻度哮喘：经过第1级、第2级治疗能达到完全控制者。中度哮喘：经过第3级治疗能达到完全控制者。重度哮喘：需要第4级或第5级治疗才能达到完全控制，或者即使经过第4级或第5级治疗仍不能达到控制者。

（四）患者临床控制水平的评估

根据患者的症状、用药情况及肺功能情况将患者分为完全控制、部分控制和未控制，见表6-1-2。

表6-1-2　哮喘控制水平分级

哮喘症状控制	哮喘症状控制水平		
	完全控制	部分控制	未控制
过去4周，患者存在：			
日间哮喘症状＞2次/周	无	存在1～2项	存在3～4项
夜间因哮喘憋醒			
使用缓解药 SABA 次数＞2次/周			
哮喘引起的活动受限			

第二节
支气管哮喘的治疗方案与治疗药物

数字资源6-2-1
《支气管哮喘防治指南（2020年版）》

一、治疗原则

慢性持续期哮喘的治疗原则是以患者病情严重程度和控制水平为基础，选择相应的治疗方案。即在整个治疗过程中连续评估及监测患者哮喘控制水平，根据患者控制水平及时调整治疗方案，以达到并维持哮喘控制。哮喘急性发作的治疗原则是根据病情严重程度及患者对治疗的反应，选择额外的缓解药物治疗。

二、治疗目标

急性发作期尽快缓解气道痉挛症状、改善低氧血症、恢复肺功能，同时预防再次急性发作或进一步恶化，防治并发症。慢性持续期在于达到哮喘症状的长期良好控制，即在使用药物最小有效剂量的基础上或不用药物可维持患者正常的活动水平，同时尽可能减少急性发作、死亡、肺功能不可逆损害和药物相关不良反应的风险。

三、治疗方案

（一）一般治疗

大部分哮喘的发作存在变应原（过敏原）或其他非特异刺激因素，因此尽可能减少患者暴露于这些危险因素，是防治哮喘最有效的方法。如脱离明确的变应原，戒烟及避免暴露于二手烟，尽可能识别和去除职业相关的哮喘因素等。

（二）药物治疗

治疗哮喘的药物可分为控制性药物和缓解性药物。控制性药物指需要每天使用并且长时间维持的药物，其主要通过抗炎作用而达到哮喘控制，主要包括吸入性糖皮质激素（ICS）、全身性激素、白三烯调节剂、长效 β_2 受体激动剂（LABA）、缓释茶碱、甲磺司特等。缓解药物指按需使用的药物，又称急救药物，通过迅速解除支气管痉挛从而缓解哮喘症状，包括短效口服 β_2 受体激动剂（SABA）、短效吸入性抗胆碱能药物、短效茶碱和全身性糖皮质激素等，见表6-2-1。

表6-2-1   哮喘治疗药物分类

控制性药物	缓解性药物
吸入性糖皮质激素	短效口服 β_2 受体激动剂
白三烯调节剂	短效吸入性抗胆碱能药物
长效 β_2 受体激动剂	短效茶碱
缓释茶碱	全身性糖皮质激素
抗 IgE 抗体	
抗 IL-5 抗体	
联合药物（如 ICS/LABA、ICS/LABA/LAMA）	

1.糖皮质激素

糖皮质激素是目前控制哮喘最有效的药物。糖皮质激素主要通过控制气道炎症、降低气道高反应性，从而减轻哮喘症状、改善肺功能，并且减少哮喘发作的频率和减轻发作时的严重程度。分为吸入、口服和静脉途径给药。

（1）吸入给药   药物直接作用于气道，局部抗炎作用强，所需剂量较小，全身不良反应少。常用药物有倍氯米松、布地奈德、氟替卡松、环索奈德、莫米松等。通常需规律吸入1～2周或以上起效。临床上根据病情选择不同剂量ICS，常用的ICS每日低、中、高剂量见表6-2-2。ICS在口咽局部的不良反应包括声音嘶哑、咽部不适和念珠菌感染。吸药后应及时用清水含漱口咽部，可减轻不良反应和胃肠道吸收。长期吸入临床推荐剂量范围内的ICS是安全的，但长期吸入高剂量激素应注意预防全身不良反应，如骨质疏松症、肾上腺皮质轴抑制等。吸入药物的疗效取决于肺内沉积率。一般而言，干粉吸入装置肺内沉积率高于标准颗粒定量气雾剂，软雾气雾剂和超细颗粒气雾剂在细支气管及肺泡内沉积率高于干粉剂和标准颗粒定量气雾剂。

表6-2-2　成人和青少年（12岁及以上）临床常用的ICS每日低、中、高剂量

药物	低剂量/（μg/d）	中剂量/（μg/d）	高剂量/（μg/d）
二丙酸倍氯米松	200～500	500～1000	＞1000
布地奈德	200～400	400～800	＞800
丙酸氟替卡松	100～250	250～500	＞500
糠酸莫米松	200～400		＞400

（2）口服给药（OCS）　一般使用半衰期较短的激素，如泼尼松和泼尼松龙。用于大剂量ICS+LABA仍不能控制的慢性重度持续性哮喘或需要短期加强治疗的哮喘。建议采用每天或隔天清晨顿服的给药方式，以减少外源性激素对下丘脑-垂体-肾上腺轴的抑制作用。一般起始剂量为30～60mg/d，症状缓解后逐渐减量至≤10mg/d，最终停用口服激素或改用吸入激素。不主张长期口服激素用于哮喘的长期控制性治疗，因长期使用OCS可以引起骨质疏松症、高血压、糖尿病、下丘脑-垂体-肾上腺轴抑制、肥胖症、白内障、青光眼、皮肤变薄、肌无力等不良反应。对于伴有结核病、糖尿病、真菌感染、骨质疏松症、青光眼、严重抑郁或消化性溃疡的哮喘患者，应慎重给予全身激素，且需要密切随访。

（3）静脉给药　重度、危重度哮喘急性发作或不宜口服激素的患者，应及早给予静脉激素。可选择琥珀酸氢化可的松100～400mg/d，或甲泼尼龙80～160mg/d短期强化使用。地塞米松因半衰期较长，对肾上腺皮质功能抑制作用较强，一般不推荐使用。

2. β₂受体激动剂

主要通过激动气道平滑肌和肥大细胞等细胞膜表面的β₂受体，舒张支气管平滑肌、减少肥大细胞和嗜碱性粒细胞脱颗粒和介质的释放，缓解支气管痉挛，从而缓解哮喘症状。分为SABA（作用维持4～6h）和LABA（作用维持10～12h）。LABA又分为快速起效（福莫特罗、茚达特罗等）和缓慢起效（沙美特罗）。

（1）短效β₂受体激动剂　治疗哮喘急性发作的首选用药。常用药物包括沙丁胺醇和特布他林。有吸入、口服和静脉制剂。吸入给药通常在数分钟内起效，是缓解轻中度哮喘急性发作的首选用药。吸入剂包括定量气雾剂（MDI）、干粉剂和雾化溶液等。此类药物应按需应用，不宜长期、单一、过量应用。常见不良反应包括骨骼肌震颤、低钾血症、心律失常等。口服给药通常起效较吸入剂慢，一般15～30min起效，且不良反应较吸入剂明显。缓释和控释剂型平喘作用可维持8～12h，特布他林的前体药班布特罗作用时间可维持24h，适用于有夜间哮喘症状的治疗。静脉给药因全身不良反应发生率高，临床上应用较少。

（2）长效β₂受体激动剂　我国临床使用的吸入型LABA主要有沙美特罗和福莫特罗，以及超长效的茚达特罗、维兰特罗及奥达特罗等。LABA舒张支气管平滑肌的作用一般可维持12h以上，超长效制剂可维持24h。主要通过气雾剂、干粉剂等装置给药。其中，

福莫特罗属于速效型，可按需使用缓解哮喘的急性发作。长期单独使用LABA有增加哮喘患者死亡的风险，因此不推荐长期单独使用LABA治疗哮喘。

3.ICS+LABA复合制剂

ICS和LABA具有协同抗炎和平喘作用，联合使用可获得相当于或优于加倍剂量ICS的疗效，减少大剂量ICS的不良反应，增加患者的依从性，适用于中重度慢性持续哮喘患者的长期治疗。低剂量ICS+福莫特罗复合制剂可作为按需使用药物。我国目前临床上应用的ICS/LABA复合制剂有丙酸氟替卡松-沙美特罗干粉剂（包括50/100μg、50/250μg及50/500μg三种规格）、布地奈德-福莫特罗干粉剂（包括80/4.5μg、160/4.5μg、320/9.0μg三种规格）、丙酸倍氯米松-福莫特罗气雾剂（100/6μg）和糠酸氟替卡松-维兰特罗干粉剂（100/25μg、200/25μg两种规格）等。

4.白三烯调节剂

通过调节白三烯的生物活性发挥抗炎作用，同时舒张支气管平滑肌，可减轻哮喘症状、改善肺功能、减少哮喘的恶化，是除ICS之外可单独应用的长期控制性药物之一，但其抗炎作用不如ICS。适合作为轻度哮喘的替代治疗药物和中重度哮喘的联合用药，尤其适用于阿司匹林哮喘、运动性哮喘和伴有变应性鼻炎的哮喘患者的治疗。常用药物有孟鲁司特和扎鲁司特。该类药物不良反应轻微，主要是胃肠道症状，总体安全有效，但近年来美国FDA提示使用白三烯受体拮抗剂应注意神经精神事件的不良反应。

5.茶碱

通过抑制磷酸二酯酶，提高气道平滑肌细胞的cAMP浓度，拮抗腺苷受体，具有舒张支气管平滑肌和气道抗炎作用，同时具强心、利尿、兴奋呼吸中枢和呼吸肌的作用。口服用于轻中度哮喘急性发作及哮喘的维持治疗，常用药物有氨茶碱和缓释茶碱，缓释茶碱口服尤其适用于控制哮喘夜间症状。小剂量缓释茶碱联合ICS是目前常用的控制性治疗药物之一。静脉茶碱类主要用于重症和危重症哮喘。茶碱在我国使用较为广泛，常见不良反应有恶心呕吐、心律失常、血压下降及多尿等。静脉注射速度过快可引起严重不良反应甚至死亡。多索茶碱的作用与氨茶碱相同，但不良反应较轻。茶碱的有效血药浓度与中毒浓度接近，即"治疗窗"窄，且茶碱的代谢存在较大的个人差异，因此有条件者应在用药期间监测血药浓度。

6.抗胆碱药物

吸入抗胆碱药物具有舒张支气管、减少黏液分泌的作用，但其支气管舒张作用弱于β_2受体激动剂，起效也较慢。包括短效抗胆碱药物（SAMA）异丙托溴铵和长效抗胆碱药物（LAMA）噻托溴铵。吸入剂包括气雾剂、干粉剂和雾化溶液给药。SAMA多与SABA联合应用治疗哮喘急性发作。LAMA噻托溴铵作用更强、持续时间更久，目前主要用于哮喘合并慢阻肺或慢阻肺的长期治疗。新上市的ICS+LABA+LAMA三联复合制剂适用于重度哮喘患者。

7.其他类药物

包括抗IgE抗体、抗IL-5及过敏原特异性免疫疗法等，目前临床疗效有待验证。

（三）药物治疗方案的选择

一旦确立哮喘的诊断，尽早开始规律的药物治疗对于取得最佳疗效至关重要。虽然哮喘不能根治，但规范化的治疗可以让患者达到完全或者良好的症状控制。哮喘的药物治疗方案，应依据哮喘的分期、分级及控制水平进行综合制定。

1.慢性持续期哮喘的治疗

对于成人或青少年哮喘患者的初始治疗，根据患者具体情况选择合适的级别，或在两相邻级别中选择较高的级别，以保证初始治疗的成功率，见表6-2-3。GINA（全球哮喘防治创议）目前推荐所有成年和青少年哮喘患者均应接受包含ICS的控制治疗，ICS作为每日常规用药，在轻度哮喘患者中也可按需给予ICS+福莫特罗。

表6-2-3 成人和青少年初始治疗方案选择

患者症状	首选初始治疗
哮喘症状不频繁，少于每月2次	（1）按需低剂量ICS＋福莫特罗 （2）使用SABA时同时使用ICS
每月2次或2次以上哮喘症状或需要缓解药物	（1）低剂量ICS，且按需使用SABA或按需低剂量ICS＋福莫特罗 （2）其他选择包括白三烯受体拮抗剂（LTRA） （3）使用SABA时同时使用ICS
大多数日子有哮喘症状，每周1次或1次以上因哮喘而觉醒，尤其是存在任何危险因素	（1）低剂量ICS+LABA维持治疗 （2）中剂量ICS，按需SABA
初始哮喘表现伴严重未控制哮喘，或伴急性发作	（1）短期糖皮质激素口服及开始规律使用控制药物 （2）高剂量ICS或中剂量ICS+LABA

整个哮喘治疗过程中需对患者进行持续性的监测和评估。根据症状控制水平和风险因素水平（主要包括肺功能受损的程度和哮喘急性发作史）等，按长期治疗方案（阶梯式方案，表6-2-4）进行升级或降级调整，以获得良好的症状控制并能减少急性发作的风险。因此，需要对哮喘患者进行定期评估随访，通常起始治疗后每2～4周需复诊，以后每1～3个月随访1次，同时指导患者掌握正确的药物吸入技术有助于哮喘控制。

表6-2-4 哮喘长期（阶梯式）治疗方案

药物	1级	2级	3级	4级	5级
推荐选择控制药物	按需ICS+福莫特罗	低剂量ICS或按需ICS+福莫特罗	低剂量ICS+LABA	中剂量ICS+LABA	参考临床表型加抗IgE单克隆抗体，或加抗IL-5、或加抗IL-5R、或加抗IL-4R单克隆抗体
其他选择控制药物	按需使用SABA时联合低剂量ICS	白三烯受体拮抗剂（LTRA）或低剂量茶碱	中剂量ICS或低剂量ICS加LTRA或加茶碱	高剂量ICS加LAMA或加LTRA或加茶碱	高剂量ICS+LABA加其他治疗，如加LAMA，或加茶碱，或加低剂量口服激素
首选缓解药物	按需使用低剂量ICS+福莫特罗				
其他可选缓解药物	按需使用SABA				

各治疗级别中均应按需使用缓解药物迅速缓减症状，规律使用控制药物以维持症状的控制。当前级别的治疗方案不能控制哮喘［症状持续和（或）发生急性发作］，则应给予升级治疗，选择更高级别的治疗方案直至哮喘控制为止。当哮喘症状控制并维持至少3个月以上，同时肺功能也恢复正常，可考虑降级治疗。药物降级减量方案的原则推荐首先减少激素用量（口服或吸入），再减少使用次数（由每日2次减至每日1次），最后再减与激素合用的控制药物，以最低剂量ICS维持治疗。

2.哮喘急性发作期的治疗

轻中度哮喘发作的处理：SABA是缓解哮喘症状最有效的药物，轻度和部分中度急性发作的哮喘患者可尝试在家中自行处理，依据病情轻重每次使用2～4喷SABA，间隔3h可重复使用，直到症状缓解。使用SABA时同时应注意增加控制药物（如ICS）的剂量至少是基础使用剂量的两倍。若患者经上述自我处理后症状无明显缓解，甚至症状持续加重，应立即到医院就诊。反复吸入SABA，也可雾化吸入SABA和SAMA溶液，或同时联合激素雾化。若患者对SABA治疗反应不佳或在原本控制药物治疗基础上发生急性哮喘，可建议短期口服激素治疗，如使用泼尼松0.5～1.0mg/kg或等效剂量的其他全身激素口服5～7天，症状减轻后迅速减量或完全停药。

中重度急性发作的处理：应按照上述哮喘发作的家庭处理方法自行处理，同时尽快到医院就诊。可选择采用联合SABA和SAMA雾化吸入治疗。重度患者可联合静脉滴注茶碱类药物。中重度哮喘发作应尽早使用全身激素。口服激素起效时间与静脉给药相近，一般采用泼尼松0.5～1.0mg/kg或等效的其他激素口服。严重的急性发作患者或不宜口服激素的患者，可静脉给药，如甲泼尼龙80～160mg/d，或氢化可的松400～1000mg/d分次给药。静脉和口服给药的序贯疗法可减少激素用量、减轻不良反应，如静脉激素应用2～3天，改口服激素继续应用3～5天后停药。应注意，大多数哮喘急性发作并非由细菌感染引起，应严格控制抗菌药物使用指征。

急性重度和危重哮喘的处理：急性重度和危重哮喘患者经上述药物治疗，如临床症状和肺功能无明显改善甚至恶化，应及时给予机械通气治疗。

第三节

支气管哮喘患者的用药监护

哮喘治疗方案的实施过程实际是由患者哮喘控制水平所驱动的一个循环，因此必须进行持续性的监测和评估来调整治疗方案，从而达到哮喘控制，并确定维持哮喘控制所需的最低治疗级别，保证治疗的安全性，及降低医疗成本。哮喘治疗的监测评估过程包括疗效监护、用药安全性监护及患者依从性监护。

一、疗效监护

1.症状

哮喘的典型症状是反复发作性喘息、气促、胸闷、咳嗽、夜间憋醒等不适，伴哮鸣音。治疗期间需要密切关注患者上述症状是否缓解、对不同药物的治疗反应，若存在慢性持续性哮喘，则要详细了解患者症状发生的频次、严重程度、是否存在夜间憋醒及每次发作后是否需要缓解药物等情况。哮喘控制测试（ACT）问卷是评估哮喘患者控制水平的问卷，ACT得分与专业医生评估的患者哮喘控制水平具有较好的相关性。ACT简便、易操作，适合在基层医院应用。具体评分方法见表6-3-1。

表6-3-1　ACT问卷及评分标准

问题	1	2	3	4	5
在过去4周内，在工作、学习或家中，有多少时候哮喘妨碍您进行日常活动？	所有时间	大多数时间	有些时候	极少时候	没有
在过去4周内，您有多少次呼吸困难？	每天不止1次	每天1次	每周3～6次	每周1～2次	完全没有
在过去4周内，因为哮喘症状（喘息、咳嗽、呼吸困难、胸闷或疼痛），您有多少次在夜间醒来或早上比平时早醒？	每周4个晚上或更多	每周2～3个晚上	每周1次	1～2次	没有
过去4周内，您有多少次使用急救药物治疗（如沙丁胺醇）？	每天3次以上	每天1～2次	每周2～3次	每周1次或更少	没有
您如何评估过去4周内您的哮喘控制情况？	没有控制	控制很差	有所控制	控制良好	完全控制

评分方法：第一步：记录每个问题的得分。第二步：将每一题的分数相加得出总分。第三步：ACT评分的意义：评分20～25分，代表哮喘控制良好；16～19分，代表哮喘控制不佳；5～15分，代表哮喘控制很差。

2.肺功能检查

肺通气功能指标FEV_1和PEF反映气道阻塞的严重程度，是客观判断哮喘病情最常用的评估指标。评估监测过程中及时复查肺功能，关注通气功能指标，了解哮喘控制情况。一般来说，哮喘初始治疗3～6个月后应复查肺功能，随后多数患者应至少每1～2年复查1次，但对具有急性发作高危因素、肺功能下降的患者，应适当缩短肺功能检查时间。其中，峰流速仪携带方便、操作简单，患者可以居家自我监测PEF，根据PEF变异率评价病情昼夜变化情况及判断近期有无发作的潜在风险等，及时调整用药。

3.呼出气一氧化氮（FeNO）测定

哮喘未控制时FeNO升高，糖皮质激素治疗后降低。FeNO测定可以作为评估气道炎症和哮喘控制水平的指标，可以用于判断吸入激素治疗的反应。

4.痰嗜酸性粒细胞计数

大多数哮喘患者诱导痰中嗜酸性粒细胞计数增高（＞2.5%），抗炎治疗可使痰嗜酸性粒细胞计数降低。诱导痰嗜酸性粒细胞计数可作为评价哮喘气道炎性指标之一，也是评价糖皮质激素治疗反应的敏感指标。

二、安全性监护

1.糖皮质激素药物常见不良反应

吸入糖皮质激素是慢性持续期哮喘长期治疗的首选药物。长期吸入临床推荐剂量范围内的ICS是安全的，少数患者可能出现口咽局部的不良反应（如声音嘶哑、咽部不适和念珠菌感染等）。吸药后应及时用清水含漱口咽部，选用干粉吸入剂或加用储雾器可减少上述不良反应。ICS全身不良反应的严重程度与药物剂量、药物的生物利用度、药物在肠道的吸收、肝脏首过效应及药物的半衰期等因素相关。长期高剂量吸入糖皮质激素或长期应用全身性糖皮质激素可出现全身不良反应，如导致骨质疏松症、肾上腺皮质轴抑制、高血压、糖尿病、肥胖症、白内障、青光眼等疾病。伴有结核病、寄生虫感染、骨质疏松症、青光眼、糖尿病、严重抑郁或消化性溃疡的哮喘患者应谨慎选用。如确需应用全身性糖皮质激素，建议使用半衰期较短的激素（如泼尼松、泼尼松龙、甲泼尼龙等），且采用清晨顿服方式以减少对肾上腺轴的抑制作用。

2.β₂受体激动剂常见不良反应

吸入SABA是缓解轻中度急性哮喘的首选药物。常见不良反应有骨骼肌震颤、低钾血症、心律失常等，并呈剂量相关性。此类药物应按需使用，不宜长期、大量、单一应用。口服给药虽较方便，但心悸、骨骼肌震颤等不良反应比吸入给药时明显。一旦出现不良反应，应立即停用，采用其他替代疗法。哮喘急性发作时，若自行吸入SABA后疗效不佳，应立即送医，避免过于频繁使用该药物。长期应用β₂受体激动剂，应注意监测心率、血钾及血糖等指标。

3.白三烯调节剂常见不良反应

白三烯调节剂是除ICS外可长期单独使用的控制性药物之一。该药物服用方便，虽抗炎作用不如激素，但在我国临床应用已有20多年，总体是安全、有效的。不良反应较轻微，主要是胃肠道症状，停药后可恢复正常。鉴于美国FDA的警示，需重点关注其发生神经精神症状的潜在风险。

4.抗胆碱药物常见不良反应

本品与β₂受体激动剂联合应用具协同互补作用。少数患者可有口苦或口干等不良反应。妊娠早期妇女、患有青光眼、前列腺肥大的患者应慎用。

5.茶碱常见不良反应

我国使用茶碱治疗哮喘较为广泛，但茶碱有效血药浓度与中毒浓度接近，且药物代谢个体差异性大，有条件者应在用药期间进行血药浓度监测，安全有效浓度为6～15mg/L。

主要不良反应包括恶心、呕吐、心律失常、血压下降及多尿等，严重者可引起抽搐甚至死亡。影响茶碱代谢的因素较多，如同时应用西咪替丁、喹诺酮类或大环内酯类等药物可抑制茶碱代谢，减慢其在体内的消除过程，增加其毒性。发热、妊娠、小儿或老年、肝肾功能不全或甲状腺功能亢进者尤需慎用。

三、依从性监护

哮喘不能根治，但如长期、规范治疗，绝大多数患者可达到哮喘症状的良好或完全控制，可以像正常人一样生活、工作、学习。但国内外调查显示哮喘患者的治疗依从性普遍较低。成人患者不遵医嘱用药的发生率在50%左右，重症哮喘患者的依从性更差。患者依从性高低与哮喘的转归相关性大，依从性提高可显著提高哮喘控制水平。应充分发挥社区医疗服务中心在慢病管理中的作用，同时加强宣教实现患者自我管理、制订书面治疗计划，完善教育和管理结构，改善医护人员的沟通技能，提高患者治疗的依从性。

哮喘的药物治疗主要依赖吸入剂，目前临床上吸入装置种类繁多，操作方法有差异，使用不当则导致哮喘治疗效果差，并增加药物相关不良反应。患者抵触治疗，使得治疗依从性下降。因此吸入制剂的正确使用显得尤为重要。加强对吸入装置的操作技巧培训非常有必要。医务人员尤其是临床药师应当以实物正确演示吸入装置的使用方法，让患者反复多次练习。可引入视频教育模式，便于患者自行观摩，使其正确使用吸入装置，从而提高哮喘患者的治疗依从性。

以下措施有利于解决患者依从性差的问题：

（1）医患双方共同决策药物及剂量的使用，尤其鼓励患者参与装置的选择过程；

（2）定期现场检查患者吸入装置的使用方法，确保操作正确；

（3）使用低剂量ICS时选择每天1次给药的方法；

（4）尽量减少患者同时使用不同吸入装置的种类；

（5）加强家庭随访。

扫一扫

数字资源6-4-1
支气管哮喘患者
教育微课

第四节
支气管哮喘患者教育与用药指导

哮喘患者的教育和管理是哮喘防治工作中重要的组成部分。尽管哮喘不能根治，但通过有效规范的管理可使哮喘病情得到理想的控制，提高患者生活质量，减少哮喘急性发作风险。

一、疾病教育

哮喘管理的长期目标：达到良好的症状控制并维持正常活动水平；尽量维持肺功能接近正常；最大程度降低急性发作、固定性气流受限和药物不良反应的未来风险。需综合考虑患者的病情、药物的可及性、文化差异和个人选择等，来确定哮喘管理的共同目标。

医务人员与哮喘患者或其家人建立良好的合作关系。医护积极帮助患者获得疾病知识、自信和技能，使患者能在哮喘自我管理中发挥主要作用。医务人员应定期对哮喘患者随访，包括患者主动按医嘱规律门诊复诊，或医生通过定期电话随访，可减少门诊就诊的次数，降低再住院率。

加强开展患者教育活动，提高患者对哮喘的认识和治疗依从性，增强自我监测和管理能力，减少哮喘的并发症及致死率。哮喘常识教育的内容包括：哮喘的诊断、基本治疗原则、缓解药物与控制药物的差别、潜在的药物不良反应、预防急性发作、如何认识哮喘加重，应该采取什么措施、何时/如何寻求医疗服务、治疗并发症。正确使用峰流速仪和准确记录哮喘日记是哮喘患者自我管理的重要内容之一。通过哮喘日志，帮助医生及患者对哮喘严重程度、控制水平及治疗的反应进行正确的评估，总结、分析哮喘发作与治疗的规律，选择合适的治疗方案、及时调整治疗药物。

二、生活方式教育

多种环境因素（包括生物因素和社会因素）可能对哮喘发生起重要作用。包括变应原（包括吸入和摄入）、污染（尤其环境中的烟草、烟雾及空气污染等）、微生物和社会心理因素等方面。应尽可能减少患者暴露于明确的变应原或其他环境刺激因素；戒烟及避免二手烟暴露；建议哮喘患者进行合理、规律的体育运动，为运动相关性哮喘患者提供专业的体育运动建议；了解所有成年起病的哮喘患者的职业情况，尽可能识别和去除职业相关的哮喘因素；为患者开具非甾体抗炎药（NSAIDs）前应常规询问患者是否存在哮喘病史，但应注意的是，并非所有哮喘患者都需禁用阿司匹林等NSAIDs，只有既往服用NSAIDs药物后诱发哮喘或使哮喘症状加重者才应限制使用NSAIDs。

三、用药教育与指导

（一）用药注意事项

（1）哮喘药物治疗首选吸入剂，因药物吸入直接作用于呼吸道，局部浓度高、作用迅速，有效治疗剂量低且治疗效果好，全身不良反应少。

（2）ICS为哮喘控制治疗首选药物，需长期规律使用，一般不用于急性发作的缓解治疗。吸入临床推荐剂量范围内的ICS是安全的，但需注意吸入药物后及时用清水含漱口咽部，可减少出现口咽局部的不良反应。吸入药物控制不佳时，可采用短期全身性糖皮质激素治疗，短期使用一般不会引起严重的全身不良反应，轻微的不良反应包括影响睡眠、胃肠道反应及食欲增加等。若患者存在糖尿病、高血压等基础疾病时，应加强对血糖、血压的监测和管理。

（3）哮喘急性发作应首选反复吸入β_2受体激动剂。轻度发作时，一般每次使用SABA 2～4喷，间隔3h重复使用，直到症状缓解。若症状未缓解，应立即至医院就诊，在专业的医嘱指导下可于第1h每20min吸入4～10喷，随后根据治疗反应，轻度急性发作可调整为每3～4h吸入2～4喷，中度急性发作每1～2h重复吸入6～10喷。大剂量使用时应密切注意患者是否出现相关的药物不良反应，必要时需减量或停药，寻求其他替代治疗方案。

（4）茶碱类药物使用时需注意其"窄治疗窗"，有条件者应在用药期间监测血药浓度。茶碱的不良反应发生率与血药浓度成正相关。静脉注射时应避免速度过快导致严重不良反应甚至死亡。

（二）常见吸入装置的使用与指导

相比全身给药，吸入制剂可在呼吸道达到较高浓度，起效更快、不良反应更小，因此吸入剂在哮喘的药物治疗中甚为关键，而吸入装置的正确使用主要决定了哮喘治疗的成败。目前临床上吸入装置主要包括定量吸入气雾剂（MDI）和干粉吸入剂（DPI）等。

1.定量吸入气雾剂

MDI在按压时利用抛射剂将药物抛射出，理想的药物粒子可使90%的给药剂量能到达目标给药组织。其优点为携带方便、起效迅速，但操作上需要协调吸气和喷药动作，老年人和低年龄儿童等不易掌握人群，可借助储雾罐配合。具体操作步骤如下：

（1）打开套盖，充分摇匀气雾剂；

（2）张口缓慢深呼气，直到不再有空气呼出；

（3）将咬嘴含入口中，并合上嘴唇含着咬嘴；

（4）口部开始缓慢深吸气后，马上向下按压，并继续吸气；

（5）屏气10s，或在没有不适的情况下适当延长屏气时间，然后缓慢呼气；

（6）若需要继续吸入药物，应等待至少1min后按上述步骤操作；

（7）将盖套回咬嘴上，漱口，并将漱口水吐出。

（具体操作步骤可观看二维码链接）

2.干粉吸入剂

干粉吸入剂指将微粉化药物或与载体以胶囊、泡囊或多剂量储存形式，装入特制的干粉吸入装置，由患者主动吸入雾化药物至肺部的制剂。其特点为患者需要具备一定的吸力才能使药物到达理想的肺部，因此急性发作期患者或者呼吸衰竭终末期患者不适宜使用。根据干粉装置的不同可分为多剂量泡眼型准纳器（沙美特罗氟替卡松粉吸入剂）、单剂量胶囊型准纳器（噻托溴铵粉吸入剂）、都保吸入剂（布地奈德福莫特罗粉吸入剂）。

沙美特罗氟替卡松粉准纳器吸入装置使用方法：

（1）一手握住外壳，另一手拇指放在拇指柄上向外推动直至完全打开；

（2）使准纳器于水平位，吸嘴对准自己，向外推动滑动杆直至发出咔哒声，滑动杆向后滑动一次，使一个剂量药物备好供吸入，在剂量指示窗口有相应显示；

（3）握住准纳器并远离嘴，在保证平稳呼吸前提下尽量呼气，注意不要将气呼入准纳器中；

（4）将吸嘴放入口中，深深平稳吸气，切勿从鼻吸入；

（5）屏气10s后，缓慢恢复呼气，然后关闭准纳器；

（6）完毕后，用水漱口并吐出；

（7）如需吸入两吸，必须关上准纳器，重复以上步骤。

布地奈德福莫特罗粉都保吸入装置使用方法：

（1）初次使用时，垂直拿着都保装置，握住底部红色部分并向某一方向转到底，再反方向旋转到底，此过程中可听到一次"咔哒"声，重复再操作一次，初始化即完成；

（2）打开瓶盖，药瓶直立，检查指示窗剂量是否充足；

（3）一手握住都保，另一手握住底部红色部分向某一方向旋转到底，再反方向旋转到底，可听到一次"咔哒"声，即完成一次装药；

（4）呼气，切记，不能对着吸嘴呼气；

（5）将吸嘴放在上下牙齿间，双唇包住吸嘴，用力深吸气；

（6）吸纳器从嘴巴移开，屏气约5s，然后呼气；

（7）若需多个剂量，重复以上（2）～（6）；

（8）擦净瓶嘴，旋紧盖子；

（9）清水漱口，再将漱口水吐出。

（王硕　葛蕾）

 思考题

1.简述支气管哮喘的临床特征及诊断标准。

2.简述哮喘急性发作的治疗方案。

3.支气管哮喘患者用药期间，简述药师应如何用药指导、监护和生活教育。

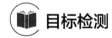 **目标检测**

扫一扫

答案

一、单选题

1.支气管哮喘的疾病本质是（　　）。

　　A.气道重塑　　　　　　　　　　B.慢性气道炎症

　　C.气道高反应性　　　　　　　　D.气流受限

2.下列关于支气管哮喘的治疗，正确的说法是（　　）。

　　A.哮喘急性发作时应给予短效β_1受体激动剂缓解症状

B.可长期单独使用长效 β_2 受体激动剂控制哮喘症状

C.重症哮喘发作，可静脉短期应用糖皮质激素

D.哮喘急性发作时，应给予抗菌治疗

3.哮喘的典型临床体征为（　　）。

　　A.肺部可闻及湿啰音　　　　　　　　B.发作时可闻及肺部哮鸣音

　　C.肺部叩诊呈鼓音　　　　　　　　　D.口唇发绀

4.以下药物中，哮喘急性发作时应首选（　　）。

　　A.沙丁胺醇吸入剂　　　　　　　　　B.布地奈德吸入剂

　　C.噻托溴铵吸入剂　　　　　　　　　D.沙美特罗吸入剂

5.严重的哮喘急性发作时，以下最不适合的治疗为（　　）。

　　A.吸氧　　　　　　　　　　　　　　B.短期应用全身糖皮质激素

　　C.噻托溴铵吸入剂　　　　　　　　　D.沙丁胺醇、异丙托溴铵联合雾化

6.哮喘的治疗目标不包括（　　）。

　　A.控制哮喘症状　　　　　　　　　　B.减少哮喘急性发作的风险

　　C.使肺功能达到或接近正常　　　　　D.治愈哮喘

7.哮喘的非药物治疗不包括（　　）。

　　A.脱落变应原　　　　　　　　　　　B.避免暴露于香烟及其他污染的空气中

　　C.避免运动　　　　　　　　　　　　D.谨慎使用非甾体抗炎药

8.下列哪项不能提高哮喘患者的治疗依从性（　　）。

　　A.教好患者正确使用吸入装置　　　　B.尽量选择口服药物

　　C.加强疾病宣教　　　　　　　　　　D.加强随访

二、多选题

1.治疗气道炎症的控制性哮喘治疗药物包括（　　）。

　　A.沙丁胺醇　　　　　B.沙美特罗　　　　C.孟鲁司特

　　D.布地奈德　　　　　E.氨茶碱

2.以下哪些因素可诱发支气管哮喘（　　）。

　　A.尘螨　　　　　　　B.阿司匹林　　　　C.呼吸道感染

　　D.海鲜　　　　　　　E.运动

三、综合运用拓展

　　患者李女士，20岁，反复发作性喘息10年，诊断为支气管哮喘，近半年来症状频繁，常常自感气喘不适，吸入沙丁胺醇气雾剂可缓解，类似症状每周发生4～5次，无夜间憋醒症状。门诊医生给予的治疗方案如下：布地奈德福莫特罗吸入剂320μg/9.0μg/吸，每次1吸，每日2次。

　　1.你觉得该治疗方案合适吗？请说明你的理由。

　　2.如何为该患者提供合理的用药指导、用药监护和疾病教育？

第七章
肺结核的药物治疗管理

 学习目标

1.掌握：肺结核的临床表现、治疗药物及方案选择、患者用药指导和管理。

2.熟悉：肺结核的发表机制、药物之间的相互作用。

3.了解：肺结核的其他治疗手段和进展。

第一节
疾病概述

结核病（tuberculosis，TB）是由结核分枝杆菌感染引起的一种慢性传染性疾病，在全球广泛流行，是全球关注的公共卫生和社会问题，也是我国重点控制的疾病之一，其中肺结核是结核病最主要的类型。结核病的病原菌为结核分枝杆菌复合群，包括结核分枝杆菌、牛分枝杆菌、非洲分枝杆菌和田鼠分枝杆菌，人肺结核的致病菌90%为结核分枝杆菌。

一、定义

肺结核（pulmonary tuberculosis，PTB）是指发生在肺组织、气管、支气管和胸膜的结核病变，包含肺实质的结核、气管支气管结核和结核性胸膜炎，占各器官结核病总数的80%～90%。肺结核是由结核分枝杆菌感染引起的严重危害人类健康的肺部慢性传染病，是世界公认的重大公共卫生问题，也是全球十大死亡原因之一。

二、传播特点

（1）传染源 结核病的传染源主要是肺结核痰菌阳性患者。

（2）传播途径 结核分枝杆菌主要通过咳嗽、喷嚏、大笑、大声谈话等方式把含有结核分枝杆菌的微粒排到空气中而传播。飞沫传播是肺结核最重要的传播途径，经消化道和皮肤等其他传播途径现已罕见。

（3）易感人群 影响机体对结核分枝杆菌自然抵抗力的因素除遗传因素外，还包括生活贫困、居住拥挤、营养不良等社会因素。婴幼儿细胞免疫系统不完善，老年人、HIV感染者、糖皮质激素和免疫抑制剂使用者、糖尿病和肺尘埃沉着病等慢性疾病患者，都是结核病的易感人群。

三、发病机制

人肺结核的致病菌90%以上为结核分枝杆菌。结核分枝杆菌既不含内毒素，也不含外毒素。其毒力基础不十分清楚，可能与其菌体的成分有关，主要含有类脂质、蛋白和多糖类。结核分枝杆菌抗酸染色呈红色，可抵抗盐酸酒精的脱色作用，故称抗酸杆菌。结核分枝杆菌耐干燥、冷、酸、碱等，在干燥的环境中可存活数月或数年，在室内阴暗潮湿处，结核分枝杆菌能数月不死。但对紫外线较敏感，太阳光直射下痰中结核分枝杆菌经2～7h可被杀死，实验室或病房常用紫外线灯亦对结核分枝杆菌有明显杀菌作用。

结核分枝杆菌根据其代谢状态分为A、B、C、D4个菌群。A群：占结核分枝杆菌群的绝大部分，特点是代谢旺盛、繁殖快速、致病力强、传染性大，易被抗结核药杀灭。B群：半休眠状态菌，代谢缓慢，主要在巨噬细胞内酸性环境和空洞壁坏死组织中。C群：亦处半休眠状态。D群：全休眠菌，不繁殖，数量少，抗结核药对该菌群无作用，须靠机体免疫清除。抗结核药对B、C菌群作用相对差，为日后复发的根源。

结核病的免疫反应包括保护性免疫和免疫病理损伤，两者常同时发生和相伴出现。如以保护性反应为主，则病灶局限，结核分枝杆菌被杀灭；如主要表现为组织破坏性反应，则机体呈现结构和功能损害的结核病。

（一）原发感染

在结核病普遍流行的国家和地区，人们常受到结核分枝杆菌的感染，成为潜伏结核感染者。当首次吸入含结核分枝杆菌的微粒后，是否感染患病取决于结核分枝杆菌的毒力和肺泡内巨噬细胞固有的吞噬杀菌能力。结核分枝杆菌的类脂质等成分能抵抗溶酶体酶类的破坏作用或逃避巨噬细胞的吞噬溶解，并在肺泡巨噬细胞内外生长繁殖，此部分肺组织即出现炎性病变，称为原发病灶。原发病灶中的结核分枝杆菌沿着肺内引流淋巴管到达肺门淋巴结，引起淋巴结肿大。原发病灶和肿大的气管支气管淋巴结称为"原发综合征"。原发病灶可直接或经血流播散到邻近组织器官，发生结核病。当结核分枝杆菌侵入人体开始繁殖时，人体通过细胞介导的免疫系统对结核分枝杆菌产生特异性免疫，使结核分枝杆菌停止繁殖，原发病灶炎症迅速吸收或留下少量钙化灶，肿大的肺门淋巴结逐渐缩小、纤维化或钙化，播散到全身各器官的结核分枝杆菌大部分被消灭，这就是原发感染最常见的良性过程。但仍有少量结核分枝杆菌不能被消灭，长期处于休眠期，成为继发性结核的潜在来源。

（二）结核病免疫和迟发性变态反应

本病主要介导的免疫保护机制为细胞免疫，体液免疫处于次要地位。人体受结核分枝杆菌感染后，首先是巨噬细胞分泌细胞因子使淋巴细胞和单核细胞聚集到结核分枝杆菌入侵部位，逐渐形成结核肉芽肿，限制结核分枝杆菌扩散并杀灭结核分枝杆菌。较快的局部红肿和表浅溃烂是由结核分枝杆菌素诱导的迟发性变态反应；结核分枝杆菌无播散，引流淋巴结无肿大以及溃疡较快愈合是免疫力的反映。免疫力与迟发性变态反应之间关系相当复杂，尚不十分清楚，大致认为两者既有相似的方面，又有独立的一面，变态反应不等于免疫力。

（三）继发性结核

继发性结核病的发病，目前认为有两种方式：一种是原发性结核感染时期潜伏在病灶中的结核分枝杆菌重新增殖而发生的结核病，此为内源性复发；另一种是由于受到结核分枝杆菌的再感染而发病，称为外源性重染。据统计约10%的潜伏结核感染者在一生的某个时期会发生继发性结核病。两种不同发病方式主要取决于当地的结核病流行情况。继发性结核病有明显的临床症状，容易出现空洞和排菌，有传染性，是结核病防控工作的重点。继发性肺结核的发病有两种类型：一种是起病隐匿，临床症状少而轻，多发生在肺尖或锁骨下，痰涂片检查阴性，一般预后良好；另一种是起病迅速，在几周内即出现广泛的病变、空洞和播散，痰涂片检查多为阳性，此类多发生于青春期女性、营养不良和抵抗力弱的群体以及免疫功能受损的患者。

四、临床表现

肺结核多数起病缓慢，部分患者可无明显症状，仅在胸部影像学检查时发现。

（1）呼吸系统症状　咳嗽、咳痰2周以上或咯血常常需怀疑肺结核的可能。患者一般咳嗽较轻，干咳或仅有少许黏液痰。有空洞形成时，痰增多，合并其他细菌感染时，痰可呈脓性。部分患者可有咯血，大多数为少量咯血。病灶累及胸膜时可出现胸痛，胸痛随呼吸运动和咳嗽加重。呼吸困难多见于病变累及多个肺叶、段以上支气管或气管、中到大量胸腔积液的患者。

（2）全身症状　发热是最常见症状，多为午后潮热，中低热为主（少数可出现高热）。部分患者有倦怠、乏力、盗汗、食欲减退和体重减轻等。育龄期女性可有月经不调。

（3）少数患者可伴有结核性超敏反应综合征，包括：结节性红斑、疱疹性结膜炎、角膜炎等。部分患者可有反复发作的上呼吸道感染症状。

（4）儿童肺结核还可表现为发育迟缓，可伴皮肤粟粒疹。儿童原发性肺结核可因气管或支气管旁淋巴结肿大压迫气管或支气管，或发生淋巴结-支气管瘘，常出现喘息症状。

五、临床分型

我国目前将结核病分为以下5类。

（1）原发性肺结核　指初次感染即发病的肺结核，典型病变包括肺部原发灶、引流淋巴管和肺门或纵隔淋巴结的结核性炎症，三者联合常称为原发综合征。多见于儿童，无症状或症状轻微，多有结核病家庭接触史。原发灶一般吸收快，可不留任何痕迹。有时X线上仅显示肺门淋巴结肿大，可诊断胸内淋巴结结核。

（2）血行播散型肺结核　含急性血行播散型肺结核（急性粟粒性肺结核）及亚急性、慢性血行播散型肺结核。急性粟粒性肺结核一般起病急，持续高热，全身中毒症状严重。亚急性及慢性粟粒性肺结核起病较缓，症状较轻。本型肺结核好发于免疫力极度低下者。

（3）继发性肺结核　成人肺结核中的最常见类型。由于初次感染后体内潜伏的结核分枝杆菌重新活动和释放，因而发病。一般呈慢性起病。本型肺结核包括浸润型肺结核、空洞型肺结核、结核球、干酪性肺炎、纤维空洞型肺结核等。

（4）结核性胸膜炎　含结核性干性胸膜炎、结核性渗出性胸膜炎、结核性脓胸等。

（5）其他肺外结核　按部位和脏器命名，如骨关节结核、肾结核、肠结核等。

六、诊断

咳嗽、咳痰≥3周或咯血是发现和诊断肺结核的重要线索。以病原学（包括细菌学、分子生物学）检查为主，结合流行病史、临床表现、胸部影像、相关的辅助检查及鉴别诊断等，进行综合分析做出诊断。痰涂片显微镜检查是诊断传染性肺结核患者的最主要的方法。肺结核以病原学、病理学结果作为确诊依据。

第二节
肺结核的治疗方案与治疗药物

扫一扫

数字资源7-2-1
《中国结核病预防控制工作技术规范（2020年版）》

一、治疗原则

肺结核化学治疗应遵循"早期、规律、全程、适量、联合"的原则。

二、治疗目标

（1）杀菌作用　迅速地杀死病灶中大量繁殖的结核分枝杆菌，使患者由传染性转为非传染性，减轻结核分枝杆菌对组织的破坏。临床上表现为痰菌迅速阴转。

（2）预防耐药菌产生　耐药变异菌的产生不仅会造成治疗失败和复发，还会造成耐药菌的传播。因此，防止耐药变异菌的出现是治疗成功的关键。

（3）灭菌　彻底杀灭半静止或代谢缓慢的结核分枝杆菌是化学治疗的最终目的，防止或减少复发。

三、治疗方案

肺结核的治疗包括化学治疗、对症治疗以及手术治疗等，其中化学治疗是核心。

（一）常用抗结核病药物

1.异烟肼（INH，H）

异烟肼是一线抗结核药物中单一杀菌力最强的药物，特别是早期杀菌力。INH对巨噬细胞内外的结核分枝杆菌均有杀菌作用。成人剂量为每日300mg，顿服；儿童为5～10mg/kg，最大剂量每日不超过300mg。偶发生药物性肝炎、周围神经炎等不良反应。

2.利福平（RFP，R）

对巨噬细胞内外的结核分枝杆菌均有快速杀菌作用，特别是对偶尔繁殖的C菌群有独特杀菌作用。成人剂量为每日8～10mg/kg，体重在50kg及以下者为450mg，50kg以上者为600mg，顿服。儿童剂量为每日10～20mg/kg，主要不良反应为肝损害和变态反应等。

3.吡嗪酰胺（PZA，Z）

具有独特的杀菌作用，主要是杀灭巨噬细胞内酸性环境中的结核分枝杆菌。成人每日用药为20～30mg/kg，儿童每日30～40mg/kg。常见不良反应为高尿酸血症、肝损害、皮疹、食欲缺乏、关节痛、恶心等。

4.乙胺丁醇（EMB，E）

成人口服剂量为0.75g/d。不良反应为球后视神经炎，用于儿童时需密切观察视野视力变化。

5.链霉素（SM，S）

对巨噬细胞外碱性环境中的结核分枝杆菌有杀菌作用。肌内注射，注射前需进行皮试，阴性者方可使用，每日量为0.75～1.00g。不良反应主要为耳毒性、前庭功能损害和肾毒性。

（二）标准化学治疗方案

1.初治活动性肺结核（含痰涂片阳性和阴性）

强化期2个月/巩固期4个月。药名前的数字表示用药月数。通常选用2HRZE/4HR方案，即强化期使用异烟肼、利福平、吡嗪酰胺、乙胺丁醇，每日1次，共2个月；巩固期使用异烟肼、利福平，每日1次，共4个月。若强化期第2个月末痰涂片仍阳性，强化方案可延长1个月，总疗程6个月不变。对粟粒型肺结核或结核性胸膜炎上述疗程可适当延长，强化期为3个月，巩固期6～9个月，总疗程9～12个月。在异烟肼高耐药地区，可选择2HRZE/4HRE方案。

2.复治活动性肺结核（含痰涂片阳性和阴性）

常用方案为2HRZSE/6HRE，3HRZE/6HR，2HRZSE/1HRZE/5HRE。复治活动性肺

结核应进行药敏试验，对上述方案治疗无效的复治肺结核应参考耐多药结核可能，按耐药或耐多药结核治疗。

3. 耐药结核和耐多药结核

对至少包括异烟肼和利福平在内的2种以上药物产生耐药的结核为耐多药结核（multi-drug resistance tuberculosis，MDR-TB）。WHO根据药物的有效性和安全性将治疗耐药结核的药物分为A、B、C、D 4组，其中A、B、C组为核心二线药物，D组为非核心的附加药物。

A组：氟喹诺酮类，包括高剂量左氧氟沙星（≥750mg/d）、莫西沙星及加替沙星。

B组：二线注射类药物，包括阿米卡星、卷曲霉素、卡那霉素、链霉素。

C组：其他二线核心药物，包括乙硫异烟胺（或丙硫异烟胺）、环丝氨酸（或特立齐酮）、利奈唑胺和氯法齐明。

D组：可以添加的药物，但不能作为MDR-TB治疗的核心药物，分为3个亚类，D1组包括吡嗪酰胺、乙胺丁醇和高剂量异烟肼；D2组包括贝达喹啉和德拉马尼；D3组包括对氨基水杨酸、亚胺培南西司他丁、美罗培南、阿莫西林克拉维酸、氨硫脲。

耐药结核治疗的强化期应包含至少5种有效抗结核药物，包括吡嗪酰胺及4个核心二线抗结核药物：A组1个，B组1个，C组2个。如果以上的选择仍不能组成有效方案，可以加入1种D2组药物，再从D3组选择其他有效药物，从而组成含5种有效抗结核药物的方案。

（三）手术治疗

对于药物治疗失败或威胁生命的单侧肺结核特别是局限性病变，外科治疗是可选用的重要治疗方法。

（四）症状治疗

1. 发热

有效抗结核治疗后，肺结核所致的发热大多在1周内消退，少数发热不退者可应用小剂量非类固醇类退热剂，如布洛芬。急性血行播散性肺结核或伴有高热等严重毒性症状或高热持续不退者，可在抗结核药物治疗基础上使用类固醇糖皮质激素，一般每日20～30mg泼尼松。糖皮质激素可能有助于改善症状，但必须在充分有效抗结核药物的前提下使用。

2. 咯血

少量咯血时多以安慰和消除紧张情绪、卧床休息为主，可用氨基己酸、凝血酶、卡络磺钠等药物止血。大咯血可危及生命，应特别警惕和尽早发现窒息先兆征象。迅速畅通气道是抢救大咯血窒息的首要措施，包括体位引流、负压吸引、气管插管。大咯血者可使用垂体后叶素8～10U缓慢静脉推注，血压正常者可使用酚妥拉明10～20mg加入生理盐水250ml中缓慢静脉滴注。对于药物难以控制的大咯血，在保证气道通畅的情况下应紧急转诊至有条件的专科或综合医院进行手术治疗或支气管动脉栓塞术。

3.气管支气管结核所致气道狭窄

气管支气管结核导致叶及叶以上支气管明显狭窄时常影响患者呼吸功能，严重者有呼吸衰竭，需在全身抗结核化学治疗基础上，同时给予冷冻、球囊扩张等气道介入治疗。

第三节

肺结核患者的用药监护

一、疗效监护

（一）痰菌监测

国际上将完成疗程后的痰菌阴转率作为化疗疗效的唯一指标，肺结核的疗效监测主要是通过痰涂片定期检查来监测肺结核患者对药物治疗的反应。我国的肺结核疗效定义见表7-3-1。

表7-3-1　我国的肺结核疗效定义

疗效指标	定义
治愈	涂阳肺结核患者完成规定的疗程，连续 2 次涂片结果阴性，其中 1 次是治疗末涂片
完成治疗	涂阴肺结核患者完成规定疗程，疗程末涂片检查结果阴性或未痰检者；涂阳肺结核患者完成规定的疗程，最近 1 次痰检结果阴性，完成疗程时无痰检结果
治疗失败	涂阳肺结核患者治疗至第 5 个月末或疗程结束时痰涂片检查阳性；涂阴肺结核患者治疗中转涂阳肺结核
结核死亡	活动性肺结核患者因病变进展或并发咯血、自发性气胸、肺源性心脏病、全身衰竭或肺外结核等原因死亡
非结核死亡	结核病患者因结核病以外的原因死亡
丢失	肺结核患者在治疗过程中中断治疗超过 2 个月，或由结防机构转出后，虽经医师努力追访，2 个月无信息或已在其他地区重新登记治疗

1.菌阳肺结核

强化期结束时，阳性痰涂片可能意味着以下情况。

① 药物因素：抗结核药物的质量有问题、服用剂量低于推荐范围。

② 病情因素：由于患者病灶广泛、空洞大、壁厚，且结核分枝杆菌负荷重，见效慢；或因并发症妨碍依从性或影响疗效。

③ 病菌因素：患者感染的可能是耐药结核分枝杆菌，一线药物治疗对其不起作用。

④ 患者因素：患者的依从性不佳，治疗初期监督不力。针对以上影响疗效的因素逐一分析、查找原因，是药物质量、剂量问题要纠正，是病情、病菌问题及时调整治疗方

案，是患者因素则加强监督。

2.菌阴肺结核

治疗开始时痰涂片镜检为阴性（或没有进行镜检）的新肺结核患者务必要在强化期结束时对痰标本进行复检，以防因依从性不佳或耐药性而引起疾病进展或初诊时存在误诊（即将涂阳患者诊断为涂阴）。

（二）胸部影像学检查

胸部影像学从影像学上能直观反映肺结核病的变化过程，抗结核治疗中对影像学的随访是判断肺结核治疗是否有效的重要手段之一。

1.病灶变化

① 显吸：病灶吸收大于或等于1/2原病灶。

② 吸收：病灶吸收小于1/2原病灶。

③ 不变：病灶无明显变化。

④ 恶化：病灶扩大或播散。

2.空洞变化

① 缩小：空洞缩小大于或等于原空洞直径1/2。

② 不变：空洞缩小或增大小于原空洞直径1/2。

③ 增大：空洞增大大于原空洞直径1/2。

（三）观察症状、体征

包括呼吸道症状、全身结核中毒症状及肺部啰音的变化，是反映治疗效果的简单指标。

（四）其他实验室检查

如血沉、C-反应蛋白等对疗效判断有一定的参考意义。

二、安全性监护

抗结核药物不良反应多，且需多药联合应用。因此，有必要在治疗过程中对患者进行临床观察和必要的实验室检查，以便及时发现不良反应并予以处理，以保证抗结核药物治疗的有效性和安全性。

1.治疗期间血药浓度的监测

采用较高的、可容许的给药量，使组织中的药物浓度最优化，避免低剂量易导致治疗失败和发生耐药性及高剂量带来的毒副作用。以下情况需要监测血药浓度：

① 结核性脓胸存在病理解剖学的屏障，阻碍药物渗透，需要较高的给药量；

② 结核性脑膜炎，能透过血脑屏障进入脑脊液中的异烟肼和吡嗪酰胺，需要较高的给药量；

③ 用于治疗复发、耐多药结核病的一些药物的治疗指数低，常常可导致不良反应。

如异烟肼或丙硫异烟肼和环丝氨酸合用，两药均可促进后者的血药浓度升高，加重中枢神经系统毒性。

2.临床观察

当有消化道反应、过敏性皮疹、关节痛、手脚麻木、视力改变等出现时，应及时到医院就诊，不要自行停药或更改治疗方案。服用利福平后出现尿液变红、红色眼泪现象为正常现象，不必担心。为及时发现并干预不良反应（表7-3-2），每月应到定点医疗机构复诊血常规、肝肾功能等。

表7-3-2　常见药物引起的不良反应

不良反应	常见药物
肝功能异常	异烟肼、利福平、吡嗪酰胺
肾功能异常、尿常规异常	链霉素、阿米卡星
白细胞减少	异烟肼、左氧氟沙星
心电图 Q-T 间期延长	莫西沙星
蚁行感、肌痛	异烟肼
乏力、纳差	异烟肼、吡嗪酰胺、利福平、乙胺丁醇
步态不稳、听力下降、头晕、口唇麻木	链霉素
视物模糊	乙胺丁醇
关节痛	吡嗪酰胺、左氧氟沙星
流感样综合征	利福平
休克、紫癜、急性肾衰竭	利福平
皮肤瘙痒、皮疹、发热	药物过敏

3.实验室监测

肝肾功能、血常规、尿常规、心电图等。

4.对各类药物不良反应的高危人群要定期监测

比如慢性乙肝患者是抗结核出现肝损害的高危人群，要加强监测肝功能。

三、依从性监护

依从性是指肺结核患者在整个治疗过程中遵从医嘱和治疗的程度。影响抗结核治疗依从性的主要因素有担心药物不良反应大、对自身疾病的认识不足、症状好转或消失而自行停药等主观原因，也有因经济拮据、记忆力差、理解力差等客观原因的。患者的依从性对保证其全程、规则服药非常重要，直接影响治疗效果，因此每次患者来诊时要评价其治疗依从性。为了提高患者依从性，可以对肺结核患者实行全程督导下的短程化疗（DOTS）能有效提高结核病治愈率。监护者可以是医师、药师、社区医师及家庭成员。

第四节

肺结核患者教育与用药指导

一、疾病教育

告知患者肺结核是一种病程长，在人群中发病率较高的慢性传染病。但绝大多数肺结核是可以彻底治愈的。让患者了解结核病治疗疗程、治疗方案、可能出现的不良反应以及按医嘱治疗的重要性。

本病典型症状为咳嗽、乏力、呼吸困难、发热等，部分患者可有反复发作的上呼吸道症状。肺结核多数起病缓慢，部分患者可无明显症状，有少部分患者即使肺内已形成空洞也无自觉症状，仅在胸部影像学检查时发现。

在治疗过程中要正确佩戴口罩，了解可能出现的治疗不良反应和应对措施，比如出现胃肠道不舒服、皮肤瘙痒、关节痛、手脚麻木、视物不清、皮疹、听力下降等，应及时和医生联系，不要自行停药或更改治疗方案。服用利福平后出现尿液变红、红色眼泪现象为正常现象，不必担心。为及时发现并干预不良反应，每月应到定点医疗机构进行血常规、肝肾功能复查。

肺结核患者治疗期间复诊查痰，初治肺结核患者应在治疗满2、5、6月时、复治肺结核患者在治疗满2、5、8月时、耐多药肺结核患者注射期每个月、非注射期每2个月均需复查痰涂片和培养。正确的留痰方法是：深呼吸2～3次，用力从肺部深处咳出痰液，将咳出的痰液留置在痰盒中，并拧紧痰盒盖。复查的肺结核患者应收集两个痰标本（夜间痰、清晨痰）。唾液或口水为不合格标本。

肺结核是严重危害人类健康的慢性传染病，主要是通过活动性呼吸疾病患者咽喉和肺部产生的飞沫在空气中传播，免疫系统不完善的婴幼儿、老年人、HIV感染者、免疫抑制剂使用者等易传染。需关注密切接触者，包括患者家人、同班、同宿舍同学、同办公室同事或经常接触的好友等，及时到定点医疗机构进行结核分枝杆菌感染筛查，同时做好防护工作，防止传染，必要时预防性抗结核治疗。

二、生活方式教育

确保患者准确了解结核病作为传染病，对自身、家庭以及周围健康人的危害。患者应注意保持良好的卫生习惯，避免将疾病传染他人。最好住在单独的光线充足的房间，经常开窗通风；不能随地吐痰，也不要下咽，应把痰吐在纸中包好后焚烧，或吐在有消毒液的痰盂中；不要对着他人大声说话、咳嗽或打喷嚏；传染期内应尽量少去公共场所，如需外出应佩戴口罩。

吸烟会加重咳嗽、咳痰、咯血等症状。抗结核药物大部分经肝脏代谢，并且对肝脏有不同程度的损害，饮酒会加重对肝脏的损害，降低药物疗效。因此在治疗期间应严格戒烟、禁酒。结核病为慢性消耗性疾病，要注意休息，避免重体力活动，加强营养，多吃乳类、蛋类、瘦肉等高蛋白食物，还应多吃绿叶蔬菜、水果以及杂粮等富含维生素和无机盐的食品。

做好预防工作能够有效减少肺结核患者出现，肺结核预防中应当以加强健康教育为主要目标，帮助患者认识肺结核疾病，掌握肺结核疾病的相关诱因，能够在生活中积极进行预防，改掉不正确的生活习惯，避免肺结核疾病的出现。

三、用药教育与指导

（一）服药方法及药品保存

抗结核药物宜采用空腹顿服的服药方式，一日的药量要在同一时间一次服用。药物应放在阴凉干燥、孩子接触不到的地方。夏天宜放在冰箱的冷藏室（具体见表7-4-1）。

表7-4-1　常用抗结核药物的剂量与用法

| 药名 | 每日剂量 | | | 间歇疗法 | | 用法 |
| | 成人 /g | | 儿童 | 成人 /g | | |
	< 50kg	≥ 50kg	/（mg/kg）	< 50kg	≥ 50kg	
异烟肼（H）	0.3	0.3	10 ～ 15	0.5	0.6	每日 1 次顿服
链霉素（S）	0.75	0.75	15 ～ 30	0.75	0.75	每日 1 次肌内注射
利福平（R）	0.45	0.6	10 ～ 20	0.6	0.6	每日 1 次，空腹顿服
利福喷汀（Rft）				0.45	0.6	每周 2 次服用
利福布汀（Rfb）	0.3	0.3				每日 1 次顿服
吡嗪酰胺（Z）	1.5	1.5	30 ～ 40	2.0	2.0	每日 1 次顿服或分 2 ～ 3 次服用
乙胺丁醇（E）	0.75	1.0	15 ～ 25	1.0	1.25	每日 1 次顿服
丙硫异烟胺（Pt）	0.75	0.75	10 ～ 20			每日分 3 次服用
对氨基水杨酸钠（PAS）	8.0	10.0	200 ～ 300			每日分 3 次服用或每日 1 次静脉滴注
阿米卡星（Am）	0.4	0.4 ～ 0.6		0.4	0.4 ～ 0.6	每日 1 次肌内注射或静脉滴注
卷曲霉素（Cm）	0.75	0.75	4 ～ 8			每日 1 次肌内注射或静脉滴注
氧氟沙星（Oflx）	0.6	0.8				每日 1 次顿服或静脉滴注
左氧氟沙星（Lfx）	0.6	0.6				每日 1 次顿服或静脉滴注
莫西沙星（Mx）	0.4	0.4				每日 1 次顿服或静脉滴注
异烟肼对氨基水杨酸盐（Pa）	0.8	1.0	20 ～ 40			每日 1 次顿服或分 2 ～ 3 次服用

（二）用药注意事项

（1）向患者及其家属认真宣讲药物说明书。让患者及其家属正确认识药物的作用，了解相关的副作用，避免对药物产生恐惧感，掌握药物服用方法。

（2）强调遵循"早期治疗、规律治疗、全程治疗、联合治疗、适量治疗"化疗原则的重要性。

（3）注意药物与食物的相互作用，比如海鱼（异烟肼）、豆制品和海鲜（吡嗪酰胺）。

（4）提倡戒烟、戒酒。吸烟不仅会使肺结核的患病率增高，还会影响结核的治疗；饮酒易造成肝脏损害，肝功能异常是抗结核治疗中断最常见的原因之一。

（5）告知患者如果不遵从医嘱，不按时服药，不完成全疗程治疗，就会导致初次治疗失败和产生耐多药结核病。治疗疗程明显延长，治愈率也会大大降低，甚至终身不愈。治疗费用也会大幅度增加。如果传染给其他人，被传染者一旦发病也是耐药结核病。

（三）治疗疗程

全疗程用药是降低失败和复发的重要措施。服用抗结核药物1个月以后，传染性一般就会消失。一般情况下，初治肺结核患者的治疗疗程为6个月，复治肺结核患者为8个月，耐多药肺结核患者24个月。

（四）预防复发

结核病的早期发现、早期诊断、规范治疗，以及有效管理是控制结核病的基础和关键，只要配合医生、遵从医嘱，严格坚持规律服药，绝大多数肺结核是可以彻底治愈的。但不规范治疗可演变为耐药结核病，有终身不能治愈的风险。

为了提高治疗依从性，保证规律用药，从而显著提高治愈率，降低复发率和死亡率，同时降低结核病的患病率和多耐药发生率。肺结核患者在治疗过程中，确定督导人员，每次用药都必须在医务人员或者家属的直接监督下进行，因故未用药时必须采取补救措施以保证按医嘱规律用药。

（陆平祝）

💡 思考题

1.简述肺结核的病因和发病机制。

2.简述耐药结核和耐多药结核的治疗方案。

3.简述在肺结核患者用药期间，药师应进行的用药指导、监护和生活教育。

📖 目标检测

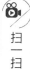

扫一扫

答　案

一、单选题

1.结核分枝杆菌的主要传播途径为（　　）。

    A.粪口   B.血液

    C.皮肤   D.呼吸道

2.确诊肺结核最特异的方法是（　　）。

    A.纤维支气管镜检   B.结核分枝杆菌检查

    C.胸部X线检查   D.结核菌素试验

3.肺结核患者若突然大咯血，伴呼吸困难，首要的抢救措施是（　　）。

    A.高流量吸氧   B.使用止血药物

    C.清理呼吸道，保持呼吸道通畅   D.给予镇静药物

4.下列咳嗽性疾病中，哪种最常见咯血？（　　）

    A.脓胸   B.自发性气胸

    C.支气管哮喘   D.肺结核

5.出现以下什么情况就应当怀疑得了肺结核病？（　　）

    A.头痛   B.腹泻

    C.咳嗽、咳痰两星期以上或咯血   D.月经不调

6.防治结核最重要的措施是（　　）。

    A.消毒、戴口罩   B.预防用药

    C.接种卡介苗   D.发现并治愈具有传染性的肺结核患者

7.当你的家人患有肺结核病时，不正确的做法是（　　）。

    A.提醒家人没有症状时不要吃药   B.提醒家人按时查痰

    C.提醒家人外出不要忘记带药   D.提醒家人按时吃药

8.抗结核治疗必须遵守的原则是（　　）。

    A.早期、联合、全程   B.早期、联合、适量、规律

    C.早期、联合、适量、全程   D.早期、联合、适量、规律、全程

二、多选题

1.痰标本分为哪几类（　　）。

    A.即时痰   B.清晨痰   C.夜间痰   D.午间痰   E.血痰

2.肺结核病患者的常见症状有：（　　）。

    A.咳嗽、咳痰   B.咯血   C.低热   D.盗汗   E.高热

三、综合运用拓展

患者，男，75岁，有吸烟史和饮酒史。因间歇咳嗽、咳痰及痰血1月余，午后低热，夜间盗汗到诊室就诊。胸片X线片示两上肺斑片影、斑点密度不均、隐约见一空洞。痰抗酸杆菌阳性，肝功能正常。诊断：继发性结核双上/涂（+）初治。确诊肺结核，医生予以2HRZS/4HR抗结核治疗。为了减轻胃肠道反应，患者早餐前口服利福平，中午口服异烟肼，晚上肌注链霉素，乙胺丁醇、吡嗪酰胺则早、中、晚分3次口服。

    1.你觉得该方案合适吗？你有什么更好的建议？依据是什么？请给予详细的用药指导和生活建议。

    2.患者问：治疗时间需要多久呢？平时还应注意什么？

第八章
血脂异常的药物治疗管理

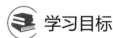 学习目标

1. 掌握：血脂异常临床表现、治疗用药、患者教育。
2. 熟悉：血脂异常的疾病概述、药物之间的相互作用。
3. 了解：血脂异常的其他治疗手段和进展。

第一节
疾病概述

血脂是血浆中的胆固醇、三酰甘油（TG）和类脂（如磷脂）等的总称，与临床密切相关的血脂主要是胆固醇和TG，其他还有游离脂肪酸（FFA）和磷脂等。在人体内胆固醇主要以游离胆固醇及胆固醇酯形式存在。TG是甘油分子中的三个羟基被脂肪酸酯化而形成。循环血液中的胆固醇和TG必须与特殊的蛋白质即载脂蛋白（Apo）结合形成脂蛋白，才能被运输至组织进行代谢。

血脂异常是指血浆中总胆固醇（TC）和/或TG水平升高，低密度脂蛋白胆固醇（LDL-C）升高，也包括高密度脂蛋白胆固醇（HDL-C）降低，属于代谢类疾病。血脂异常是临床常见的慢性病，是动脉粥样硬化性心血管病（arteriosclerotic cardiovascular disease，ASCVD）的独立危险因素之一。

一、病因和发病机制

诱发血脂异常的危险因素有多种，可分为不可改变的遗传因素和可改变的环境因素。

1. 遗传因素

包括基因的功能缺失、突变等导致脂代谢异常，多见于原发性高脂血症。由于基因

突变所致的高脂血症多具有家族聚集性，有明显的遗传倾向，特别是单一基因突变者，故临床上称为家族性高脂血症。

2.环境相关危险因素

包括不良的生活方式，如高能量、高油和高糖的饮食习惯，缺乏运动、肥胖、吸烟、酗酒等。还包括其他全身系统疾病，如糖尿病、肾病综合征、甲状腺功能减退症、肾功能衰竭、肝脏疾病、系统性红斑狼疮、糖原累积症、骨髓瘤、脂肪萎缩症、急性卟啉病、多囊卵巢综合征等。此外，某些药物也是诱发高脂血症的危险因素，如利尿药、非心脏选择性β受体阻滞剂、糖皮质激素等。

二、临床表现

血脂异常可见于不同年龄、性别的人群，患病率随年龄增大而增高，高胆固醇血症高峰在50～69岁，50岁以前男性患病率高于女性，50岁以后女性患病率高于男性。某些家族性血脂异常可发生在婴儿时期。多数患者无明显症状和异常体征，而于常规血液生化指标检查时才发现。

血脂异常主要可以导致一些脏器及心血管的损害，其最主要表现是动脉粥样硬化，而动脉粥样硬化可以引起一系列疾病。其次，其临床表现为脂质在真皮内沉积引起黄色瘤，常见于肌腱部位、睑周、身体的伸侧（如肘、膝关节、指关节伸处）、手掌等部位；脂质在角膜沉积会出现角膜弓，多见于老年人，若见于40岁以下者，则多伴有高脂血症，尤其是家族性高胆固醇血症；脂质在肝细胞内沉积引起脂肪肝；富含三酰甘油的大颗粒脂蛋白可以在眼底小动脉沉积，行眼底检查时会引起光散射，又称高脂血症眼底；少数高三酰甘油血症患者可因为乳糜微粒（CM）残粒阻塞胰腺毛细血管导致胰腺炎。

三、并发症

血脂异常的主要危害是增加ASCVD的发病危险，脂质在血管内皮沉积引起的动脉粥样硬化，研究最多的是冠心病。许多研究表明冠心病的发病率和死亡率随着血清胆固醇的升高而增加。血脂异常还会导致冠状动脉以外的动脉粥样硬化，导致缺血性脑卒中、周围动脉疾病、腹主动脉瘤和症状性颈动脉病等。此外，血脂异常与2型糖尿病关系密切，是2型糖尿病患者糖尿病微血管病变的重要危险因素，与糖尿病视网膜病变、糖尿病肾病及糖尿病神经病变的发生发展密切相关。

四、诊断

血脂水平受人群的生活方式及饮食习惯影响较大，也与性别、年龄等有关。故目前不主张使用"正常值"概念，而是根据血脂水平对心血管病的发生和发展的影响来提供一个合适的范围。常规检查血脂应包含4项：① 总胆固醇（TC，正常参考值3.1～5.7mmol/L）；② 三酰甘油（TG，0.4～1.7mmol/L）；③ 高密度脂蛋白胆固醇（HDL-C，1.0～1.6mmol/L）；④ 低密度脂蛋白胆固醇（LDL-C，0～3.4mmol/L）。以上4项检查项目都很重要，其中只要有一项异常都属于"血脂异常"。《中国成人血脂异常防治指南2016年版》建议，20～40岁无任何危险因素的健康成年人至少每5年检测一次血脂，40岁以上男性和绝经期后女性每年检测一次血脂，ASCVD患者及其高危人群应每3～6个月检测一次血脂。血脂检查的重点对象包括：① 有动脉粥样硬化性心血管疾病病史者。② 有高血压、糖尿病、肥胖、吸烟等多种心血管疾病危险因素者。③ 有早发性心血管疾病家族史者（指一级直系亲属中，男性55岁前或女性65岁前患缺血性心血管病者），或有家族性高胆固醇血症患者。④ 皮肤或肌腱黄色瘤及跟腱增厚者。《中国成人血脂异常防治指南2016年版》提出了我国人群的合适水平和分层标准，见表8-1-1。

表8-1-1　中国ASCVD一级预防人群血脂水平和异常分层标准

单位：mmol/L（mg/dl）

分层	TC	LDL-C	HDL-C	非HDL-C	TG
理想水平		＜2.6（100）		＜3.4（130）	
合适水平	＜5.2（200）	＜3.4（130）		＜4.1（160）	＜1.7（150）
边缘升高	≥5.2（200）且＜6.2（240）	≥3.4（130）且＜4.1（160）		≥4.1（160）且＜4.9（190）	≥1.7（150）且＜2.3（200）
升高	≥6.2（240）	≥4.1（160）		≥4.9（190）	≥2.3（200）
降低			＜1.0（40）		

根据血清总胆固醇、三酰甘油和高密度脂蛋白胆固醇的测定结果，高脂血症分为四型，见表8-1-2。

表8-1-2　血脂异常的临床分型

分型	TC	TG	HDL-C
高胆固醇血症	增高		
高三酰甘油血症		增高	
混合型高脂血症	增高	增高	
低高密度脂蛋白胆固醇血症			降低

第二节
血脂异常的治疗方案与治疗药物

扫一扫

数字资源8-2-1
《中国成人血脂异常防治指南（2016年修订版）》

一、治疗原则

① 临床上应根据个体ASCVD危险程度决定是否启动药物调脂治疗。② 将降低LDL-C水平作为ASCVD危险的首要干预靶点，非-HDL-C可作为次要干预靶点。

③ LDL-C基线值较高不能达目标值者，LDL-C至少降低50%。极高危患者LDL-C基线在目标值以内者，LDL-C仍应降低30%左右。④ 临床调脂达标，首选他汀类调脂药物。起始宜应用中等强度他汀，根据个体调脂疗效和耐受情况，适当调整剂量，若胆固醇水平不能达标，应与其他调脂药物联合使用。

二、治疗目标

防控ASCVD，降低心肌梗死、缺血性脑卒中或冠心病死亡等心血管临床事件发生危险。血脂异常尤其是LDL-C升高是导致ASCVD发生、发展的关键因素。大量临床研究反复证实，无论采取何种药物或措施，只要能使血清LDL-C水平下降，就可稳定、延缓或消退动脉粥样硬化病变，并能显著减少ASCVD的发生率、致残率和死亡率。国内外血脂异常防治指南均强调，LDL-C在ASCVD发病中起着核心作用，提倡以降低血清LDL-C水平来防控ASCVD危险。所以，推荐以LDL-C为首要干预靶点调脂治疗设定目标值：极高危者LDL-C＜1.8mmol/L；高危者LDL-C＜2.6mmol/L；中危和低危者LDL-C＜3.4mmol/L（图8-2-1）。

符合下列任意条件者，可直接列为高危或极高危人群
极高危：ASCVD 患者
高危：（1）LDL-C≥4.9mmol/L或TC≥7.2mmol/L
　　　　（2）糖尿病患者1.8mmol/L≤LDL-C＜4.9mmol/L（或）3.1mmol/L≤TC＜7.2mmol/L且年龄≥40岁

不符合者，评估10年ASCVD发病危险

危险因素 个数*		血清胆固醇水平分层/(mmol/L)		
		3.1≤TC<4.1(或) 1.8≤LDL-C<2.6	4.1≤TC<5.2(或) 2.6≤LDL-C<3.4	5.2≤TC<7.2(或) 3.4≤LDL-C<4.9
无高血压	0～1个	低危(<5%)	低危(<5%)	低危(<5%)
	2个	低危(<5%)	低危(<5%)	中危(5%～9%)
	3个	低危(<5%)	中危(5%～9%)	中危(5%～9%)
有高血压	0个	低危(<5%)	低危(<5%)	低危(<5%)
	1个	低危(<5%)	中危(5%～9%)	中危(5%～9%)
	2个	中危(5%～9%)	高危(≥10%)	高危(≥10%)
	3个	高危(≥10%)	高危(≥10%)	高危(≥10%)

ASCVD10年发病危险为中危且年龄小于55岁者，评估余生危险

具有以下任意2项及以上危险因素者，定义为高危：
◎收缩压≥160mmHg或舒张压≥100mmHg　　◎BMI≥28 kg/m²
◎非HDL-C≥5.2mmol/L(200 mg/dl)　　◎吸烟
◎HDL-C<1.0 mmol/L (40 mg/dl)

图8-2-1　ASCVD危险评估流程图

注：*：危险因素包括吸烟、低HDL-C及男性≥45岁或女性≥55岁。慢性肾病患者的危险评估及治疗请参见特殊人群血脂异常的治疗。ASCVD—动脉粥样硬化性心血管疾病；TC—总胆固醇；LDL-C—低密度脂蛋白胆固醇；HDL-C—高密度脂蛋白胆固醇；非HDL-C—非高密度脂蛋白胆固醇；BMI—体重指数。

三、治疗方案

（一）一般治疗

在满足每日必需营养需要的基础上控制总能量；合理选择各营养要素的构成比例；控制体重、戒烟、限酒；坚持规律的中等强度代谢运动。

（二）药物治疗

人体血脂代谢途径复杂，有诸多酶、受体和转运蛋白参与。临床上可供选用的调脂药物有许多种类，大体上可分为两大类：（1）主要降低胆固醇的药物；（2）主要降低TG的药物。其中部分调脂药物既能降低胆固醇，又能降低TG。对于严重的高脂血症，常需多种调脂药联合应用，才能获得良好疗效。

1. 主要降低胆固醇的药物

（1）他汀类　他汀类（statins）亦称3-羟基3-甲基戊二酰辅酶A（HMG-CoA）还原酶抑制剂，能够抑制胆固醇合成限速酶HMG-CoA还原酶，减少胆固醇合成，继而上调细胞表面LDL受体，加速血清LDL分解代谢。此外，还可抑制VLDL合成。因此他汀类能显著降低血清TC、LDL-C和Apo B水平，也能降低血清TG水平和轻度升高HDL-C水平。

他汀类药物适用于高胆固醇血症、混合性高脂血症和ASCVD患者。目前国内临床上有洛伐他汀、辛伐他汀、普伐他汀、氟伐他汀、阿托伐他汀、瑞舒伐他汀和匹伐他汀。不同种类与剂量的他汀降胆固醇幅度有较大差别，但任何一种他汀剂量倍增时，LDL-C进一步降低幅度仅约6%，即所谓"他汀疗效6%效应"。他汀类可使TG水平降低7%～30%，HDL-C水平升高5%～15%。

研究人员分析结果表明，在心血管危险分层不同的人群中，他汀治疗后，LDL-C每降低1mmol/L，主要心血管事件相对危险减少20%，全因死亡率降低10%，而非心血管原因引起的死亡未见增加。现有研究反复证明，他汀降低ASCVD事件的临床获益大小与其降低LDL-C幅度呈线性正相关，他汀治疗产生的临床获益来自LDL-C降低效应。不同种类与剂量的他汀降低LDL-C幅度见表8-2-1。

表8-2-1　他汀类药物降胆固醇强度

高强度 （每日剂量可降低 LDL-C ≥ 50%）	中等强度 （每日剂量可降低 LDL-C 20% ～ 50%）
阿托伐他汀 40 ～ 80mg 瑞舒伐他汀 20mg	阿托伐他汀 10 ～ 20mg 瑞舒伐他汀 5 ～ 10mg 氟伐他汀 80mg 洛伐他汀 40mg 匹伐他汀 2 ～ 4mg 普伐他汀 40mg 辛伐他汀 20 ～ 40mg 血脂康 1.2g

近年来，多项大规模临床试验结果一致显示，他汀类药物在ASCVD一级和二级预防中均能显著降低心血管事件（包括心肌梗死、冠心病死亡和缺血性脑卒中等）危险。他汀类已成为防治这类疾病最为重要的药物。所以，为了调脂达标，临床上应首选他汀类调脂药物。

（2）胆固醇吸收抑制剂　依折麦布能有效抑制肠道内胆固醇的吸收。研究表明ACS患者在辛伐他汀基础上加用依折麦布能够进一步降低心血管事件。依折麦布和辛伐他汀联合治疗对改善慢性肾脏疾病（chronic kidney disease，CKD）患者的心血管疾病预后具有良好作用。依折麦布推荐剂量为10mg/d。

（3）普罗布考　普罗布考通过掺入LDL颗粒核心中，影响脂蛋白代谢使LDL易通过非受体途径被清除。普罗布考常用剂量为每次0.5g，2次/天。主要适用于高胆固醇血症，尤其是Ho FH及黄色瘤患者，有减轻皮肤黄色瘤的作用。

（4）胆酸螯合剂　胆酸螯合剂为碱性阴离子交换树脂，可阻断肠道内胆汁酸中胆固醇的重吸收。与他汀类联用，可明显提高调脂疗效。常见不良反应有胃肠道不适、便秘和影响某些药物的吸收。此类药物的绝对禁忌证为异常β脂蛋白血症和血清TG＞4.5mmol/L（400mg/dl）。

（5）其他调脂药　脂必泰是一种红曲与中药（山楂、泽泻、白术）的复合制剂。具有轻中度降低胆固醇作用。该药的不良反应少见。多廿烷醇是从甘蔗蜡中提纯的一种含8种高级脂肪伯醇的混合物，调脂作用起效慢，不良反应少见。

2. 主要降低TG的药物

（1）贝特类　贝特类药物通过激活过氧化物酶体增殖物激活受体α（peroxisome proliferator activated receptor-α，PPARα）和激活脂蛋白脂酶（lipoprotein lipase，LPL）而降低血清TG水平和升高HDL-C水平。常用的贝特类药物有：非诺贝特片，每次0.1g，3次/天；微粒化非诺贝特，每次0.2g，1次/天；吉非贝齐，每次0.6g，2次/天；苯扎贝特，每次0.2g，3次/天。研究发现贝特类药物能使高TG伴低HDL-C人群心血管事件危险降低10%左右，以降低非致死性心肌梗死和冠状动脉血运重建术为主，对心血管死亡、致死性心肌梗死或脑卒中无明显影响。

（2）烟酸类　烟酸也称作维生素B_3，属人体必需维生素。大剂量时具有降低TC、LDL-C和TG以及升高HDL-C的作用。调脂作用与抑制脂肪组织中激素敏感脂酶活性、减少游离脂肪酸进入肝脏和降低VLDL分泌有关。烟酸有普通和缓释2种剂型，以缓释剂型更为常用。缓释片常用量为每次1～2g，1次/天。建议从小剂量（0.375～0.5g/d）开始，睡前服用；4周后逐渐加量至最大常用剂量。研究发现，烟酸无论是单用还是与其他调脂药物合用均可改善心血管预后，心血管事件减少34%，冠状动脉事件减少25%。由于在他汀基础上联合烟酸的临床研究提示与单用他汀相比无心血管保护作用，欧美多国已将烟酸类药物淡出调脂药物市场。

（三）血脂异常的其他治疗措施

脂蛋白血浆置换、肝移植、部分回肠旁路手术和门腔静脉分流术，作为辅助治疗措施用于血脂异常患者。脂蛋白血浆置换效果肯定。

第三节
血脂异常患者的用药监护

扫一扫

数字资源8-3-1
血脂异常药物治疗
管理微课

一、疗效监护

饮食与非药物治疗者，开始3～6个月应复查血脂水平，如血脂控制达到建议目标，则继续非药物治疗，但仍须每6个月至1年复查，长期达标者可每年复查1次。服用调脂药物者，需要进行更严密的血脂监测。首次服用调脂药者，应在用药6周内复查血脂及转氨酶和肌酸激酶。如血脂能达到目标值，且无药物不良反应，逐步改为每6～12个月复查1次；如血脂未达标且无药物不良反应者，每3个月监测1次。如治疗3～6个月后，血脂仍未达到目标值，则需调整调脂药剂量或种类，或联合应用不同作用机制的调脂药进行治疗。每当调整调脂药种类或剂量时，都应在治疗6周内复查。治疗性生活方式改变（therapeuticlifestylechange，TLC）和调脂药物治疗必须长期坚持，才能获得良好的临床益处。

二、安全性监护

在用药期间，应从以下几个方面监护血脂异常患者用药后的安全性，及时调整治疗方案，避免药物不良反应。

1.肝功能损害

他汀类药物引起的肝脏损害可引起血清丙氨酸氨基转移酶（ALT）和天冬氨酸氨基转移酶（AST）的升高，发生率在0.5%～3%，服药过程中如转氨酶升高达正常值3倍以上及合并总胆红素升高患者，应减量或停药。对于转氨酶升高在正常上限3倍以内者，可在原剂量或减量的基础上进行观察，部分患者经此处理后转氨酶可恢复正常。

2.他汀类药物相关性肌病

他汀类药物相关的肌肉不良反应包括肌痛、肌炎和横纹肌溶解。但他汀类药物引起肌病在临床上很少见。为预防他汀类药物相关性肌病的发生，应注意监护以下几点。（1）了解患者是否有肌病易患因素。（2）开始治疗前询问患者是否检测肌酸激酶（CK）基础值，治疗中询问患者是否有肌肉不适、肌痛、无力、解褐色尿等症状。并告知若出现上述症状，应及时告知医师或药师。（3）如患者报告出现有可能的肌肉症状，应检测CK值，并与基础值比较。

3.其他用药细节

（1）依折麦布　安全性和耐受性良好，其不良反应轻微且多为一过性，主要表现为头痛和消化道症状，与他汀联用也可发生转氨酶增高和肌痛等副作用，禁用于妊娠期和哺乳期。

（2）普罗布考　常见不良反应为胃肠道反应；也可引起头晕、头痛、失眠、皮疹等；极为少见的严重不良反应为Q-T间期延长。室性心律失常、Q-T间期延长、血钾过低者禁用。

（3）贝特类　常见不良反应与他汀类药物类似，包括肝脏、肌肉和肾毒性等，血清肌酸激酶和ALT水平升高的发生率均＜1%。

（4）烟酸类　最常见的不良反应是颜面潮红，其他有肝脏损害、高尿酸血症、高血糖、黑棘皮症和消化道不适等，慢性活动性肝病、活动性消化性溃疡和严重痛风者禁用。

三、依从性监护

向患者说明血脂异常对健康的危害，使患者了解血脂异常与心血管疾病尤其是冠心病密切相关，加强对疾病防治知识的教育。同时，科普血脂异常的发病与饮食和生活方式有密切关系。饮食治疗和改善生活方式是血脂异常治疗的基础措施。医务人员和健康从业者必须结合规范、系统的健康教育以提高患者的依从性和自我保健意识。同时应结合实际病例，向患者做积极的用药教育，特别是长期使用他汀类药物的患者，消除患者用药疑虑，提高依从性，确保安全有效降脂。

第四节
血脂异常患者教育与用药指导

一、疾病教育

三酰甘油与总胆固醇上升是高脂血症的重要表现。大量的临床研究表明，高脂血症能够引起冠心病、心肌梗死、脑卒中等心脑血管病症的发生。医护人员需告知患者血脂若长期处于异常状况，不但会增加动脉粥样硬化的概率，同时也会促使心脑血管类病症的临床发生率极大提升。而对此类病症患者采取健康教育，是临床上实现血脂控制最为有效的方法之一。指导患者改变不良生活方式，坚持饮食控制和适当运动，控制体重。基层血脂异常相关的健康教育内容可见表8-4-1。

表8-4-1　基层血脂异常健康教育内容

教育内容	一般个体	高危个体	血脂异常患者
什么是血脂异常	√	√	√
血脂异常的危害	√	√	√
血脂异常时不良生活方式疾病	√	√	√

续表

教育内容	一般个体	高危个体	血脂异常患者
如何纠正不良生活方式	✓	✓	✓
哪些人容易得血脂异常	✓	✓	✓
定期监测血脂的重要性	✓	✓	✓
哪些人是血脂异常的高危个体	–	✓	✓
血脂异常的心血管危险评估	–	✓	✓
如何降低心血管风险	–	✓	✓
血脂异常的个体化控制目标	–	✓	✓
常用药物种类、用法、注意事项、副作用及禁忌证	–	–	✓
如何提高患者治疗依从性	–	–	✓
血脂异常的并发症，特殊情况的应对措施	–	–	✓

二、生活方式教育

血脂异常患者和高危个体，无论是否选择调脂药物治疗，都必须坚持改善生活方式，重点包括：

（1）合理膳食　在满足每日必需营养需要的基础上控制总能量，合理选择各类营养要素构成比例，宜进食低糖、低脂、低盐饮食，提倡高纤维饮食。减少膳食脂肪摄入，每日摄入脂肪不应超过总能量的20%～30%，胆固醇不超过300mg，每日烹调油少于30g。高胆固醇血症者饱和脂肪酸摄入量应小于总能量的7%，反式脂肪酸摄入量应小于总能量的1%。每日摄入碳水化合物占总能量的50%～65%，以谷类、薯类和全谷物为主，新鲜蔬菜每日400～500g，水果200～350g，糖摄入不应超过总能量的10%。

（2）适量运动　坚持规律的中等强度代谢运动。血脂异常患者和高危个体应保持适当的运动，运动量和运动形式可根据个体身体情况和喜好确定，注意量力而行、循序渐进，以运动后第2天感觉精力充沛、无不适感为宜。适宜进行快走、慢跑、骑自行车、游泳、广播操、登山等中、低强度的有氧运动，运动频度一般每周5～7次，运动持续时间每次或每日累计达到30min及以上。对于心血管病危险分层极高危者，开始运动前应先进行运动负荷试验，充分评估运动安全性。

（3）控制体重　超重或肥胖者能量摄入应低于能量消耗，每日膳食总能量减少300～500kcal（1kcal=4.186kJ），改善饮食结构，努力将体重指数（BMI）控制在18.5～23.9kg/m^{2}的正常范围，同时腰围男性不超过90cm，女性不超过85cm。

（4）戒烟限酒　完全戒烟和有效避免吸入二手烟，可降低心血管病风险，烟瘾小者可采取一次性完全戒断法，烟瘾大者逐步减少吸烟量，戒断症状明显的可用尼古丁替代疗法，不用零食代替烟草以免引起血糖升高和超重肥胖。提倡限制饮酒，禁饮烈性酒，有长期过量饮酒嗜好者应减少饮酒量，并选择低度酒，酒精依赖者可借助药物治疗戒酒。

三、用药教育与指导

在患者服用药物前，医务工作者应详细询问其药物过敏史，是否妊娠或计划妊娠，是否处于哺乳期。由于血脂异常者中老年患者比例高，故需常规询问是否患有其他疾病，如胆囊疾病、活动性肝炎、肝酶升高或肾功能不良等。是否有合用其他药物如环孢素、替拉瑞韦、香豆素类、降血糖药或其他保健品等。

1.服药时间

机体合成胆固醇高峰时间段为午夜至次日凌晨2点左右，他汀类药物因化学结构特殊，树脂胆酸清除剂可与之结合，影响药物的有效血药浓度峰值形成时间，因此，推荐患者在睡前服药；若需服用胆酸类药物，则应设立间隔时间。

2.用药疗程

高脂血症同高血压、糖尿病一样，属于慢性疾病。因此即便药物治疗取得预期疗效后，仍需长期坚持使用，尤其是他汀类药物，可降低患者未来出现心脑血管病意外的风险。

3.用药注意事项

血脂异常患者常合并多种疾病并联合多种药物治疗，因此，需注意药物之间的相互作用，规避潜在的不良反应。目前上市的他汀类药物中，洛伐他汀、辛伐他汀和阿托伐他汀主要经肝药酶CYP3A4代谢，氟伐他汀主要经肝药酶CYP2C9代谢，普伐他汀、瑞舒伐他汀和匹伐他汀基本不经肝药酶CYP系统代谢（瑞舒伐他汀约10%经肝药酶CYP2C9代谢）；此外，匹伐他汀、瑞舒伐他汀、氟伐他汀和辛伐他汀还是多种转运体如有机阴离子转运多肽1B1、P糖蛋白等的底物。因此，需注意他汀类药物与相应代谢酶或转运体抑制剂联合应用时可能发生的潜在不良反应，如服用调脂药物时避免与大环内酯类抗菌药物同服。

服用期间出现不明原因肌痛，尤其是伴有全身不适或者发热时，应立即停药。

（贾姝、邓金莹）

 思考题

1.简述什么是血脂异常及血脂异常的危害。
2.请列举治疗高脂血症药物的主要分类及代表性药物。
3.简述在血脂异常患者用药期间，药师应进行的用药指导、监护和生活教育。

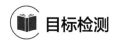 **目标检测**

扫一扫

答案

一、单选题

1.根据《中国成人血脂异常防治指南（2016年修订版）》，我国人群血脂水平分层标准中对总胆固醇（TC）水平描述正确的是（　　）。

  A.＜5.2mmol/L 为合适范围

  B.≥5.2mmol/L 且＜6.2mmol/L 为边缘升高

  C.≥6.2mmol/L 为升高

  D.以上都对

 2.我国成人血脂异常防治指南指导思想：在进行调脂治疗时，应将降低（　　）作为首要目标。

  A.三酰甘油（TG）　　　　　　　B.低密度脂蛋白胆固醇（LDL-C）

  C.高密度脂蛋白胆固醇（HDL-C）　　D.A 和 B 都是

 3.能抑制 HMG-CoA 还原酶的药物是（　　）。

  A.氯贝丁酯　　　　　　　　　　B.烟酸

  C.普罗布考　　　　　　　　　　D.洛伐他汀

 4.下列对他汀类药物叙述错误的是（　　）。

  A.调血脂作用呈剂量依赖性

  B.抑制乙酰辅酶A羧化酶减少 TG 及 LDL 合成

  C.改善血管内皮功能，提高血管内皮对扩血管物质的反应性

  D.抑制 HMG-CoA 原酶，减少内源性 CH 合成

 5.对于高胆固醇血症造成高危心肌梗死的患者，作为一线治疗药物应选择（　　）。

  A.非诺贝特　　　　　　　　　　B.烟酸

  C.阿昔莫司　　　　　　　　　　D.洛伐他汀

二、多选题

 1.生活方式改变的主要内容有（　　）。

  A.减少饱和脂肪酸和胆固醇的摄入

  B.选择能够降低 LDL-C 的食物（如植物固醇、可溶性纤维）

  C.减轻体重

  D.增加有规律的体力活动

  E.戒烟限酒

 2.在血脂异常的药物治疗中，目前临床应用比较多的药物是（　　）。

  A.烟酸　　　　　　　　　　　　B.树脂类

  C.贝特类　　　　　　　　　　　D.他汀类

  E.溶栓酶类

 3.临床上常规血脂检测的基本项目包括（　　）。

  A.总胆固醇（TC）

  B.三酰甘油（TG）

  C.高密度脂蛋白胆固醇（HDL-C）

  D.低密度脂蛋白胆固醇（LDL-C）

  E.脂肪酸（FFA）

三、综合运用拓展

某患者，男，68岁，既往有血脂异常，胆固醇7.7mmol/L，三酰甘油2.3mmol/L，肝功能正常，患者连续服用氟伐他汀和非诺贝特5个月，复查时检测肝功能AST142U/L（正常值40U/L），ALT126U/L（正常值40U/L），肌酸磷酸激酶（CPK）2000U/L（正常值25～200U/L）。

1.该患者服用了氟伐他汀和非诺贝特药物后产生了哪些不良反应？血脂异常患者的常用药物包括哪些，用药监护上应注意哪些问题？

2.你能对患者进行血脂异常生活方面和疾病方面的教育吗？

第九章

糖尿病的药物治疗管理

 学习目标

1. 掌握：糖尿病的临床表现、药物治疗方案的选择、药物管理原则、患者教育。
2. 熟悉：糖尿病的疾病概述、药物之间的相互作用。
3. 了解：糖尿病的其他治疗手段和进展。

第一节

疾病概述

糖尿病（diabetes mellitus，DM），是一组以高血糖为特征的内分泌代谢性疾病。由于胰岛素的分泌不足和（或）靶细胞对胰岛素的敏感性降低，引起碳水化合物、蛋白质、脂肪、电解质和水的代谢紊乱。可分为1型糖尿病（type 1 diabetes mellitus，T1DM）、2型糖尿病（type2diabetes mellitus，T2DM）、妊娠期糖尿病（gestational diabetes mellitus，GDM）和特殊类型糖尿病，其中2型糖尿病占90%以上。本章节主要讨论2型糖尿病。

糖尿病是严重威胁人类健康的世界性公共卫生问题。全世界范围内，糖尿病发病率急剧上升。近30多年来，随着我国城市化进程、人口老龄化、肥胖率上升等原因，我国糖尿病患病率呈快速增加。1980年我国成人糖尿病患病率为0.67%。2015～2017年中华医学会内分泌学分会在全国31个省进行糖尿病的流行病学调查显示，我国18岁及以上人群糖尿病患病率为11.2%。糖尿病前期的比例更高。

一、病因和发病机制

糖尿病的病因和发病机制复杂，目前尚未完全阐明，不同类型的糖尿病病因不同。目前认为，遗传因素和环境因素共同导致了糖尿病的发生。

1.1 型糖尿病

绝大多数是自身免疫性疾病。遗传因素和环境因素共同参与发病。遗传因素在1型糖尿病发病中起着重要作用。具有遗传易感性的个体在外界环境因素（如病毒感染、化学毒物和饮食等）作用下，激活T淋巴细胞介导的一系列免疫反应，引起胰岛B细胞的破坏和功能衰竭，机体出现免疫异常，可检测出各种胰岛细胞抗体。随着免疫反应的进展，胰岛B细胞损伤到一定程度时，胰岛素分泌不足，出现糖耐量异常或临床糖尿病，需要外源性胰岛素治疗。直至胰岛B细胞完全消失，则需要依赖外源胰岛素维持生命。已发现近90%新诊断的T1DM患者血清中存在针对B细胞的单株抗体。

2.2 型糖尿病

亦是由遗传因素及环境因素共同作用。参与发病的基因很多，每个基因只是赋予个体某种程度的疾病易感性，不足以致病，但在环境因素的作用下多个基因异常的总效应形成遗传易感性。胰岛B细胞分泌缺陷和组织的胰岛素抵抗是T2DM发病的两个主要环节。不同患者其胰岛素抵抗和胰岛素分泌缺陷在发病中的重要性不同。环境因素在2型糖尿病的发生中尤为重要，具体包括人口老龄化、现代生活方式、营养过剩、体力活动不足、应激等。超重和肥胖，尤其是中心性肥胖与胰岛素抵抗和2型糖尿病的发生密切相关。T2DM早期存在胰岛素抵抗，胰岛B细胞代偿性增加胰岛素分泌，血糖正常；当B细胞对胰岛素抵抗失代偿，无法分泌足够的胰岛素，则进展为糖调节受损（impaired glucose regulation，IGR）和糖尿病早期，此阶段可维持较长时间，部分患者可仅通过生活方式干预使血糖得到控制，多数患者在此基础上通过口服降糖药可使血糖得到理想控制。随着疾病进展，胰岛B细胞分泌胰岛素功能进行性下降，患者需要应用胰岛素控制高血糖，并逐渐至需要胰岛素维持生命。

二、临床表现

糖尿病典型临床表现是多尿、多饮、多食和体重减轻（即"三多一少"）。许多患者无明显症状，仅因健康检查或因疾病就诊时发现高血糖。

1. 多尿

血糖升高后因渗透性利尿引起多尿，患者尿量可达3～5L/天以上。

2. 多饮

排尿过多，导致机体液体丢失过多，继而口渴多饮。

3. 多食

由于胰岛素不足或作用缺陷，葡萄糖不能进入细胞内被机体利用，且大量葡萄糖随尿液排出，为了补充损失的糖，维持机体活动，患者常易饥饿、多食。

4. 体重减轻

外周组织对葡萄糖利用障碍，脂肪分解增多，蛋白质代谢负平衡，患者逐渐消瘦。

5.其他临床表现

皮肤瘙痒，尤其外阴瘙痒。血糖升高较快时可使眼房水、晶体渗透压改变而引起屈光改变致视物模糊等。

三、并发症

1.常见的急性并发症

糖尿病酮症酸中毒（DKA）、高血糖高渗状态（HHS）等。

2.常见的慢性并发症

糖尿病肾病、糖尿病视网膜病变、糖尿病神经病变、糖尿病性下肢血管病变、糖尿病足等。

四、常见类型糖尿病的临床特点

1.T1DM

临床表现迥异，可以是轻度非特异性症状、典型三多一少症状或昏迷。多数青少年起病，"三多一少"症状明显；常以酮症或酮症酸中毒起病；非肥胖体型；患者血浆基础胰岛素水平低于正常，葡萄糖刺激后胰岛素分泌曲线低平；出现胰岛自身免疫标记物，如谷氨酸脱羧酶抗体（GADA）、胰岛细胞抗体（ICA）、胰岛细胞抗原2抗体（IA-2A）、锌转运体8抗体（ZnT8A）等。在T1DM中，有一种缓慢进展的亚型即成人隐匿性自身免疫性糖尿病（LADA），在病程早期与T2DM的临床表现类似，起病缓慢且早期临床表现不明显，经历一段或长或短不需要胰岛素治疗的阶段，需依靠胰岛自身抗体的检测或随访才能明确诊断。

2.T2DM

多见于成人，常在40岁以后起病；多有家族史；多数起病隐匿，症状相对较轻或无任何症状，部分因慢性并发症、伴发病或仅于健康检查时发现；较少自发性发生DKA；临床上与肥胖症、血脂异常、高血压等疾病常同时或先后发生。

五、诊断和鉴别诊断

糖尿病的临床诊断主要依据静脉血浆葡萄糖的检测结果。空腹血糖、75g口服葡萄糖耐量试验（OGTT）后的2h血糖或随机血糖是糖尿病诊断的主要依据。若无糖尿病典型临床症状时必须重复检测以确认诊断。糖化血红蛋白（HbA1c）能稳定和可靠地反映糖尿病患者的预后。WHO建议在条件成熟的国家和地区采用HbA1c作为糖尿病的诊断指标，诊断切点为HbA1c≥6.5%。我国推荐在采用标准化检测方法且有严格质量控制的医疗机构，可以将HbA1c≥6.5%作为糖尿病的补充诊断标准。糖尿病的诊断标准见表9-1-1。

表9-1-1   糖尿病的诊断标准

诊断标准	静脉血浆葡萄糖或 HbA1c 水平
典型糖尿病症状 加上随机血糖	$\geqslant 11.1mmol/L$
或加上空腹血糖	$\geqslant 7.0mmol/L$
或加上 OGTT 2h 血糖	$\geqslant 11.1mmol/L$
或加上 HbA1c	$\geqslant 6.5\%$
无典型糖尿病症状者，需改日复查确认	

注：OGTT 为口服葡萄糖耐量试验；HbA1c 为糖化血红蛋白。典型糖尿病症状包括多尿、烦渴多饮、多食、不明原因体重下降；随机血糖指不考虑上次用餐时间，一天中任意时间的血糖；空腹状态指至少8h 没有进食热量。

糖尿病的鉴别诊断，需注意与其他原因所致的尿糖阳性进行鉴别。如肾性糖尿出现尿糖阳性系因肾糖阈降低所致，其血糖正常。甲亢、胃空肠吻合术后因碳水化合物在肠道吸收快，引起进食后30min 至1h 血糖升高，出现糖尿，但空腹血糖及 OGTT 2h 血糖正常。急性应激状态下，升糖激素（如肾上腺素、生长激素等）分泌增多，也可出现一过性血糖升高、尿糖阳性，应激过后即恢复正常。

第二节
糖尿病的治疗方案与治疗药物

扫一扫

数字资源9-2-1
《中国2型糖尿病防治指南（2020年版）》

一、治疗原则

糖尿病一般采用综合治疗措施，包括糖尿病教育、医学营养治疗、运动治疗、血糖监测和药物治疗。对于合并有其他心血管危险因素的患者，还同时应采取降压、调脂、控制体重及有适应证时抗血小板治疗等综合管理策略，以预防心血管疾病和糖尿病微血管病变的发生。

二、治疗目标

糖尿病理想的综合控制目标应遵循个体化原则，视患者的年龄、病程、合并症、并发症等不同而异（表9-2-1）。

表9-2-1　中国2型糖尿病的综合控制目标

测量指标	目标值
毛细血管血糖 /（mmol/L） 　　空腹血糖 　　非空腹血糖	4.4 ～ 7.0 ＜ 10.0
糖化血红蛋白 /%	＜ 7.0
血压 /mmHg	＜ 130/80
总胆固醇 /（mmol/L）	＜ 4.5
高密度脂蛋白胆固醇 /（mmol/L）	
男性	＞ 1.0
女性	＞ 1.3
三酰甘油 /（mmol/L）	＜ 1.7
低密度脂蛋白胆固醇 /（mmol/L）	
未合并动脉粥样硬化性心血管疾病	＜ 2.6
合并动脉粥样硬化性心血管疾病	＜ 1.8
体重指数 /（kg/m²）	＜ 24.0

注：1mmHg=0.133kPa。

三、治疗方案

（一）一般治疗

指生活方式管理，主要包括医学营养治疗和运动治疗。

1.医学营养治疗

糖尿病及糖尿病前期患者均需要接受个体化的医学营养治疗。总原则是确定合理的总能量摄入，合理、均衡地分配各种营养物质，恢复并维持理想体重。成人正常体重者完全卧床时每日每千克理想体重给予能量15 ～ 20kcal，休息状态下25 ～ 30kcal，轻体力劳动30 ～ 35kcal，中度体力劳动35 ～ 40kcal，重体力劳动40kcal以上。推荐患者膳食中脂肪、碳水化合物、蛋白质提供的能量应分别占总能量的20% ～ 30%、50% ～ 55%、15% ～ 20%，应尽量限制饱和脂肪酸、反式脂肪酸的摄入量。在控制碳水化合物总量的同时，可适当增加非淀粉类蔬菜、水果、全谷类食物，减少精加工谷类的摄入。增加膳食纤维的摄入量。严格控制蔗糖、果糖制品（如玉米糖浆）的摄入。进餐应定时定量，不推荐饮酒。

2.运动治疗

规律运动可增加胰岛素敏感性，有助于控制血糖、控制体重、减少心血管危险因素，而且对糖尿病高危人群一级预防效果显著。成年T2DM患者每周至少进行150min（如每周运动5天，每次30min）中等强度（50% ～ 70%最大心率，运动时有点费力，心跳和呼吸加快但不急促）的有氧运动。中等强度的体育运动包括健步走、太极拳、骑车、羽毛球、乒乓球和高尔夫球等。

3.戒烟

吸烟是HbA1c升高的独立危险因素，会增加糖尿病各种并发症的发生风险。建议所有糖尿病患者不要吸烟及使用其他烟草类产品及电子烟，并尽量减少二手烟暴露。

（二）药物治疗

1.口服降糖药物（表9-2-2）

（1）双胍类药物　双胍类药物主要通过减少肝脏葡萄糖的输出和改善外周胰岛素抵抗而降低血糖。首选用于单纯饮食控制及体育锻炼控制血糖无效的2型糖尿病患者，尤其是肥胖和伴高胰岛素血症者。二甲双胍不仅能降低血糖，还可能有减轻体重和高胰岛素血症的效果。对于1型或2型糖尿病，与胰岛素合用，可增加胰岛素的降血糖作用，减少胰岛素用量，防止低血糖发生。单独使用二甲双胍不增加低血糖风险，但二甲双胍与胰岛素或胰岛素促泌剂联合使用时可增加发生低血糖的风险。许多国家和国际组织制定的糖尿病诊治指南中均推荐二甲双胍作为T2DM患者控制高血糖的一线用药和药物联合中的基本用药。该药应从小剂量开始使用，随餐或餐后即刻服用，再根据患者状况，逐渐增加剂量。在0.5～2g/d剂量范围之间，二甲双胍疗效呈现剂量依赖效应。

（2）磺酰脲类药物　磺酰脲类药物属于胰岛素促泌剂。通过刺激胰岛B细胞分泌胰岛素，增加体内的胰岛素水平而降低血糖。适用于具有一定胰岛功能的2型糖尿病，不适用于1型糖尿病。常用的药物有格列美脲、格列齐特、格列吡嗪和格列喹酮等。磺酰脲类药物一般应餐前30min服用，格列美脲除外，该药作用快而持久，宜在进餐前即刻或进餐中服用。格列喹酮可用于肾功能轻度不全的患者。磺酰脲类药物降糖的力度较大，相应的低血糖风险较大，特别对于老年患者和肝、肾功能不全者。因此，使用磺酰脲类药物应从小剂量开始、逐渐增加剂量，通过定期监测血糖进行剂量调整。磺酰脲类药物还可引起体重增加。

（3）格列奈类药物　格列奈类药物为非磺酰脲类胰岛素促泌剂。通过刺激胰岛素的早时相分泌而降低餐后血糖，也有一定的降空腹血糖作用。适用于2型糖尿病，可用于合并肾病的2型糖尿病患者。常用的药物有瑞格列奈、那格列奈和米格列奈等。该类药物具有吸收快、起效快、作用时间短等特点，需在餐前即刻服用，需每日3次给药。可单独使用或与其他降糖药联合应用（磺酰脲类除外）。该类药物常见的不良反应是低血糖和体重增加，但发生低血糖的风险和程度较磺酰脲类药物轻。

（4）噻唑烷二酮类药物（TZD）　TZD主要通过增加靶细胞对胰岛素作用的敏感性而降低血糖。目前在我国上市的TZD主要有罗格列酮和吡格列酮及其与二甲双胍的复方制剂。TZD单独使用时不增加低血糖风险，但与胰岛素或胰岛素促泌剂联合使用时可增加低血糖风险。每日给药1次，建议患者在固定时间给予固定剂量的药物。体重增加和水肿是TZD的常见不良反应，这些不良反应在与胰岛素联合使用时表现更加明显。有心力衰竭［纽约心脏病学会（NYHA）心功能分级Ⅱ级以上］、活动性肝病或氨基转移酶升高超过正常上限2.5倍、严重骨质疏松和有骨折病史的患者应禁用本类药物。

（5）α-糖苷酶抑制剂　α-糖苷酶抑制剂通过抑制碳水化合物在小肠上部的吸收而降低餐后血糖，适用于以碳水化合物为主要食物成分的餐后血糖升高明显的患者。常用的药物有阿卡波糖、伏格列波糖和米格列醇等。该类药物作用时间短，给药频次为每日2～3次，餐前即刻服用或与第一口饭同嚼服。α-糖苷酶抑制剂可与双胍类、磺酰脲类、TZD或胰岛素等联合使用。常见不良反应为胃肠道反应（如腹胀、排气增多等）。从小剂量开始、逐渐增加剂量是减少不良反应的有效方法。本药单独服用通常不会发生低血糖。需要注意的是，用α-糖苷酶抑制剂的患者若出现低血糖，治疗时需使用葡萄糖或蜂蜜，而食用蔗糖或淀粉类食物纠正低血糖的效果差。

（6）DPP-4抑制剂（DPP-4i）　DPP-4i通过抑制二肽基肽酶Ⅳ（DPP-4）而减少胰高血糖素样多肽-1（GLP-1）在体内的失活，使内源性GLP-1水平升高。GLP-1以葡萄糖浓度依赖的方式增加胰岛素分泌，抑制胰高血糖素分泌。常用的药物有西格列汀、沙格列汀、维格列汀、利格列汀和阿格列汀等。DPP-4i给药次数为每日1次，用药时间不受进餐影响。本药单独使用不会发生低血糖风险。肾功能不全患者使用西格列汀、沙格列汀、阿格列汀和维格列汀时，应注意按照药物说明书来减少药物剂量。肝、肾功能不全的患者使用利格列汀不需要调整剂量。

（7）SGLT2抑制剂（SGLT2i）　SGLT2i是近年受到高度重视的一类新型口服降糖药物，通过减少肾脏对葡萄糖的重吸收，降低肾糖阈，从而促进尿糖的排出，达到降低血糖水平的作用。还有一定的减轻体重和降压作用。目前在我国上市的有达格列净、恩格列净、卡格列净和艾托格列净等。SGLT2i可单用或联合其他降糖药物治疗成人T2DM。SGLT2i单独使用时不增加低血糖发生的风险，但与胰岛素或胰岛素促泌剂联用时则增加低血糖风险。因此，SGLT2i与上述药物联用时应下调胰岛素或胰岛素促泌剂的剂量。常见不良反应为泌尿系统和生殖系统感染及与血容量不足相关的不良反应。

表9-2-2　常用口服降糖药

药物分类	常用药物	剂量范围 /（mg/d）	服用次数 / 天	用药时间
双胍类	二甲双胍	500～2000	2～3	随餐服用或餐后即刻
	二甲双胍缓释片	500～2000	1～2	每日1次时推荐随晚餐服用
磺酰脲类	格列吡嗪	2.5～30	1～3	餐前半小时
	格列吡嗪控释片	5.0～20	1	早餐时
	格列齐特	80～320	1～3	餐前半小时
	格列齐特缓释片	30～120	1	早餐时
	格列喹酮	30～180	1～3	餐前半小时
	格列美脲	1.0～8.0	1	早餐前或餐时服
格列奈类	瑞格列奈	1～16	3	进餐服药，不进餐不服药
	那格列奈	120～360	3	主餐前服药
噻唑烷二酮类	罗格列酮	4～8	1～2	进食时总吸收量无明显影响，但达峰时间延迟
	吡格列酮	15～45	1	与进食无关

续表

药物分类	常用药物	剂量范围 /(mg/d)	服用次数 / 天	用药时间
α- 糖苷酶抑制剂	阿卡波糖	100 ~ 300	3	随第一口饭嚼服，小剂量开始，逐渐加量
	伏格列波糖	0.2 ~ 0.9	3	餐前口服，服药后即刻进餐
	米格列醇	100 ~ 300	3	在每顿正餐开始时服用
DPP-4 抑制剂	西格列汀	100	1	服药时间不受进餐影响
	沙格列汀	5	1	
	维格列汀	100	1	
	利格列汀	5	1	
	阿格列汀	25	1	
SGLT2 抑制剂	达格列净	5 ~ 10	1	晨服，不受进食限制
	恩格列净	10 ~ 25	1	晨服，空腹或进食后服用
	卡格列净	100 ~ 300	1	当天第一餐前服用

2.胰岛素（表9-2-3）

胰岛素治疗是控制高血糖的重要和有效手段。T1DM 患者必须使用胰岛素控制高血糖，更需依赖胰岛素来维持生命。T2DM 患者尽管不需要胰岛素来维持生命，但当口服降糖药效果欠佳或存在口服降糖药使用禁忌时，需应用胰岛素来控制高血糖、减少糖尿病并发症的发生。

根据来源和化学结构的不同，胰岛素可分为动物胰岛素、人胰岛素和胰岛素类似物。根据作用特点的差异，胰岛素又可分为超短效胰岛素类似物、常规（短效）胰岛素、中效胰岛素、长效胰岛素、长效胰岛素类似物、预混胰岛素、预混胰岛素类似物以及双胰岛素类似物。短效胰岛素和超短效胰岛素类似物皮下注射后发生作用快、持续时间短，主要控制一餐饭后高血糖。中效胰岛素主要用于提供基础胰岛素，可控制两餐饭后高血糖。长效胰岛素和长效胰岛素类似物无明显作用高峰，主要提供基础胰岛素。长效胰岛素类似物与人胰岛素相比控制血糖的效能相似，但在模拟生理性胰岛素分泌和减少低血糖发生风险方面优于人胰岛素。

（1）起始胰岛素治疗的时机　① 一旦诊断 T1DM 就需要胰岛素治疗，且需终身胰岛素替代治疗。② 新诊断 T2DM 患者如有明显的高血糖症状、酮症或 DKA，首选胰岛素治疗。后续治疗方案根据血糖和临床症状情况再做进一步调整。③ 新诊断糖尿病患者分型困难，与 T1DM 难以鉴别时，可暂时首选胰岛素治疗，再根据分型和具体病情制定后续的治疗方案。④ T2DM 患者经生活方式干预和多种口服降糖药联合治疗的基础上，若血糖仍未达到控制目标，即可开始口服降糖药和胰岛素的联合治疗。通常经足量口服降糖药物治疗 3 个月后 HbA1c 仍≥ 7.0% 时，可考虑启动胰岛素治疗。⑤ 在糖尿病病程中（包括新诊断的 T2DM），出现无明显诱因的体重显著下降时，应该尽早使用胰岛素治疗。

（2）起始胰岛素治疗时胰岛素制剂的选择　根据患者具体情况，可选用基础胰岛素、预混胰岛素或双胰岛素类似物起始胰岛素治疗。

① 基础胰岛素：包括中效人胰岛素（NPH）和长效胰岛素类似物。当仅使用基础胰岛素治疗时，保留原有各种口服降糖药物，不必停用胰岛素促泌剂。使用方法：继续口服降糖药治疗，联合中效胰岛素或长效胰岛素类似物睡前注射。起始剂量为0.1～0.2U/（kg·d）。根据患者空腹血糖水平调整胰岛素用量，通常每3～5天调整1次，根据血糖水平每次调整1～4U直至空腹血糖达标。

② 预混胰岛素：包括预混人胰岛素和预混胰岛素类似物。根据患者的血糖水平，可选择每日1～2次的注射方案。a.每日1次预混胰岛素：起始的胰岛素剂量一般为0.2U/（kg·d），晚餐前注射。根据患者空腹血糖水平调整胰岛素用量，通常每3～5天调整1次，根据血糖水平每次调整1～4U直至空腹血糖达标。b.每日2次预混胰岛素：当HbA1c较高时，使用每日2次的注射方案。起始的胰岛素剂量一般为0.2～0.4U/（kg·d），按1：1的比例分配到早餐前和晚餐前。根据空腹血糖和晚餐前血糖分别调整晚餐前和早餐前的胰岛素用量，每3～5天调整1次，根据血糖水平每次调整的剂量为1～4U，直到血糖达标。c.T1DM在蜜月期阶段，可短期使用预混胰岛素每日2～3次注射。预混胰岛素不宜用于T1DM的长期血糖控制。

③ 双胰岛素类似物：目前上市的有德谷门冬双胰岛素（IDegAsp），该药一般从0.1～0.2U/（kg·d）开始，于主餐前注射，根据空腹血糖水平调整剂量直至达标。肥胖或HbA1c＞8.0%的患者，可选择更高剂量起始。德谷门冬双胰岛素每日1次治疗，剂量达到0.5U/（kg·d）或30～40U餐后血糖仍控制不佳，或患者每天有两次主餐时，可考虑改为每天注射2次。

（3）胰岛素的多次皮下注射和持续皮下胰岛素输注　在胰岛素起始治疗的基础上，经过充分的剂量调整，如患者的血糖水平仍未达标或出现反复的低血糖，需进一步优化治疗方案。可采用餐时+基础胰岛素（2～4次/天）或每日2～3次预混胰岛素类似物进行胰岛素强化治疗。对于HbA1c≥9.0%或空腹血糖≥11.1mmol/L伴明显高血糖症状的新诊断T2DM患者，可实施短期胰岛素强化治疗。

表9-2-3　常用胰岛素

胰岛素制剂	注射时间	起效时间
短效人胰岛素（常规胰岛素）	餐前30min	30min
速效胰岛素类似物（门冬胰岛素、赖脯胰岛素）	餐前5min或餐前即刻	10～15min
中效人胰岛素（NPH）	通常睡前	2.5～3h
长效胰岛素类似物（甘精胰岛素U300）	通常睡前	6h
长效胰岛素类似物（地特胰岛素）	通常睡前	3～4h
长效胰岛素类似物（德谷胰岛素）	通常睡前	1h
预混人胰岛素	餐前30min	30min
预混胰岛素类似物	餐前即刻	10～20min
双胰岛素类似物（德谷门冬双胰岛素70/30）	餐前即刻	10～15min

3.胰高血糖素样肽-1受体激动剂（GLP-1RA）（表9-2-4）

GLP-1RA通过激活GLP-1受体以葡萄糖浓度依赖的方式刺激胰岛素分泌和抑制胰高血糖素分泌，同时增加肌肉和脂肪组织葡萄糖摄取，抑制肝脏葡萄糖的生成而发挥降糖作用。此外，GLP-1RA还有显著降低体重和改善血脂、血压的作用。常用的有利拉鲁肽、艾塞那肽。治疗时从小剂量开始，皮下注射。GLP-1RA可单独使用或与其他降糖药物联合使用，单独使用不增加低血糖的风险。GLP-1RA的主要不良反应为轻中度的胃肠道反应，包括腹泻、恶心、腹胀、呕吐等。这些不良反应多见于治疗初期，随着使用时间延长，胃肠道不适会逐渐减轻。

表9-2-4　常用胰高血糖素样肽-1受体激动剂

常用药物	剂量范围	注射次数	注射时间（皮下注射）
艾塞那肽	0.01～0.02mg/d	2次/日	早餐前和晚餐前60min内
利拉鲁肽	0.6～1.8mg/d	1次/日	可在任意时间注射，不受进食影响，但推荐于每天同一时间注射
贝那鲁肽	0.3～0.6mg/d	3次/日	餐前5min
利司那肽	0.01～0.02mg/d	1次/日	可于每日任何一餐前1h内注射，但推荐每日在同一餐前注射
艾塞那肽周制剂	2mg		可在一天中任意时间注射，空腹或餐后均可，但推荐于每周固定的星期注射
度拉糖肽	0.75～1.50mg	1次/周	
洛塞那肽	0.1～0.2mg		

第三节

糖尿病患者的用药监护

一、疗效监护

（一）症状

本病的典型症状是多尿、多饮、多食，体重减轻，即"三多一少"。部分患者症状不典型，如视力减退、肢体麻木、皮肤瘙痒等。治疗期间需要关注上述症状是否有改善。还有部分患者仅通过健康体检发现糖尿病，此部分患者则需重点关注血糖的变化。同时，对于不论糖尿病前期或是糖尿病的人群，定期评估其他心血管疾病危险因素。患者每次就诊时均应测量血压；每年至少1次全面了解血脂以及心、肾、神经、眼底等情况。

（二）血糖监测

血糖监测在糖尿病的诊断、治疗、疗效监护中均扮演着重要角色。通过血糖监测，了解血糖是否达标、下降速度如何及是否出现了低血糖等，反映降糖治疗的效果并指导治疗方案的调整。常用的血糖监测方法包括利用血糖仪进行的毛细血管血糖监测、持续葡萄糖监测（CGM）、糖化血红蛋白检测等。其中毛细血管血糖监测包括患者自我血糖监测（SMBG）以及在医院内进行的床边快速血糖检测。

（1）建议所有糖尿病患者均需进行SMBG。SMBG的频率应根据患者病情的实际需要来决定，兼顾有效性和便利性。使用口服降糖药者可每周监测2～4次空腹或餐后2h血糖。使用胰岛素治疗者可根据胰岛素治疗方案进行相应的血糖监测。

（2）HbA1c反映患者近8～12周平均血糖水平，是临床上评估长期血糖控制状况的"金标准"，也是指导调整治疗方案的重要依据之一。治疗之初可每3个月检测1次，达到治疗目标后可每6个月检测1次。

二、安全性监护

在用药期间，应从以下几个方面监护糖尿病患者用药后的安全性，及时调整治疗方案，避免药物不良反应。

（一）胃肠道反应

多种药物如二甲双胍、α-糖苷酶抑制剂、GLP-1RA都会引起胃肠道反应，如腹泻、腹胀、腹痛、恶心、呕吐等，多见于治疗初期。处理方法：从小剂量开始，逐渐增加剂量，是减少不良反应的有效方法。用药期间还需做好病情观察，如有异常及时处理。

（二）低血糖

接受药物治疗的糖尿病患者只要血糖≤3.9mmol/L就属于低血糖。低血糖症状的出现与血糖水平、血糖的下降速度有关，可表现为心悸、出汗、头晕、手抖、饥饿感等，严重者可出现抽搐、昏迷，甚至有生命危险，需引起特别注意，还需警惕无症状性低血糖。

低血糖在胰岛素促泌剂（磺酰脲类、格列奈类）、胰岛素的使用中容易出现。处理方法：使用这些药物应从小剂量开始，逐渐增加剂量，并做好血糖监测，对所有糖尿病患者都应进行充分的低血糖健康教育。若出现低血糖，应积极寻找原因，及时就诊，调整治疗方案和药物剂量。糖尿病患者应常规随身备用碳水化合物类食品，一旦发生低血糖，立即食用。需注意的是，使用α-糖苷酶抑制剂的患者若出现低血糖，治疗时需使用葡萄糖或蜂蜜，而食用蔗糖或淀粉类食物纠正低血糖基本无效。

（三）体重增加

体重增加是磺酰脲类、格列奈类药物、TZD、胰岛素等药物常见的不良反应。超重和肥胖的糖尿病患者，在选择降糖药物时应综合考虑药物对体重的影响，并尽量减少增加体重的降糖药物，部分患者可考虑应用减重药物。具有不同程度减重效果的降糖药物包括二甲双胍、α-糖苷酶抑制剂、SGLT2i、GLP-1RA等。

（四）其他

1.二甲双胍

双胍类药物禁用于肾功能不全（血肌酐水平男性＞132.6μmol/L，女性＞123.8μmol/L）、肝功能不全、严重感染、缺氧或接受大手术的患者。造影检查如使用碘化对比剂时，应暂时停用二甲双胍，在检查完至少48h且复查肾功能无恶化后可继续用药。长期服用二甲双胍可引起维生素B_{12}水平下降。因此，需每年测定1次血清维生素B_{12}水平，如缺乏应适当补充维生素B_{12}。

2.TZD

应用TZD可出现水肿，其使用还与骨折和心力衰竭风险增加相关。有心力衰竭［纽约心脏病学会（NYHA）心功能分级Ⅱ级以上］、活动性肝病或氨基转移酶升高超过正常上限2.5倍、严重骨质疏松和有骨折病史的患者应禁用本类药物。

3.SGLT2i

常见不良反应为泌尿系统和生殖系统感染，及与血容量不足相关的不良反应。

三、依从性监护

糖尿病是一种长期慢性疾病，患者的日常行为和自我管理能力是影响糖尿病控制状况的关键因素之一，因此，糖尿病的控制不是传统意义上的治疗而是系统的管理。医务人员和健康从业者必须结合规范、系统的健康教育来提高患者的依从性和自我管理意识，改变不良的生活方式及行为，延缓并发症的出现，提高生活质量。

第四节
糖尿病患者教育与用药指导

扫一扫

数字资源9-4-1
糖尿病患者饮食
管理微课

一、疾病教育

糖尿病是一种长期慢性疾病，患者的日常行为和自我管理能力是影响糖尿病控制状况的关键因素之一。所有糖尿病患者均应接受糖尿病自我管理教育，了解相关知识、掌握控制糖尿病的基本技能，通过对疾病规范的自我管理，提高生活质量、延长预期寿命。

糖尿病的患病率高，若不及时治疗，对人体危害大。最大的危害在于各种急慢性并发症。糖尿病会导致人体的微血管病变和大血管病变，从而引发组织器官的损伤、病变甚至衰竭。因此提倡早发现、早诊断、早治疗糖尿病，在已诊断的患者中预防糖尿病并发症的发生。

糖尿病的治疗是综合性的，包括生活方式管理、药物治疗、血糖监测、糖尿病教育等措施。其中，医学营养治疗和运动治疗是生活方式管理的核心，是控制高血糖的基础治疗措施，贯穿于糖尿病管理的始终。药物治疗包括口服降糖药物、注射用降糖药物。需遵医嘱用药。

糖尿病患者不管是否在使用降糖药物，均应根据情况定期复诊，以便于医务人员进行规范的评估。每次复诊时应询问患者膳食情况、体重是否变化、是否有糖尿病症状、是否有低血糖症状、是否存在并发症及伴发病的症状、对现有治疗方案是否满意等。应测量患者的血压、心率，并检查下肢及足部皮肤。每3个月测量体重、腰围和臀围。使用胰岛素及胰岛素促泌剂治疗的患者应在医务人员指导下进行自我血糖监测，每次复诊时医务人员应查看患者的自测血糖结果，这是评估患者血糖控制状况的重要依据。

二、生活方式教育

合理饮食、规律运动贯穿于糖尿病治疗的始终。

1.合理饮食

低盐低脂饮食，进餐定时定量，膳食营养均衡。限糖饮食，控制高脂类食物摄入，根据需要适量进食乳制品、肉类、禽蛋类和坚果类等。应选择低血糖生成指数碳水化合物，可适当增加非淀粉类蔬菜、水果、全谷类食物，减少含糖量较高的水果（如香蕉、白梨、西瓜等），减少精加工谷类的摄入。严格控制蔗糖、果糖制品（如玉米糖浆）的摄入。

2.规律运动

养成健康的生活习惯。运动可降低血糖，减轻体重，降低血压，改善血液的高凝状态，减少血栓形成，改善心、肺功能，防止骨质疏松，放松紧张情绪。运动应循序渐进，持之以恒，饭后1h血糖开始升高，此时开始运动最佳，不易发生低血糖，根据个人的身体状况决定运动强度，以不感到疲劳为宜。

3.其他

戒烟戒酒。做好心理指导，建议患者要适当休息，劳逸结合，保持乐观积极的态度，树立战胜疾病的信心。

三、用药教育与指导

（一）服药时间

二甲双胍片宜餐后即刻服用。磺酰脲类（如格列吡嗪片、格列齐特片、格列喹酮片等）一般宜餐前30min服用，而格列美脲片作用快而持久，宜进餐前即刻或进餐中服用；格列奈类（如瑞格列奈、那格列奈等）宜餐前15min内服用。α-糖苷酶抑制剂（如阿卡波糖）宜餐前服用或与第一口饭一同嚼服。TZD（如罗格列酮、吡格列酮等）每日1次，建议每日在固定的时间服用，服药与进食无关。DPP-4i（如西格列汀、沙格列汀、利格列汀和阿格列汀等）一般每日1次，服药时间不受进餐影响，但亦建议服药时间尽可能固定。

（二）用药注意事项

（1）为减少胃肠道不良反应的出现，多种药物如二甲双胍、α-糖苷酶抑制剂、GLP-1RA等，建议从小剂量开始，逐渐增加剂量，并在用药前向患者做好药物不良反应的宣教。

（2）磺酰脲类、格列奈类、胰岛素等药物易出现低血糖，使用这些药物时应从小剂量开始，逐渐增加剂量，并做好血糖监测，用药前应对患者进行充分的低血糖健康教育，并叮嘱患者见餐用药。

（3）磺酰脲类和格列奈类同为胰岛素促泌剂，不宜联用。

（三）预防或延缓并发症的出现

糖尿病是一种进展性疾病，高血糖本身"不痛不痒"，但其引起的并发症却是患者致残、致死的重要原因。因此，向患者宣教，做好糖尿病的自我管理，按医嘱规范服药，定期复诊非常重要。拥有积极的态度、丰富的糖尿病知识和较好的糖尿病自我管理行为，树立战胜疾病的信心，预防或延缓并发症的出现。

（谭学莹　邓金莹）

思考题

1.简述糖尿病的定义和诊断标准。

2.简述初治2型糖尿病的治疗方案。

3.简述在2型糖尿病患者用药期间，药师应进行的用药指导、监护和生活教育。

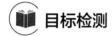

目标检测

扫一扫

答　案

一、单选题

1.胰岛素主要的不良反应是（　　）。

　　A.低血糖反应　　　　　　　　　B.酮症酸中毒

　　C.高血糖高渗性昏迷　　　　　　D.骨髓抑制

2.下列药物中，肥胖的2型糖尿病患者首选（　　）。

　　A.二甲双胍　　　　　　　　　　B.瑞格列奈

　　C.格列齐特　　　　　　　　　　D.阿卡波糖

3.糖化血红蛋白反映的是患者（　　）平均血糖水平。

    A.最近2～3周　　　　　　　　　　B.最近4～6周

    C.最近8～12周　　　　　　　　　　D.最近3～6月

4.糖尿病患者突然出现强烈饥饿感、心悸、手颤，最大可能是（　　）引起。

    A.高血压　　　　　　　　　　　　B.糖尿病加重

    C.低血糖　　　　　　　　　　　　D.合并甲亢

5.下列关于糖尿病的说法，错误的是（　　）。

    A.糖尿病是一种以慢性高血糖为特征的代谢紊乱

    B.1型糖尿病主要依靠胰岛素控制血糖

    C.高血糖是胰岛素分泌或作用的缺陷，多与遗传、自身免疫和环境因素等有关

    D.尿糖阳性可作为糖尿病的诊断依据

6.糖尿病的基本病理生理变化是（　　）。

    A.生长激素分泌过少　　　　　　　B.甲状腺激素分泌过少

    C.糖皮质激素分泌过少　　　　　　D.胰岛素相对或绝对不足

7.糖尿病患者在饮食上最应限制的食物是（　　）。

    A.白砂糖　　　　　　　　　　　　B.青菜

    C.鸡蛋　　　　　　　　　　　　　D.牛奶

8.《中国2型糖尿病防治指南》中，除了血糖和糖化血红蛋白达标外，血压控制的目标值是（　　）。

    A.＜140/90mmHg　　　　　　　　B.＜135/85mmHg

    C.＜130/80mmHg　　　　　　　　D.＜125/80mmHg

二、多选题

1.以下哪几种药物为磺酰脲类（　　）。

    A.瑞格列奈　　　　　　　　　　　B.格列美脲

    C.格列齐特　　　　　　　　　　　D.西格列汀

    E.曲格列酮

2.下列哪些情况需要用胰岛素治疗（　　）。

    A.1型糖尿病

    B.妊娠期糖尿病

    C.有酮症酸中毒的糖尿病患者

    D.对口服降糖药有不良反应者

    E.有糖尿病合并严重慢性并发症者

三、综合运用拓展

患者李某，女，60岁，农民，身高154cm，体重63kg。由于反复念珠菌感染就诊妇科门诊，在常规尿检中发现糖尿而转至糖尿病门诊。近3月多尿、感口渴，乏力嗜睡。查空腹血糖8.4mmol/L，OGTT 2h血糖12.6mmol/L，HbA1c 9.5%，肝肾功能正常。既往史：高血压病史10年；吸烟10余年。家族史：祖母、姐姐均有糖尿病。诊断：2型糖尿

病。给予二甲双胍片 0.5g/ 次，每日 3 次（餐后即刻口服）。定期复查血糖。

1.你认为该方案合理吗？如果不合适，你有更合理的方案吗？请给予详细的用药指导和生活建议。

2.若患者问：血糖降下来了就能停药吗？是不是一切水果都不能吃了？作为一名药师，你该如何对患者进行解释？

第十章
甲状腺功能亢进症的药物治疗管理

 学习目标

1.掌握：甲状腺功能亢进症的临床表现、治疗用药、患者教育。
2.熟悉：甲状腺功能亢进症的疾病概述、药物之间的相互作用。
3.了解：甲状腺功能亢进症的其他治疗手段和进展。

第一节
疾病概述

甲状腺功能亢进症（hyperthyroidism）指甲状腺腺体不适当地持续合成和分泌过多甲状腺激素而引起的内分泌疾病，简称甲亢。甲亢是一种全球性常见病，女性患病率高于男性，高发年龄为30～60岁，但也可以发生在任何年龄段。目前我国约0.89%的人患过甲亢。但不容忽视的是，近年来部分地区由于高碘饮食导致甲亢发病率与日俱增。

一、病因和发病机制

甲亢的发病机制因病因不同而异。

1.Graves病

自身免疫性疾病，在具有遗传易感的人群（特别是女性）中，环境因素如吸烟、高碘饮食、应激、感染、妊娠等可促进发病，细胞免疫及体液免疫均参与了发病过程。该病的特征性自身抗体是TSH受体抗体（TSH receptor antibody，TRAb），这是一组多克隆抗体，主要包括甲状腺刺激性抗体（thyroid stimulating antibody，TSAb）和甲状腺刺激阻断性抗体（thyroid stimulating blocking antibody，TSBAb），TSAb是诱发Graves病的主要致病抗体，通过激活TSH受体，促进甲状腺合成和分泌过多的甲状腺激素，导致甲亢，而TSBAb可阻断TSH与受体的结合，与甲状腺功能减退症（甲减）发生有关。

2.多结节性毒性甲状腺肿

结节或腺瘤自主性分泌甲状腺激素增多引起甲亢，其发病可能与体细胞TSH受体基因活化性突变有关。

3.垂体TSH腺瘤

高功能自主性分泌过多的TSH，导致甲状腺增生肿大和甲状腺激素分泌增多，发生甲亢。

4.其他因素

长期、大量摄碘或使用含碘药物可使具有潜在性甲亢高危的患者发生碘甲亢。

二、临床表现

甲亢患者以代谢亢进和神经、循环、消化等系统兴奋性增高为主要临床表现。

1.高代谢综合征

最常见的临床表现，包括乏力、怕热、多汗、皮肤温暖、潮湿、低热、体重下降等。

2.神经系统

易激惹、失眠、紧张、焦虑、烦躁、常常注意力不集中。伸舌或双手平举可见细震颤、腱反射活跃。

3.眼部表现

分为两种类型，一类为非浸润性（单纯性）突眼，病因与甲状腺毒症所致的交感神经兴奋性增高有关，眼球轻度突出，可见眼裂增宽、瞬目减少等眼征。另一类为浸润性突眼，即Graves眼病，病因与眶后组织的炎症反应有关。

4.甲状腺

Graves病患者甲状腺多呈弥漫性肿大，质地软或坚韧，无压痛，上、下极可触及震颤，闻及血管杂音。

5.心血管系统

患者感心悸、气促、活动后加剧。心率增快、心尖部第一心音亢进、可闻及收缩期杂音；心律失常以房性期前收缩最常见，也可见室性或交界性期前收缩、阵发性或持续性心房颤动。严重者可发生心肌缺血、心脏增大、心力衰竭。

6.消化系统

常表现为食欲亢进、大便次数增多或腹泻、肠鸣音活跃。少数患者可出现恶心、呕吐等症状，或出现转氨酶升高、黄疸等肝功能异常表现。

7.血液系统

部分患者有轻度贫血，外周血白细胞和血小板计数可有轻度降低。

8.胫前黏液性水肿

Graves病的特征性皮肤表现，发生率大约为5%。常见于胫骨前下1/3部位，皮损多为对称性，早期皮肤增厚、变粗、毛囊角化，可见广泛大小不等的红褐色或暗紫色突起不平的斑块或结节，后期皮肤如橘皮或树皮样，可伴继发性感染和色素沉着。

9.内分泌系统

女性常表现为月经量减少、周期延长，甚至闭经。男性可出现乳房发育、阳痿等症状。由于骨代谢转换加速，可引起低骨量或骨质疏松症。

三、并发症

常见的并发症有甲亢性心脏病、甲亢性肌病和淡漠型甲亢等。

四、诊断和鉴别诊断

（一）诊断

（1）高代谢症状和体征。
（2）甲状腺肿大。
（3）血清甲状腺激素水平升高，TSH水平降低。
具备以上3项，并除外非甲亢性甲状腺毒症，甲亢诊断即可成立。

（二）鉴别诊断

1.与甲状腺炎鉴别

甲状腺炎是非甲亢性甲状腺毒症的重要病因，主要包括桥本甲状腺炎、亚急性甲状腺炎、无痛性甲状腺炎产后甲状腺炎等。由于炎症造成甲状腺滤泡破坏、甲状腺激素过多释放至血液中产生甲状腺毒症，多为一过性。与Graves病相比较，甲状腺炎不同临床表现、一过性甲亢、甲状腺^{131}I摄取率降低、无浸润性突眼和胫前黏液性水肿、无甲状腺血管杂音、TRAb阴性等特点可与其鉴别。

2.妊娠期甲亢与妊娠期一过性甲状腺毒症的鉴别

妊娠期甲亢以Graves病最为常见，需要和妊娠期一过性甲状腺毒症鉴别。后者多与人绒毛膜促性腺激素（human chorionic gonadotropin，HCG）水平、早孕反应的严重程度、体重下降＞5%、脱水、酮尿等因素相关，极少数患者是因为TSH受体变异导致TSH对HCG水平更敏感所致。与妊娠期甲亢不同，该病只发生于妊娠早期，常伴妊娠剧吐，无甲状腺肿，无眼征，FT_4升高、TSH降低，TRAb阴性，多无需药物治疗，孕14～18周甲状腺功能可自行恢复正常。

3.与其他疾病的鉴别

结核病和风湿病常有低热、多汗、心动过速、消瘦等类似甲亢的高代谢症状；以腹泻为主要表现的甲亢常被误诊为消化道疾病；老年甲亢患者表现多不典型，常无多食、亢奋等症状，而是表现为淡漠、厌食、消瘦、心律失常、心力衰竭等，容易被误诊为恶性肿瘤、心脏疾病甚至精神心理疾病。甲状腺肿大、甲亢眼征、甲状腺功能及 TRAb 测定有助于鉴别诊断。

第二节
甲亢的治疗方案与治疗药物

扫一扫

数字资源 10-2-1
《甲状腺功能亢进症基层
诊疗指南（2019 年）》

一、治疗原则

甲亢治疗方法有：抗甲状腺药物（antithyroid drug，ATD）治疗、^{131}I 治疗、手术治疗。采取何种治疗措施，需综合考虑，依据患者的具体情况、治疗方式利弊和治疗意愿而定。

二、治疗目标

解除症状、预防复发。

三、治疗方案

（一）一般治疗

低碘饮食，戒烟，注意补充足够的热量和营养，包括蛋白质、B 族维生素等。平时不宜喝浓茶、咖啡等刺激性饮料，如出汗多，应保证水分摄入。适当休息，避免情绪激动、感染、过度劳累等，如烦躁不安或失眠较重者可给予地西泮类镇静剂。

（二）药物治疗

1.ATD 治疗

（1）适应证

① 轻、中度病情。

② 甲状腺轻、中度肿大。

③ 孕妇、高龄或由于其他严重疾病不适宜手术者。

④ 手术前和 ^{131}I 治疗前的准备。

⑤ 手术后复发且不适宜 ^{131}I 治疗者。

⑥ 中至重度活动的甲亢突眼患者。

（2）禁忌证　外周血白细胞计数＜$3.0×10^9$/L 或对该类药物有变态反应（过敏反应）以及其他不良反应的甲亢患者。

（3）药物选择　常用硫脲类药物，主要为咪唑类和硫氧嘧啶类，前者的代表药物是甲巯咪唑（methimazole，MMI），后者的代表药物是丙硫氧嘧啶（propylthiouracil，PTU）。PTU通过抑制5′脱碘酶活性而减少外周组织T4转化为T3，但肝毒性大于MMI，故除严重病例、甲状腺危象、妊娠早期或对MMI过敏者首选PTU治疗外，其他情况MMI应列为首选药物。

（4）疗程　分3个阶段：初始阶段、减量阶段、维持阶段。

① 初始阶段：MMI起始剂量为20～40mg/d，每天1次或2次口服。起始剂量也可参照患者的FT$_4$水平：如超过正常值上限（ULN）1.0～1.5倍，5～10mg/d；1.5～2.0倍，10～20mg/d；2.0～3.0倍，30～40mg/d。

PTU起始剂量为300mg/d，视病情轻重调整至150～400mg/d，最大剂量600mg/d，分次口服。用药后需要等待甲状腺存储的甲状腺激素消耗，一般在服药2～3周后临床症状减轻，4～6周后代谢状态可以恢复正常，故应在用药4周后复查甲状腺功能以评估治疗效果。

② 减量阶段：当症状好转、甲状腺功能接近正常时可逐步减少药物用量。在减量过程中，每2～4周随访1次，每次减少MMI 5mg或者PTU 50mg，不宜减量过快，此阶段需2～3个月。每次随访要监测患者的代谢状况以及检测甲状腺功能，尽量维持甲状腺功能的正常和稳定。如果减量后病情有反复，则需要重新增加剂量并维持一段时间。

③ 维持阶段：MMI 5～10mg/d，PTU 50～100mg/d，视病情调整剂量，一些患者只需要更少的ATD剂量即可维持正常的甲状腺功能，每2个月复查甲功，为期1～2年。个别患者需要延长维持治疗疗程。

2.β受体阻滞剂

该类药物通过阻断靶器官的交感神经肾上腺素受体的活性，达到抑制儿茶酚胺升高的作用，改善烦躁、怕热、多汗、心动过速、肌肉震颤等症状。另外，还能抑制外周组织T4转换为T3，阻断甲状腺激素对心肌的直接作用。

老年患者、静息心率＞90次/min或合并心血管疾病的患者均可应用该类药物。首选β$_1$、β$_2$受体阻滞剂盐酸普萘洛尔，10～40mg/d，每6～8h口服1次，支气管哮喘或喘息型支气管炎患者禁用。此时可用选择性β$_1$受体阻滞剂，如酒石酸美托洛尔，每日2～3次，每次25～50mg。

3.糖皮质激素

适用于有高热或休克的甲状腺危象患者。氢化可的松200～300mg/d静脉滴注或静脉注射地塞米松2mg，每6h1次，以后逐渐减少剂量。

（三）其他治疗

1.[131]I治疗

[131]I治疗具有不良反应少、治疗效果较好、复发率低、适用人群广等许多优点。一般在治疗1个月左右显效，治疗3～4个月约60%以上患者的甲状腺功能恢复至正常。对于[131]I治疗3～6个月后甲亢未缓解的患者，可建议再次行[131]I治疗。

2.手术治疗

适用患者：

① 甲状腺肿大显著（＞80g），有压迫症状患者。

② 中度、重度甲亢，长期服药无效，或停药复发，或不能坚持服药者。

③ 伴有胸骨后甲状腺肿患者。

④ 细针穿刺细胞学证实甲状腺癌或者怀疑恶变患者。

⑤ ATD治疗无效或者过敏的妊娠期甲亢患者，手术需要在妊娠中期（4 ~ 6个月）实施。

3.透析与血浆置换

经其他治疗疗效不显著，血清甲状腺激素仍呈高浓度者，可选用血液透析、腹膜透析或血浆置换等措施迅速清除血中过多的甲状腺激素。但血浆置换疗法的有效作用是一过性的，仅能维持24 ~ 48h。

第三节
甲亢患者的用药监护

数字资源10-3-1
甲亢患者用药监护微课

一、疗效监护

（一）症状

本病累及多个系统，症状较为复杂，常见症状包括乏力、怕热、多汗、低热、体重下降、突眼、甲状腺结节性肿大、心悸、气促、食欲亢进、大便次数增多或腹泻、肠鸣音活跃等。

（二）实验室检查

1.甲状腺功能评估指标

（1）TSH测定　临床甲亢、亚临床甲亢和非甲亢性甲状腺毒症患者TSH均低于正常值下限。

（2）甲状腺激素测定　在一般情况下，临床甲亢患者血清TT_3、FT_3、TT_4、FT_4均升高，T3型甲亢仅TT_3、FT_3升高，亚临床甲亢患者甲状腺激素水平正常。

2.甲状腺自身抗体

（1）TRAb测定　Graves病患者TRAb阳性率达80% ~ 100%，多呈高滴度阳性，对诊断、判断病情活动及评价停药时机有一定意义，是预测复发的最重要指标。

（2）甲状腺过氧化物酶抗体（TPOAb）和甲状腺球蛋白抗体（TgAb）测定　Graves

病患者可见TPOAb、TgAb阳性；如同时存在桥本甲状腺炎，TPOAb、TgAb多呈高滴度阳性。

3.电解质监测

部分甲亢患者会出现低血钾，因此需要定期监测电解质，一旦发生低血钾，需及时补钾。

4.血常规和肝功能

ATD药物治疗前后需要定期监测血常规和肝功能，及时干预不良反应。

5.影像学检查

（1）超声检查　Graves病患者甲状腺弥漫性或局灶性回声减低，在回声减低处，血流信号明显增加，呈"火海征"。甲状腺上动脉和腺体内动脉流速增快、阻力减低。甲状腺自主高功能腺瘤患者的甲状腺结节体积一般＞2.5cm，边缘清楚，结节内血流丰富。多结节性毒性甲状腺肿患者可见多个甲状腺结节。

（2）眼眶CT/MRI　怀疑浸润性突眼的患者可行CT或MRI评价眼外肌的大小和密度、眼球位置等，并有助于排除其他病因所致的突眼。

二、安全性监护

在用药期间，应从以下几个方面监护甲亢患者用药后的安全性，及时调整治疗方案，避免药物不良反应。

（一）肝功能受损

甲亢本身可引起轻度肝功能异常，转氨酶升高通常＜2倍正常值上限（upper limit of normal value，ULN），且随着甲亢治疗好转而恢复正常，故应在用药前检查基础肝功能，以区别是否为药物不良反应。起始ATD治疗后每2～4周检测肝功能，如果患者在服用ATD后发生肝功能异常或肝功能异常加重，应考虑为ATD的不良反应。如转氨酶持续上升或转氨酶＞3ULN，需考虑停药。

（二）外周血白细胞减少

由于Graves病本身也可引起白细胞减少，因此在治疗前应进行血常规检测，如白细胞计数持续＜$3.0×10^9$/L，不宜起始采用ATD治疗。约0.3%的患者会出现白细胞减少，多发生于初治1～3个月内，故治疗初期应每1～2周检查1次血常规。如在用药后白细胞出现逐步下降趋势，一般＜$3.0×10^9$/L，立刻终止用药。

（三）过敏性皮疹

发生率为1%～5%。如为轻微、散在的皮疹可考虑联用抗组胺药物治疗。如治疗效果不佳或进一步加重应考虑停用ATD，改为^{131}I或手术治疗。

三、依从性监护

甲亢发病率高、治疗疗程长，复发率高。医务人员和健康从业者必须将治疗和规范、系统的健康教育相结合，增加患者信任度，提高患者对甲亢危害的充分理解，从而提高患者的治疗依从性，有效预防复发。

第四节
甲亢患者教育与用药指导

一、疾病教育

告知患者甲亢是一种慢性疾病，治疗过程长，易反复发作，但治疗手段丰富，基本可治愈。

本病的典型症状是代谢亢进和神经、循环、消化等系统兴奋性增高。短期治疗后一般症状可以快速缓解或解除。症状解除后，不可擅自停药，应该坚持规范治疗，预防复发。治疗期间应严格按照医嘱治疗，定期复查相关指标。

患有甲亢性心脏病、Graves眼病的患者，应动态评估病情变化，预防心力衰竭、心律失常、视力急剧减退等严重并发症发生。^{131}I治疗患者应密切监测甲状腺功能，及时发现并治疗远期并发症，如甲减。管理目标是提高甲亢治愈率并减少复发率，最终达到改善患者预后的目的。

ATD总疗程一般为1～2年。停药后建议随访，初期每个月复查甲状腺功能，每3个月复查TRAb，如病情稳定，则可将随访间隔逐步延长至3～12个月。

^{131}I治疗后，建议1～2个月内复查甲状腺功能，之后6个月内每4～6周复查甲状腺功能，以及早发现甲减并予治疗，病情稳定后随访间隔可逐渐延长至6～12个月。手术治疗后，建议每6～8周复查甲状腺功能，直至病情平稳后逐渐延长随访间隔。

二、生活方式教育

甲亢患者应保持合理生活方式和戒烟，并控制食物中的碘摄入量在合理水平、避免碘过量，要保持积极乐观的态度，树立战胜疾病的信心，注意定期随诊。

甲亢患者平时饮食中应注意不可大量食用高碘食物，尽量减少海产品（尤其是紫菜、海带、虾皮等）的摄入，樱桃、橘子、香蕉、凤梨、桃子等含碘量高的水果不可大量食用。如在治疗过程中想要服用保健品或中药，使用前要咨询医师或药师是否适合甲亢患者。

三、用药教育与指导

1.服药时间

甲巯咪唑：餐后服用。

丙硫氧嘧啶：治疗初期，一天的剂量应分开，并在一天中间隔相等时间服用。如一日3次，应每隔8h服用一次。

2.用药注意事项

（1）在甲状腺抑制治疗中，定期对甲状腺功能进行检查，以免服用过量。

（2）治疗过程中定期监控血象、转氨酶和胆固醇指标。

（3）部分甲巯咪唑和丙硫氧嘧啶制剂含有乳糖，乳糖不耐受患者禁用。

3.预防复发

ATD停药后甲亢复发率约为50%。治疗疗程足够长，在TRAb转阴性后停药，能够显著降低复发率。

（邵静萍）

 思考题

1.简述抗甲状腺药物的特点。

2.简述甲亢ATD治疗方案。

3.简述在甲亢患者用药期间，药师应进行哪些用药指导、监护和生活教育。

目标检测

扫一扫

答　案

一、单选题

1.甲状腺功能亢进症患者消化系统一般不出现的身体状况为（　　）。

 A.易饥多食   B.便秘

 C.体重锐减   D.营养不良

2.抗甲状腺药物治疗甲亢的总疗程通常是（　　）。

 A.1～2周   B.3～4周

 C.1～2个月   D.1～2年

3.硫脲类抗甲状腺药物最常见的副作用是（　　）。

 A.胃肠反应   B.肝脏损害

 C.肾脏损害   D.皮疹

4.甲亢治疗方法中，最容易引起甲状腺功能减退的是（　　）。

　　A.丙硫氧嘧啶　　　　　　　　　　　B.甲巯咪唑

　　C.^{131}I治疗　　　　　　　　　　　　D.手术次全切除甲状腺

5.抗甲状腺药停药的关键指征是（　　）。

　　A.T3、T4正常　　　　　　　　　　　B.T3、T4正常，TRAb明显下降或转阴

　　C.TSH正常　　　　　　　　　　　　D.临床甲亢表现消失

6.^{131}I治疗后，建议1～2个月内复查甲状腺功能，之后6个月内每4～6周复查甲状腺功能，以及早发现甲减并予治疗，病情稳定后随访间隔可逐渐延长至（　　）。

　　A.1～2个月　　　　　　　　　　　　B.3～6个月

　　C.6～12个月　　　　　　　　　　　D.1～2年

7.以下不属于甲亢治疗药物的是（　　）。

　　A.甲巯咪唑　　　　　　　　　　　　B.美托洛尔

　　C.地塞米松　　　　　　　　　　　　D.塞来昔布

8.ATD治疗包括几个阶段（　　）。

　　A.1个阶段　　　　　　　　　　　　B.2个阶段

　　C.3个阶段　　　　　　　　　　　　D.4个阶段

二、多选题

1.以下哪几种药物为常用的甲亢治疗药物（　　）。

　　A.甲巯咪唑　　　　　　　　　　　　B.丙硫氧嘧啶

　　C.普萘洛尔　　　　　　　　　　　　D.左甲状腺素

　　E.美托洛尔

2.甲亢治疗达到何种指征，可以停药（　　）。

　　A.实验室指标正常　　　　　　　　　B.疗程达到1～2年

　　C.TRAb阴性　　　　　　　　　　　D.所有临床症状消失

　　E.体重恢复正常

三、综合运用拓展

患者张某，女，35岁，因"心悸伴乏力，失眠"就诊。无头晕等不适。就诊后诊断为甲亢。用药方案：甲巯咪唑10mg，bid，口服。治疗半月后，突发寒战、高热。就诊后体检结果：体温40℃，咽红，扁桃体肿大，有溃烂。血常规结果：血红蛋白（Hb）110g/L，白细胞（WBC）0.8×10⁹/L，血小板（PLT）103×10⁹/L，中性粒细胞百分数（NE%）30%。

1.你觉得该患者出现了什么情况？依据是什么？你建议如何解决？

2.如何预防上述情况的发生？

第十一章
原发性骨质疏松症的药物治疗管理

学习目标

1. 掌握：骨质疏松症临床表现、治疗用药、患者教育。
2. 熟悉：骨质疏松症的疾病概述、诊断。
3. 了解：骨质疏松症的定义、分类及治疗新进展。

第一节
疾病概述

扫一扫

数字资源 11-1-1
骨质疏松症疾病
概述微课

　　骨质疏松症（osteoporosis，OP）是一种骨量降低，骨组织微观结构破坏，致使骨脆性增加，只需要受到轻微的力量即容易发生骨折的全身性骨病。骨质疏松症常见于老年男性以及绝经后的女性，可分为原发性和继发性两类，原发性骨质疏松症分为绝经后骨质疏松症（Ⅰ型）、老年性骨质疏松症（Ⅱ型）。继发性骨质疏松症常由内分泌代谢疾病和/或其他明确病因导致。

一、流行病学

　　骨质疏松症给中老年人群的生活带来了非常严重的影响，受到了社会的普遍关注，是全世界范围内极为重要的公共卫生问题。研究发现，骨量比较低的人群将是未来10年内骨质疏松症发病的高风险人群，而在我国40～44岁人群中，低骨量的人数所占的比例达到了32.9%；在超过65岁的人群中，患有骨质疏松症的人数达到了32%，女性尤为突出。患有骨质疏松症而产生的骨折是一种脆性骨折，也是病理性骨折的一种，常发生在患者的脊椎、髋部、桡骨远端和肱骨近端等部位。国内基于影像学的流行病学调查显示，50岁以上女性椎体骨折患病率约为15%，50岁以后椎体骨折的患病率随增龄而渐增，80岁以上女性椎体骨折患病率可高达36.6%。男性一生发生骨质疏松性骨折的危险性高于患前列腺癌风险。骨质疏松性骨折是老年人死亡及致残的重要危害因素。

二、病因和发病机制

骨骼的完整性由不断重复、时空偶联的骨吸收和骨形成过程维持，此过程称为"骨重建"。随着年龄增长，不同的因素使骨形成和骨吸收从正平衡到负平衡状态，身体中的骨量丢失，致使骨骼强度降低而易于骨折。

（一）骨吸收因素

1.性激素缺乏

雌激素水平降低，使其对破骨细胞的抑制减弱，骨丢失加速。这是绝经后骨质疏松症的主要病因。而雄激素缺乏在老年性骨质疏松症的发病中起了重要作用。

2.活性维生素D缺乏和甲状旁腺激素（PTH）增高

由于高龄和肾功能减退等原因致肠钙吸收和$1，25（OH）_2D_3$生成减少，PTH呈代偿性分泌增多，导致骨转换率加速和骨丢失。

3.细胞因子表达紊乱

骨组织的IL-1、IL-6和肿瘤坏死因子（TNF）增高，而护骨素减少，导致破骨细胞活性增强和骨吸收增加。

（二）骨形成因素

（1）峰值骨量降低，正常成人约在30岁达到峰值骨量（PBM）。其主要由遗传因素决定，并与种族、骨折家族史、瘦高身材等临床表象以及发育、营养和生活方式等相关联。性成熟障碍致峰值骨量降低，成年后发生骨质疏松症的可能性增加，发病年龄提前。

（2）骨重建功能衰退　可能是老年性骨质疏松症的重要发病原因。成骨细胞的功能与活性缺陷导致骨形成不足和骨丢失。

（三）骨质量下降

骨质量主要与遗传因素有关，包括骨的几何形态、矿化程度、微损伤累积、骨矿物质与骨基质的理化和生物学特征等。骨质量下降会导致骨脆性和骨折风险增高。

（四）不良的生活方式和生活环境

骨质疏松症以及骨质疏松性骨折的危险因素有很多。如高龄、吸烟、体力活动过少、酗酒、跌倒、长期卧床、长期服用糖皮质激素、光照减少、钙和维生素D摄入不足等。蛋白质摄入不足，营养不良和肌肉功能减退，也是老年性骨质疏松症的重要原因。

三、临床表现

（一）疼痛

疼痛的症状，在女性更明显，多数表现为腰背部疼痛，负荷增加时疼痛加剧或活动受限，严重时翻身、行走困难。骨痛通常为弥漫性，无固定部位，检查不能发现压痛区（点）。

（二）骨折

常因轻微活动、创伤、弯腰、负重、挤压或摔倒后发生骨折（脆性骨折）。常见部位是胸腰椎、髋部和前臂。其他部位亦可发生。在胸部和腰椎部位发生的骨折，由脊柱向周围扩散，腰背痛局部痛感明显，有的有明显的束带感，少数有四肢放射痛，偶有麻木感。轻微的骨折不会表现出明显的症状，长时间的站立或者坐姿会增强疼痛感，有些只在进行影像学检查时才会发现骨折。第1次骨折后，患者发生再次或反复骨折的概率明显增加。

（三）脊柱变形

俗称"驼背"，是骨质疏松症导致的一个非常重要的体征。由于椎体内部是松质骨，发生骨质疏松症后骨骼的持重力出现明显降低，进而使椎体受到压迫产生变形，患者脊柱向前弯曲，身高降低，这种情况持续较长时间后，逐渐导致脊柱弯曲，出现驼背。一些患者在形体上还会产生脊柱侧凸、鸡胸等现象，这种现象常见于老年妇女。

（四）功能障碍

骨质疏松症患者，由于其骨质比较脆弱，使很多脏器出现功能性障碍，比较常见的有呼吸性障碍、肺功能受到影响等，严重时还会导致患者出现呼吸循环障碍。

（五）下肢肌肉痉挛

即俗称"腿部抽筋"，通常在早期出现。研究发现，女性所占比例更高，该症状会在运动或者睡眠的过程中发生，持续时间通常为 $1 \sim 3min$，随着时间推移而逐步缓解，产生这种病症的原因是血液中钙离子含量降低，使得神经以及肌肉的应激性明显增加，导致肌肉痉挛。

四、诊断和鉴别诊断

1.诊断线索

（1）绝经后妇女（或卵巢切除后）或老年人；

（2）原因不明的慢性腰背疼痛；

（3）身材变矮或脊柱畸形；

（4）脆性骨折史或脆性骨折家族史；

（5）存在多种OP危险因素，如种族、生活习惯、运动减少、吸烟、酗酒、长期卧床等。

2.诊断标准

诊断标准是发生了脆性骨折和/或骨密度（bone mineral density，BMD）降低。

脆性骨折指无外伤或轻微损伤情况下发生的骨折，临床常见胸椎或腰椎压缩性骨折，普通影像学检查就可发现，按照美国学者Genant半定量评估椎体骨折程度，可分为正常、轻度、中度和重度。

按骨密度值诊断骨质疏松症的标准如下：① 正常，骨密度低于正常年轻人1个标准差以下；② 骨量减少，骨密度处于低于正常年轻人1～2.5个标准差；③ 骨质疏松症，骨密度低于正常年轻人2.5个标准差以上；④ 严重骨质疏松症，骨密度低于正常年轻人2.5个标准差以上并存在一处或多处的脆性骨折。

除BMD测定外，骨质疏松症患者可以测定骨转换生化标志物（bone turnover marker，BTM）评估患者骨转化情况。BTM可分为骨形成标志物和骨吸收标志物。骨吸收标志物主要有羟脯氨酸（HYP）、吡啶啉（Pyr）等，骨形成标志物主要有碱性磷酸酶（ALP）、骨特异性碱性磷酸酶（b-ALP）、Ⅰ型原胶原羧基端前肽、骨钙素（OC）等。

3.鉴别诊断

按照上述临床判断脆性骨折或骨密度检测方法可诊断骨质疏松症，但必须明确其为原发性或是继发性。骨质疏松症可由多种病因导致。在诊断原发性骨质疏松症之前，一定要重视和排除其他影响骨代谢的疾病以免发生漏诊和误诊。需详细了解病史，评价可能导致骨质疏松症的各种病因、危险因素及药物。特别强调部分导致继发性骨质疏松的疾病，可能缺少特异的症状和体征，有赖于进一步辅助检查。

第二节
骨质疏松症的治疗方案与治疗药物

扫一扫

数字资源 11-2-1
《原发性骨质疏松症诊疗指南（2022）》

一、治疗原则

强调综合治疗、早期治疗和个体化治疗。

二、治疗目标

治疗的成功标志是骨密度保持稳定或增加，而且没有新发骨折或骨折进展的证据。减缓、改善导致脆性骨折的危险因素。对于正在使用抑制骨吸收药物的患者，治疗目标是骨转换指标维持在或低于绝经前妇女水平。

三、治疗方案

（一）一般治疗

倡导健康的生活方式，戒烟限酒，加强营养，均衡膳食，补充足够的蛋白质。多从事户外运动，给予充足日照。避免过量饮用咖啡以及碳酸饮料。尽量避免长期使用影响骨代谢的药物，如抗癫痫药等。

（二）基础治疗

无论何种OP，都应该补充适量钙剂，使每日钙的总摄入量达800～1200mg。推荐18～64岁成年人每日摄入400IU维生素D，65岁以上老年人每日摄入600IU。

（三）药物治疗

对于确诊骨质疏松症及发生脆性骨折和骨量丢失，有较大骨折风险的患者，可使用药物治疗。抗骨质疏松药物主要有骨形成促进剂、骨吸收抑制剂及其他类和中药类。

1. 双膦酸盐类

为目前最广泛的一线抗骨松药物，是低、中度骨折风险者首选的口服药物，它是焦膦酸盐的稳定类似物，与骨骼羟磷灰石有较强亲和力，能抑制骨吸收。主要有口服的阿仑膦酸二钠、利塞膦酸钠、伊班膦酸钠、氯膦酸二钠、依替膦酸钠及注射用的唑来膦酸等。

2. 选择性雌激素受体调节剂（SERM）

是与雌激素受体结合后，发挥类似或拮抗雌激素的不同效应，抑制骨吸收，增加BMD，降低骨折发生风险。代表药物是雷洛昔芬。

3. 降钙素类

骨吸收抑制剂。抑制和减少破骨细胞，增加骨量，缓解骨痛。目前有鳗鱼降钙素类似物和鲑鱼降钙素。

4. 绝经激素治疗

主要包括雌激素补充疗法和雌、孕激素补充疗法。能抑制骨转换，减少骨丢失，降低骨质疏松性椎体、非椎体及髋部骨折的风险，是防治绝经后骨质疏松的有效措施。

5. 甲状旁腺素类似物（PTHa）

是当前促进骨形成的代表性药物。国内已上市的特立帕肽是重组人甲状旁腺素氨基端1-34活性片段。间断使用小剂量PTHa能刺激成骨细胞的活性，促进骨形成，增加骨密度，改善骨质量，降低椎体和非椎体骨折的发生风险。

6. 其他

如锶盐（雷奈酸锶）、维生素K类（四烯甲萘醌），新药RANKL抑制剂迪诺塞麦（denosumab）能降低骨吸收、增加骨量。另外中药有人工虎骨粉制剂、淫羊藿苷类制剂等。

第三节

骨质疏松症患者的用药监护

一、疗效监护

骨质疏松症是一种慢性疾病，其治疗是一个长期的过程。临床上缺乏直接检测"骨强度"的工具，可使用替代指标监测疗效，如骨密度和骨转换标志物及脊椎影像学检查。如伴有骨痛，需同时监测评估患者的疼痛缓解情况。

（一）骨密度监测

使用抗骨吸收药物（双膦酸盐、雷洛昔芬等）治疗时，骨密度的变化并非是预测骨折风险下降的敏感指标。早期监测骨密度的变化，对预测抗骨吸收药物治疗反应的价值有限。而促骨形成药物（特立帕肽）治疗时，骨密度的增加对解释临床骨折风险的下降占有更大比重。骨密度的监测对促骨形成药物治疗疗效评估比抗骨吸收治疗有更大价值。

（二）骨转换生化标志物监测

在抗骨质疏松药物治疗中，骨转换生化标志物的变化明显早于骨密度。当用强效抗骨吸收治疗时，骨转换生化标志物快速下降。而对促骨形成药物如特立帕肽，早期的骨形成标志物的升高预示着随后骨密度增加。

（三）脊椎影像学检查

每年需进行精确的身高测定，这对判断骨质疏松症的治疗疗效非常重要。无论急性还是渐进，当患者身高缩短2cm以上时均应进行脊椎影像学检查，以明确是否有新脊椎骨折发生。

二、安全性监护

多数抗骨质疏松药物对血钙有影响，因此治疗期间需要监测血钙和血磷浓度，使其维持在正常范围以内。并需要定期监测肾功能，对肾功能不全的患者应相应调整治疗方案。

钙剂一般耐受性良好，最常见的不良反应是便秘和胃部不适，尤其是碳酸钙片。饭后服用可以减轻对胃肠道的刺激。加用维生素D可以促进吸收。

双膦酸盐无论注射剂或者口服制剂，都需要按照说明书，使用上严格进行安全性监护。口服双膦酸盐少数可能发生轻度胃肠道反应，出现腹痛、反酸等症状。有活动性及十二指肠溃疡、反流性食管炎、功能性食管活动障碍者慎用。静脉输注双膦酸类药物需要监测肾功能，肌酐清除率＜35ml/min患者禁用。双膦酸盐还可能发生一过性"流感样"症状，多在用药3天内明显缓解。症状明显者可用非甾体抗炎药或其他解热镇痛药对症治疗。双膦酸盐相关的下颌骨坏死罕见而严重。对患者严重口腔疾病或需要接受牙科手术者不建议使用该类药物。

雷洛昔芬总体安全性良好。国外研究报告该药轻度增加静脉栓塞的危险性。故有静脉栓塞病史及有血栓倾向者如长期卧床或久坐者禁用。少数患者会出现潮热和下肢痉挛症状。本身潮热严重的围绝经期妇女禁用。此药不适用于男性骨质疏松者。

特立帕肽耐受性良好。少数患者注射后血钙一过性升高，但一般都会在24h内回到基线水平。用药期间应监测血钙。防止高钙血症的发生。

降钙素少数患者使用后会出现面部潮红、恶心等不良反应。偶有过敏。可按说明书的要求，确定是否做药物过敏试验。鼻喷剂型鲑降钙素具有潜在增加肿瘤风险的可能，鲑降钙素连续使用时间一般不超过3个月。

三、依从性监护

依从性差在骨质疏松症治疗中普遍存在，提高依从性是防治骨质疏松症等慢性无症状性疾病所面临的挑战。因为患者对疾病危害的认知度低，坚持治疗的积极性不够。时间愈久，愈易忽视，依从性越低，影响骨质疏松症的治疗效果。

提高骨质疏松症治疗的依从性需要有效的医患沟通，密切监测，及早发现存在的问题。排查依从性不佳的原因并及时解决。告知患者有效治疗可降低骨折风险。及时告知患者骨转换生化标志物以及骨密度结果，并解释其与骨折风险下降相关，可鼓励患者坚持治疗。

第四节
骨质疏松症患者教育与用药指导

数字资源11-3-1
骨质疏松症患者健康
管理微课

一、疾病教育

骨质疏松症的患病率随着人口老龄化的趋势，不断上升，已成为全球的公共卫生问题，特别是骨质疏松症导致的骨折，死亡率、致残率不小，要有预防重于治疗的理念，从公共卫生体系建立防控政策，以大众的健康教育宣传为主导，早期发现骨质疏松症易感人群，普及人群对骨质疏松症的相关知识，降低未来发病风险。

骨质疏松症发病隐匿，在发生骨折前，可能不会有任何特异性症状，往往需要通过骨密度测定，才会发现存在骨质疏松。故推荐年龄大于65岁的女性接受骨密度检测。妇女围绝经期和绝经后5年内是治疗骨质疏松症的关键。

二、生活方式教育

骨质疏松症的预防与治疗均与健康的生活方式密切相关。

适量的运动，尤其是户外运动，如快走、骑单车、慢跑、抗阻力和有氧锻炼。要遵循个体化、循序渐进、适可而止、日积月累的原则。在预防跌倒的前提下量力而为，以防骨折。居家期间，尽量避免久坐，在家可采取原地踏步或原地小跑，打太极拳或跳健骨操。如身体状况良好，也可以适当进行一些负重或抗阻力活动，以增强肌力。建议每天活动30～40min。

钙及维生素D缺乏、蛋白、微量元素不足，均可导致骨质疏松症，饮食平衡可选择低糖、低热量、高纤维食物，合理摄入乳制品、坚果、蛋类、牛肉、瘦猪肉、鸡肉、大豆及豆制品等含钙丰富食物，多晒太阳促进维生素D的合成，常吃含脂肪高的海鱼可提供一定的维生素D_3。动物肝脏、蛋黄、奶油中含有丰富的维生素A可维持骨平衡，另外锌、镁、维生素K都对骨质有不可缺少的作用。碳酸饮料会降低钙吸收，咖啡因会增加骨折发生率，都应减少饮用。吸烟会加速骨丢失，过量饮酒也对骨健康有不良影响，因此建议限制饮酒量，一般推荐每日的酒精摄入量不超过25g，每周不超过两次。

骨质疏松患者要保证足够的蛋白质摄入，低盐饮食，吃过咸的食物会增加排尿量，钙质随着尿液排出体外，因此低盐饮食对于减少钙从尿液中丢失很重要。

三、用药教育与指导

（一）疗程

双膦酸盐类药物停止使用后，其抗骨质疏松性骨折的作用可能会保持数年，而其他抗骨质疏松药物一旦停止应用，疗效就会快速下降。目前建议口服双膦酸盐治疗5年，静脉双膦酸盐治疗3年。应对骨折风险进行评估，如为低风险可考虑"药物假期"停用双膦酸盐，如骨折风险仍高，可以继续使用双膦酸盐或换用其他抗骨质疏松药物，如特立帕肽或雷洛昔芬。

特立帕肽疗程不超过两年。

抗骨质疏松药物疗程应个体化。所有治疗应至少坚持一年，在最初3～5年治疗期后，应该全面评价患者发生骨质疏松性骨折的风险，包括骨折史、新出现的慢性疾病或用药情况、身高变化、骨密度变化、骨转换生化指标水平等。如患者治疗期间身高仍下降，则须进行胸腰椎X线摄片检查。

（二）用药教育与指导

1.钙剂和维生素D制剂

是骨健康基本补充剂。由于国人饮食结构原因，膳食中的钙和维生素D往往不能满足需求，因此绝大多数骨质疏松患者需要额外补充。碳酸钙含钙量高，吸收率高，使用广泛，但服用后可能会出现嗳气、便秘。枸橼酸钙含钙量较低，但水溶性较好，不良反应较少。适用于胃酸缺乏和有肾结石风险的患者。高钙血症和高钙尿症时，应避免使用钙剂。维生素D用于骨质疏松症防治时，剂量可为每天800～1200IU，用于日光暴露不足和老年人等维生素D缺乏的高危人群，建议酌情检测血清250HD水平，指导维生素D的补充。注意事项：维生素D增多症、高钙血症、高磷血症伴肾性佝偻病者禁用。动脉硬化、心功能不全、高胆固醇血症、高磷血症、对维生素D高度敏感及肾功能不全患者慎用。

2. 双膦酸盐

目前用于防治骨质疏松症的双膦酸盐，主要包括阿仑膦酸钠、唑来膦酸、利塞膦酸钠、依班膦酸钠、依替膦酸二钠和氯膦酸二钠。双膦酸盐总体安全性较好。有片剂和注射剂。不同药物有不同使用细节要求。具体以说明书为准。片剂（阿仑膦酸钠、利塞膦酸钠等）服药后30min内避免平卧，应保持站立或坐立，需整片吞服，不应咀嚼或吮吸药片，以防口咽部溃疡，胃十二指肠溃疡、反流性食管炎者慎用。输注唑来膦酸时间不少于15min，伊班膦酸时间不少于2h。

3. 降钙素

不是一线治疗药物，但是可以缓解骨痛。有肌内注射和鼻喷剂两种剂型。鼻喷剂镇痛作用更明显、使用更方便。鲑鱼降钙素喷鼻剂使用时重复按压瓶帽直至气泵能释放出均匀细小的气雾，将头略向前倾，把喷嘴插入一侧鼻孔，确保瓶口与鼻腔成直线，以便喷剂充分扩散，此时压紧另一侧的鼻腔，喷压1次后，用鼻子深吸气几次，不要呼气，若需一次用药两喷，在另一个鼻孔重复操作一次。注意未开启之前需放在冰箱里，而一旦开启使用，必须在室温放置，最长可使用4周。对降钙素过敏的不能用。抗酸药、导泻剂因常含钙或其他金属离子如镁、铁而影响本药吸收。与氨基糖苷类合用会诱发低钙血症。

4. 选择性雌激素受体调节剂

雷洛昔芬口服，60mg，每日1次，用于预防和治疗绝经后妇女的骨质疏松症，可以在一天中的任何时候服用，且不受进餐的限制。雷洛昔芬可干扰甲状腺激素类药物的吸收，二者不能同时服用。

5. 甲状旁腺类似物

人工合成的一种激素。我国目前常用的是特立帕肽。20μg/次，皮下注射，一天一次。CDFA批准用于有骨折高风险的绝经后骨质疏松症治疗。用药期间需监测血钙水平。连续用药时间不超过2年。

（彭琳瑞）

思考题

1. 简述骨质疏松症的定义、分类。

2.简述骨质疏松症的临床表现。

3.简述骨质疏松症患者的生活方式建议和用药监护。

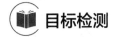 **目标检测**

扫一扫

答案

一、单选题

1.下列药物中属于骨吸收抑制剂的是（　　）。

　　A.钙制剂和维生素D　　　　　　　　B.双膦酸盐

　　C.甲状旁腺素　　　　　　　　　　　D.维生素K类

2.患者男70岁，近期发现骨痛、疲乏、驼背诊断为老年性骨质疏松症，该患者不宜选用的药物是（　　）。

　　A.降钙素　　　　　　　　　　　　　B.维生素D

　　C.阿仑膦酸钠　　　　　　　　　　　D.雷洛昔芬

3.老年人每日维生素D的推荐剂量为（　　）。

　　A.400～600IU　　　　　　　　　　 B.500～700IU

　　C.600IU　　　　　　　　　　　　　 D.800～1200IU

4.骨质疏松治疗中能明显缓解骨痛的药物是（　　）。

　　A.钙制剂　　　　　　　　　　　　　B.甲状旁腺素

　　C.双磷酸盐　　　　　　　　　　　　D.鲑鱼降钙素

5.骨质疏松症患者最常见并发症是（　　）。

　　A.骨折　　　　　　　　　　　　　　B.感染

　　C.腹部疼痛　　　　　　　　　　　　D.头晕

6.不属于骨质疏松症临床表现的是（　　）。

　　A.脊柱后凸畸形　　　　　　　　　　B.身材变矮

　　C.抽筋　　　　　　　　　　　　　　D.糖尿病

7.下列关于双膦酸盐的说法，错误的是（　　）。

　　A.目前建议口服双膦酸盐治疗5年，静脉双膦酸盐治疗2年

　　B.片剂（阿仑膦酸钠、利塞膦酸钠等）服药后30min内避免平卧

　　C.输注唑来膦酸时间不少于15min，伊班膦酸时间不少于2h。

　　D.对患有严重口腔疾病或需要接受牙科手术者不建议使用该类药物

二、多选题

骨质疏松症的预防措施主要有（　　）。

　　A.病因预防　　　　　　　　　　　　B.临床预防

　　C.早发现，早诊断，早治疗　　　　　D.保证足够的蛋白质摄入

　　E.戒烟限酒

三、综合运用拓展

患者王某，女性，58岁，已绝经，爱喝咖啡。因"反复背痛1年余加重2天"就诊，2天前干家务活弯腰时突感背部疼痛，无下肢放射痛。无下肢无力症状，平躺后疼痛稍缓解，站立行走疼痛加重，卫生院拍片提示腰1椎体轻度压缩性骨折，腰椎体骨质疏松，诊断为腰1椎体压缩性骨折，建议卧床休息，给予止痛活血药物口服。

1.你认为腰椎骨折原因是什么？还需要做哪些检查？下一步需要口服的药物有哪些？

2.在患者腰痛好转后，在日常生活中你可以给哪些建议？

第十二章
高尿酸血症与痛风的药物治疗管理

学习目标

1.掌握：痛风的临床表现、治疗用药、患者教育。
2.熟悉：痛风的疾病概述、药物之间的相互作用。
3.了解：痛风的其他治疗手段和进展。

第一节
疾病概述

扫一扫

数字资源12-1-1
高尿酸血症与痛风
疾病概述微课

高尿酸血症（hyperuricemia，HUA）是嘌呤代谢紊乱引起尿酸产生增多和（或）排泄减少所导致的代谢性疾病。无论男性或是女性，非同日2次血尿酸水平超过420μmol/L，称为高尿酸血症。血尿酸（serum uric acid，SUA）超过其在血液或组织液中的饱和度后，可在关节局部形成尿酸钠晶体，造成组织沉积，诱发局部炎症反应和组织破坏，也就是"痛风"（gout）。痛风，与嘌呤代谢障碍所致的高尿酸血症直接相关，属于代谢性风湿病范畴，是一种多系统受累的全身性疾病。大量的证据表明，高尿酸血症和痛风是高血压、糖尿病、心脑血管疾病及慢性肾病等疾病的独立危险因素，也是过早死亡的独立预测因子。

不同国家，痛风的患病率有所不同。在我国，高尿酸血症和痛风近年来呈现出明显上升和年轻化的趋势，男性患病率高于女性，男女比例为15∶1，高尿酸血症的总体患病率为13.3%，其中5%～19%的患者将会发展为痛风。痛风已成为继糖尿病之后又一常见的代谢性疾病。随着分级诊疗的开展，基层医生接诊或家庭医生管理痛风及高尿酸血症患者的数量逐年攀升。

高尿酸血症与痛风是一个连续、慢性的病理生理过程，其临床表型具有显著的异质性。伴随着新的更敏感、更特异的影像学检查方法，如高频超声、双能CT等的广泛应用，无症状高尿酸血症与痛风的界限也渐趋模糊。因此，对其管理也应是一个连续的过程，需要长期甚至是终身的病情监测与管理。

一、病因和发病机制

人体内尿酸的来源包括内源性来源和外源性来源。外源性来源主要是食物中核苷酸分解而来，约占体内总尿酸的20%。内源性来源主要是人体内的氨基酸及其他小分子化合物合成或核酸分解代谢而来，约占体内总尿酸的80%。正常人体内的尿酸平均值为1200mg，每天产生750mg，消除500～1000mg。体内的尿酸大部分以游离尿酸钠盐形式经肾脏由尿液排出，小部分通过肠道排出或被肠道内的细菌分解。正常人每天产生的尿酸与排泄的尿酸量维持动态平衡状态，此时血尿酸保持在稳定的水平。当尿酸生成增加，或肾脏排泄不足，则可产生高尿酸血症，而高尿酸血症是导致痛风发作的根本原因。引起尿酸合成增多的因素和导致尿酸排泄减少的原因有很多，其主要危险因素有：

1.年龄与性别

一般情况下，40岁以上的中老年人，血尿酸值会随着年龄的增加而逐渐提高，相关研究表明与肾功能衰退相关。男性发病率高于女性，男女比例为15∶1，可能与体内性激素水平的差异相关。

2.久坐不动、超重与肥胖

脑力劳动者，以静坐为主，相比于体力劳动者，血尿酸含量有很大的差异。体重与高尿酸血症呈明显相关性，尤其是内脏脂肪的蓄积程度与血清尿酸值也呈正相关。

3.饮食因素

高尿酸血症有明显的家族倾向，主要是与家庭成员中有着相类似的生活习惯相关。如高蛋白、高脂肪、高嘌呤的"三高"饮食，会增加高尿酸血症与痛风的易感性。包括猪肉、鸡肉、鸭肉等各种肉类，动物的内脏、海鲜（如贝类）等。其中，饮酒是痛风的重要危险因素。痛风的发病风险与酒精的摄入量成依赖性增加。酒精既能增加尿酸的产生，又会减少尿酸的排泄。近年来研究发现，饮用富含果糖的饮料也是新型的危险因素之一。

4.地区因素

流行病学调查显示，在我国不同地区，高尿酸血症的患病率存在较大差异。发达地区发病率较高，沿海地区的发病率高于内地。高尿酸血症的发病率在沿海和经济发达地区超过20%，已达到或接近发达国家的水平，可能与沿海地区的饮食习惯有关，如大量摄入含有高嘌呤的海鲜、肉类、过量饮用啤酒等。

5.疾病因素

冠心病、糖尿病、高血压、胰岛素抵抗、高脂血症、慢性肾病等与高尿酸血症和痛风的关系密切。这些人群应注意监测血尿酸水平。同时高尿酸血症和痛风的患者，较正常人患高血压、冠心病等心脑血管病、糖尿病、肥胖、高脂血症等疾病的概率要高。因此，高尿酸血症与各种心血管疾病和其他代谢性疾病相互影响，相互作用。

6.药物因素

长期使用某些药物，如噻嗪类利尿药、袢利尿剂、阿司匹林、烟酸等也可能造成尿酸升高。

二、临床表现

大多数原发性高尿酸血症的患者无明显的临床症状，常有代谢综合征的表现。痛风患者病程可分为：无症状高尿酸血症，急性痛风性关节炎，间歇期以及慢性痛风石性关节炎。

1.无症状期

患者只有波动性或持续性高尿酸血症，从尿酸增高到出现临床症状，时间可达几年甚至几十年，有些甚至终身不出现临床症状。

2.急性痛风性关节炎

常于夜间发作，起病急，发展快，发作部位及周围软组织出现红、肿、热、剧烈疼痛。初次发病常累及单个关节，以第一跖趾关节为最常见的发作部位，持续数天至2周，可自然缓解。反复发作后受累关节数量逐渐增加，持续时间延长。

3.间歇期

即两次痛风发作之间的时期，此时无症状。随着病情进展，无症状间歇期缩短，发作持续的时间延长，最后无法完全缓解则出现慢性关节炎，破坏关节。

4.慢性痛风石性关节炎

痛风石是痛风的特征性临床表现，为大小不一的黄白色隆起的赘生物，典型部位发生在耳郭。出现痛风石与高尿酸血症的程度与持续时间有关。尿酸清除速度长期慢于产生速度，则析出尿酸钠结晶沉积于软骨、滑膜、软组织中，导致关节软骨破坏、关节周围组织纤维化、继发性退行性病变等慢性痛风石性关节炎的表现。

三、并发症

病程较长的患者，因尿酸钠结晶在肾脏沉积，可引起肾脏损伤，如痛风性肾病、尿酸性肾石病、急性肾衰竭。尿酸盐结晶附着在血管壁上，引起血液流通障碍，导致各种心脏疾病。多数患有代谢综合征的患者同时存在高尿酸血症，二者可相互影响。

四、诊断和鉴别诊断

诊断痛风的金标准为关节腔或痛风石抽吸物晶体检测，结合患者的临床表现、影像学检查辅助诊断，同时应筛查高尿酸血症的危险因素，并系统评估痛风患者的相关并发症。血尿酸水平在确诊痛风中有重要意义，但应在痛风发作4周后（即间歇期）且尚未进行降尿酸治疗的情况下进行检测。

痛风的诊断采用2015年美国风湿病学会（ACR）和欧洲抗风湿病联盟（EULAR）制定的痛风分类标准（表12-1-1）。该标准包含3个方面，共计23分，当得分≥8分时可诊断痛风。适用于至少发作过1次外周关节肿胀、疼痛或压痛的疑似痛风患者。对已在发作关节液、滑囊或痛风石中找到尿酸盐结晶者，可直接诊断痛风。注意，应与类风湿关节炎、创伤关节炎、化脓性关节炎等其他疾病相区分。

表12-1-1　2015年ACR/EULAR痛风分类标准

	标准	分类	得分
临床表现	受累关节部位和数目	累及踝关节/足中段（单关节或寡关节）	1
		累及第一跖趾关节（单关节或寡关节）	2
	特异性症状数目：① 受累关节皮肤红肿；② 受累关节明显压痛；③ 活动受限	1个	1
		2个	2
		3个	3
	典型发作次数(符合2～3条为典型发作：① 疼痛达峰时间＜24h；② 症状缓解时间＜14天；③ 两次发作之间完全缓解)	1次典型发作	1
		多次典型发作	1
	痛风石	有	4
实验室检查	血尿酸水平（未使用降尿酸药物：急性发作4周后，任意时间的最高值）	＜240μmol/L	-4
		360～479μmol/L	2
		480～599μmol/L	3
		≥600μmol/L	4
	发作关节或滑囊的滑液分析	未做	0
		单钠尿酸盐阴性	-2
影像学检查	超能或双能CT发现尿酸盐沉积	有	4
	X线显示痛风骨破坏表现	有	4

对于无症状高尿酸血症患者，若影像学检查发现关节及周围组织出现尿酸钠晶体沉积和（或）痛风性骨侵蚀现象，可诊断为亚临床痛风，应启动相应的治疗。

第二节
高尿酸血症与痛风的治疗方案与治疗药物

扫一扫

数字资源12-2-1
《中国高尿酸血症与痛风
诊疗指南（2019）》

一、治疗原则

高尿酸血症与痛风的患者在治疗时，一般采用综合治疗措施，即包括生活方式的调整、药物治疗、手术治疗等。

二、治疗目标

痛风急性发作期的治疗目标是迅速缓解关节疼痛和炎症，防止痛风进一步发作和关节损伤。发作间歇期的治疗目标是长期控制血尿酸水平达标，减少痛风发作频率、预防痛风石形成、防止骨破坏、降低死亡风险及改善患者生活质量。

三、治疗方案

（一）一般治疗

建议所有高尿酸血症与痛风患者保持健康的生活方式：包括控制体重、规律运动、限制酒精及高嘌呤、高果糖饮食的摄入、鼓励乳制品和新鲜蔬菜的摄入及适量饮水，不推荐也不限制豆制品（如豆腐）的摄入。同时应控制痛风相关的伴发疾病及危险因素，如高脂血症、高血压、高血糖、吸烟等。

（二）药物治疗

1.降尿酸药物

（1）促进尿酸排泄的药物

① 苯溴马隆：高尿酸血症与痛风患者降尿酸治疗的一线用药。通过抑制肾小管尿酸盐转运蛋白1（URAT-1），抑制肾小管尿酸重吸收，加速尿酸排泄。特别适用于尿酸排泄减少的高尿酸血症和痛风患者。对于尿酸合成增多或有肾结石高危风险的患者不推荐使用。起始剂量为25mg/d，2～4周后血尿酸水平仍未达标，可增加25mg/d，最大剂量为100mg/d。服用苯溴马隆时应大量饮水及碱化尿液，防止尿液中尿酸结晶的生成。在使用过程中密切监测肝功能，在合并慢性肝病患者中应谨慎使用。轻中度肾功能不全或肾移植患者可用。

② 丙磺舒：抑制尿酸盐在近曲小管的主动重吸收，可增加尿酸盐的排泄，降低血中

尿酸盐的浓度，缓解或防止尿酸盐结晶的生成，减少关节的损伤，也可促进已形成的尿酸盐溶解。起始剂量为0.5g/d，最大剂量为2g/d。使用期间应大量饮水及碱化尿液，防止肾结石的形成。

（2）抑制尿酸生成的药物

① 别嘌醇：第一个用于高尿酸血症和痛风患者的黄嘌呤氧化酶抑制剂，降尿酸效果良好，是高尿酸血症和痛风患者降尿酸治疗的一线用药，尤其适用于尿酸生成增多型患者。建议从小剂量起始，并根据肾功能调整起始剂量、增量及最大剂量。成人初始剂量50～100mg/d，每4周评估血尿酸水平，未达标者可每次递增50～100mg，最大剂量为600mg/d，分3次服用。虽然别嘌醇疗效显著、价格低廉，但在中国人群中使用应特别关注其超敏反应，有条件的情况下可于治疗前进行HLA-B*5801基因检测。对于HLA-B*5801基因阳性的患者，不推荐使用别嘌醇。肾功能不全患者需谨慎使用。

② 非布司他：特异性黄嘌呤氧化酶抑制剂，具有良好的降尿酸效果，是痛风患者的一线降尿酸药物。尤其适用于慢性肾功能不全患者。轻中度肾功能不全者无须调整剂量，重度肾功能不全者慎用。起始剂量为20mg/d，2～4周后血尿酸水平仍未达标，可增加20mg/d，最大剂量为80mg/d。但在合并心脑血管疾病的老年人中应谨慎使用，并密切关注心血管事件。

2.抗炎镇痛药物

① 秋水仙碱：第一个用于痛风抗炎镇痛治疗的药物，目前仍是痛风急性发作的一线用药。建议在痛风急性发作12h内开始用药，以小剂量秋水仙碱获得相似的疗效，减少不良反应。首剂1mg，1h后追加0.5mg，12h后改为0.5mg qd或bid。秋水仙碱是CYP3A4和P糖蛋白的底物，在CYP3A4和P糖蛋白抑制剂存在时，血液中秋水仙碱浓度增加。因此与P糖蛋白抑制剂或强效CYP3A4抑制剂（如酮康唑、红霉素、克拉霉素、环孢素等）及经CYP3A4代谢的药物（如他汀类降脂药）联用时，秋水仙碱应慎用或减量使用。

② 非甾体抗炎药（NSAIDs）：痛风急性期一线用药，应早期、足量服用，选择起效快、胃肠道不良反应少的药物。老年人、肾功能不全、既往有消化道溃疡、出血、穿孔的患者应慎用。有消化道出血风险或需长期使用小剂量阿司匹林患者，优先考虑选择性环氧酶2（COX-2）抑制剂（如塞来昔布）。所有NSAIDs都可能导致肾脏缺血，诱发和加重急慢性肾功能不全，对于痛风合并肾功能不全患者，建议慎用或禁用。

③ 糖皮质激素：痛风二线镇痛药，在痛风急性发作期镇痛效果与NSAIDs相似，但能更好地缓解关节活动痛。仅当痛风急性发作累及多关节、大关节或合并全身症状，或秋水仙碱和非甾体抗炎药无效或使用禁忌时，可全身应用糖皮质激素治疗。口服波尼松（强的松）0.5mg/（kg·d），3～5天停药。其他激素，如地塞米松、倍他米松的用法按照等效抗炎剂量换算。当痛风急性发作累及1～2个大关节时，有条件者可抽吸关节液后，行关节腔糖皮质激素治疗。

（三）手术治疗

当痛风石出现局部并发症如感染、破溃、压迫神经等，或严重影响生活质量时，可选择通过手术剔除痛风石，对残毁关节进行矫正等。

第三节
高尿酸血症与痛风患者的用药监护

数字资源12-3-1
高尿酸血症与痛风
用药监护微课

一、疗效监护

1.症状

痛风的自然病程可分为急性期、间歇期、慢性期，表现为慢性过程、周期性、反复发作的急性关节炎。急性发作常在夜间，单关节或多关节疼痛通常是首发症状，疼痛呈进行性加重。急性关节炎发作缓解后，一般无明显后遗症状。随着病情的进展，每年发作次数增加，出现慢性关节症状，并发生永久性破坏性关节畸形，手足关节经常活动受限。治疗期间需要密切关注上述症状是否有改善以及有无后遗症等。

2.血尿酸水平

血尿酸水平升高是高尿酸血症和痛风及其相关合并症发生、发展的根本原因。所有高尿酸血症与痛风患者应知晓并终身关注血尿酸水平及其影响因素，始终将血尿酸水平控制在理想范围（240 ～ 420μmol/L）。治疗期间应密切关注尿酸水平是否达标。

二、安全性监护

用药期间，应从以下几个方面监护高尿酸血症与痛风患者用药后的安全性，注意观察，如有异常及时处理，调整治疗方案，避免药物不良反应。

1.胃肠道反应

治疗中，多种药物：苯溴马隆、别嘌醇、非布司他、秋水仙碱、非甾体抗炎药等，均会引起胃肠道反应，是最常见的不良反应，包括腹泻、恶心、呕吐和腹痛等。一旦出现应减小用量，严重者应立即停药并马上去医院就诊。NSAIDs和糖皮质激素长期使用时，可同时口服胃黏膜保护剂。

2.肝、肾功能异常

秋水仙碱、别嘌醇、非布司他等，可导致肝功能生化指标异常、谷丙转氨酶及碱性磷酸酶升高、肝细胞损伤、肾功能异常等，用药期间应定期检查血象及肝肾功能，及时调整用药方案。

3.变态反应（过敏反应）

苯溴马隆、丙磺舒、别嘌醇等药物偶见变态反应（过敏反应），可有呼吸困难、发热、皮炎和皮肤瘙痒等。若皮疹广泛而持久，对症处理后无效，并有加重趋势时必须停药。

4. 骨髓抑制

秋水仙碱、别嘌醇等药物可出现血小板减少、白细胞下降等骨髓抑制现象，严重时可危及生命，均可考虑停药。

三、依从性监护

痛风是一种慢性和严重的疾病，可导致患者生活质量下降，预期寿命减短，但通过早期有效的治疗，早期防治高尿酸血症，可延缓疾病进程。降尿酸药物治疗过程中，患者常因自觉痛风症状改善以及担心药物不良反应等，而自行停药或漏服药物，导致尿酸水平不稳定，影响治疗效果。为有效预防高尿酸血症，患者要注意调整饮食，适当进行运动锻炼，增强身体素质，积极控制血尿酸。因此，治疗过程中患者应加强对高尿酸血症的疾病认识，遵医嘱用药，学会观察用药后的反应，定期检查，并树立战胜疾病的信心，保持乐观的态度。

医护人员应根据患者的实际情况，结合患者的既往病史以及个体差异，适当地选择药物，并告知患者药物的适应证、用法用量、不良反应及注意事项等，强调持续降尿酸治疗对控制痛风发作的重要性，即使尿酸达标也应持续服药。同时加强对痛风患者的健康教育、长期随访和管理，严禁擅自停药或更改药物剂量，保证患者的用药安全有效。

第四节
高尿酸血症与痛风患者教育与用药指导

一、疾病教育

高尿酸血症是体内尿酸无法正常排泄或嘌呤代谢紊乱导致的慢性全身性疾病。患者应了解高尿酸血症及痛风的流行病学、危害及危险因素，树立正确对待疾病的态度，养成科学健康的生活方式，提高自我管理能力，告知高尿酸血症及痛风患者知晓并终身关注血尿酸水平，控制影响因素使血尿酸持续达标。高尿酸血症发病率高，除可引起痛风外，还与肾脏、心血管、脑卒中、代谢综合征等多系统疾病发生发展密切相关。患者也应了解疾病可能出现的靶器官损害，做好定期筛查与监测，以期早发现早治疗，才能改善整体预后。

对于无症状高尿酸血症患者，如影像学检查发现尿酸盐结晶沉积和（或）痛风性骨侵蚀，定义为亚临床痛风，应启动相应治疗。

对于难治性痛风，指具备以下三条中至少一条：① 单用或联用常规降尿酸药物足量足疗程，但血尿酸仍≥360μmol/L。② 接受规范化治疗，痛风仍发作≥2次/年。③ 存在多发性和（或）进展性痛风石。治疗方面建议可使用尿酸酶制剂、白细胞介素-1或肿瘤坏死因子α拮抗剂。如痛风石合并局部感染、压迫或影响生活质量时可考虑手术治疗。

二、生活方式教育

调整生活方式有助于痛风的预防和治疗，患者应遵循下述原则。

（1）限酒   酒精摄入量与痛风发病风险呈剂量效应关系，经常饮酒者比偶尔饮酒者发生痛风/高尿酸血症的风险高32%，偶尔饮酒者比几乎不饮酒者发生痛风/高尿酸血症的风险高32%。当酒精摄入量≥50g/d时，其痛风发病风险比不饮酒者高153%。因此，痛风患者应该避免过度摄入酒精。

（2）减少高嘌呤食物的摄入   通过减少高嘌呤食物的摄入，可减少尿酸的产生，有效避免体内尿酸水平过高。包括：各种动物内脏，如动物的心、肝、肾等，海鲜，如海鱼、虾、蟹及贝壳类。急性期时禁止食用任何海鱼、红肉类（主要有牛肉、羊肉、猪肉等）。急性期、缓解期都禁止食用高嘌呤食物。

（3）防止剧烈运动或突然受凉   剧烈运动是男性和女性痛风患者发作的第三位诱因。突然受凉是女性痛风发作的第二位诱因，是男性的第五位诱因。因此，患者应注意避免突然受凉或剧烈运动。

（4）减少富含果糖饮料的摄入   含糖软饮料和果糖可增加痛风的风险，应尽量减少此类物质摄入。

（5）大量饮水   饮水过少是高尿酸血症和痛风的危险因素。每日饮水2000ml以上，可缓解患者关节疼痛，加快局部红肿消失，缩短平均住院天数。但肾功能不全者饮水应适量。

（6）控制体重   肥胖是痛风的独立危险因素，更高的BMI可增加罹患痛风的风险。

（7）增加新鲜蔬菜的摄入   经常性食用新鲜蔬菜是痛风发病的保护因素。

（8）规律饮食和作息   每天保持规律饮食和作息，可有效降低发生痛风/高尿酸血症的风险。

（9）规律运动   痛风患者规律运动，通过干预BMI、腰围、三酰甘油、血糖等，可降低血尿酸水平，减少痛风发作次数。可选择步行、长跑、游泳、爬山、跳绳等，运动时间应持续0.5～1h。

（10）禁烟   禁烟可降低高尿酸血症的风险。

三、用药教育与指导

（一）药物治疗疗程

大部分患者需要终身降尿酸治疗，部分患者若以低剂量药物能够维持尿酸长期达标且没有痛风石，可尝试停用降尿酸药物，但仍需要定期检测血尿酸水平，维持血尿酸水平在目标范围。

（二）用药时机及药物选择

1.降尿酸药物治疗的时机与控制目标

（1）无症状高尿酸血症患者出现下列情况时开始降尿酸药物治疗　血尿酸水平≥540μmol/L或血尿酸水平≥480μmol/L且伴有下列合并症之一：高血压、糖尿病、脂代谢异常、肥胖、冠心病、脑卒中、心力衰竭、尿酸性肾石病、肾功能损害（≥CKD 2期）。无合并症者，血尿酸控制目标为＜420μmol/L，伴合并症时控制目标为＜360μmol/L。

（2）痛风患者血尿酸≥480μmol/L时开始降尿酸药物治疗　血尿酸≥420μmol/L且合并下列任何情况之一时，应开始降尿酸药物治疗：痛风发作次数≥2次/年、痛风石、慢性痛风性关节炎、慢性肾脏疾病、肾结石、高血压、糖尿病、血脂异常、缺血性心脏病、心功能不全、脑卒中及发病年龄＜40岁。

血尿酸波动可导致痛风急性发作，因此应在痛风急性症状完全缓解后2～4周开始降尿酸药物治疗。已服用降尿酸药物治疗的患者，若出现痛风急性发作，不建议停用降尿酸药物。

痛风患者血尿酸水平控制目标为＜360μmol/L，并长期维持。合并上述情况之一时，应控制在＜300μmol/L。人体内正常范围的尿酸具有重要的生理功能，因此不建议将血尿酸长期控制在180μmol/L以下。

2.药物选择

（1）降尿酸药物治疗　患者进行降尿酸药物治疗时，应充分考虑药物的适应证、禁忌证和高尿酸血症的分型等。痛风患者降尿酸治疗的一线用药包括别嘌醇、非布司他或苯溴马隆。无症状高尿酸血症患者降尿酸治疗的一线用药为别嘌醇或苯溴马隆。对于单药足量、足疗程治疗，血尿酸水平仍未达标的患者，可考虑两种不同作用机制的降尿酸药物联合应用。

痛风患者降尿酸治疗初期，由于血尿酸水平波动可能引起痛风石或尿酸盐结晶溶解，导致痛风急性发作。可首选服用小剂量（0.5～1mg/d）秋水仙碱预防，维持至少3～6个月。肾功能不全患者应调整给药剂量。不能耐受秋水仙碱的患者，可小剂量应用NSAIDs（小于50%的常规剂量）或糖皮质激素［波尼松（强的松）≤10mg/d］预防发作，维持至少3～6个月。同时，降尿酸药物应小剂量开始用药，缓慢增量，以避免或减少痛风发作。

（2）急性发作期　痛风急性发作期，患者应卧床休息、抬高患肢、避免负重。疼痛症状缓解后，方可进行功能锻炼。药物治疗以抗炎镇痛为主。尽早使用小剂量秋水仙碱或NSAIDs（足量、短疗程）。对以上药物不耐受、疗效不佳或存在禁忌的患者，可全身应用糖皮质激素。有消化道出血风险或需长期使用小剂量阿司匹林的患者，应优先考虑选择性环氧化酶2（COX-2）抑制剂。痛风急性发作累及多关节、大关节或合并全身症状者，首选全身糖皮质激素治疗。严重的急性痛风发作可联用2种或以上镇痛药治疗。例如：秋水仙碱与NSAIDs、秋水仙碱与口服糖皮质激素联用以及糖皮质激素关节腔注射与其他任何形式的组合。

（3）难治性痛风　可使用尿酸酶制剂、白细胞介素-1或肿瘤坏死因子α拮抗剂等进行治疗。

（4）碱化尿液　碱化尿液是预防及溶解尿酸性肾结石的主要方法。晨尿pH值＜6.0，尤其正在使用促进尿酸排泄药物的患者，应定期监测晨尿pH值，维持晨尿pH值为6.2～6.9。患者可应用便携式pH仪进行自我监测。

碱化尿液的常用药物包括枸橼酸制剂和碳酸氢钠。枸橼酸制剂主要用于合并尿酸性、胱氨酸结石的患者，一般剂量9～10g/d，疗程2～3个月。碳酸氢钠适用于慢性肾功能不全合并代谢性酸中毒的痛风患者，剂量0.5～1.0g，口服，3次/天。使用时应维持血中碳酸氢根浓度在22～26mmol/L，防止血碳酸氢根浓度过高影响心脏，或过低导致肾脏疾病风险增加。

（三）用药注意事项

1. 秋水仙碱

不宜长期使用，若长期应用可引起骨髓抑制，血尿、少尿、肾衰竭等。胃肠道反应是严重中毒的前驱症状，一旦出现应立即停药。严重肾功能不全者、妊娠期妇女禁用。

2. 别嘌醇

痛风急性期禁用，须在急性症状消失后（一般为发作后两周左右）方可应用。应用初期可发生尿酸转移性痛风发作，故于初始4～8周内与小剂量秋水仙碱联合服用。小剂量开始用药，通过滴定增量，根据血尿酸水平调整药物剂量。对别嘌醇过敏、严重肝肾功能不全及明显血细胞低下者禁用。

3. 丙磺舒

痛风急性发作期禁用。在服用丙磺舒治疗期间，有急性痛风发作时，可继续服用原剂量，同时给予秋水仙碱或NSAIDs。治疗期间应摄入充足的水分（每天2500ml），并维持尿液呈微碱性，保证pH值在6.0～6.5。与别嘌呤联合应用时，需酌情增加别嘌醇的剂量。服药期间不宜服用阿司匹林等水杨酸类制剂。与磺胺药有交叉过敏反应，对磺胺药物过敏者、肾功能不全者禁用。

4. 阿司匹林

痛风急性期镇痛不宜用阿司匹林。

（四）预防复发

慢性痛风石性关节炎具有一定的反复性，长期规范的达标治疗可使痛风石缩小或消失，改善关节症状及功能，减轻相关的肾脏并发症。长期降尿酸治疗是根治痛风的关键，痛风患者开始服用降尿酸药物后，由于血尿酸水平的波动可引起关节内外的痛风石或尿酸盐结晶溶解，导致痛风性关节炎反复发作。因此应加强对患者的疾病教育，使患者对疾病有较全面的认知，树立高尿酸血症与痛风需长期乃至终身治疗的概念，让患者接受规范化治疗，改善生活方式，提高依从性。

（岑丹维、胡亦沁）

💡 思考题

1.简述痛风的病因和发病机制。

2.简述高尿酸血症和痛风患者的治疗原则和治疗药物。

3.简述在高尿酸血症和痛风患者用药期间，药师应进行的用药指导、监护和生活教育。

📖 目标检测

扫一扫

答　案

一、单选题

1.痛风患者体内异常代谢的物质是（　　）。

  A.葡萄糖   B.嘌呤

  C.胆固醇   D.儿茶酚胺

2.痛风患者急性关节炎期常见单个关节出现红、肿、热、痛，最常见的部位是（　　）。

  A.第一跖趾关节   B.颈椎关节

  C.胸椎关节   D.腰椎关节

3.以下治疗痛风的药物中，能抑制尿酸生成的是（　　）。

  A.丙磺舒   B.别嘌醇

  C.秋水仙碱   D.泼尼松龙

4.痛风的非药物治疗措施不包括（　　）。

  A.限制高嘌呤食物的摄入 B.禁酒

  C.控制体重   D.减少碱性食物

5.在应用丙磺舒治疗痛风期间，应摄入充足的水分，保证尿液pH值在（　　）。

  A.4.0～9.0   B.6.0～6.5

  C.7.0～7.5   D.5.0～5.5

6.关于苯溴马隆叙述错误的是（　　）。

  A.对痛风急性发作者不宜服用

  B.在用药期间如痛风急性发作，建议将所用药量加倍

  C.肾功能不全者（血肌酐≥130μmol/L）仍有效，需碱化尿液

  D.持续性腹泻，应立即停药

7.痛风急性期不宜用的是（　　）。

  A.对乙酰氨基酚   B.布洛芬

  C.吲哚美辛   D.阿司匹林

8.下列富含嘌呤的食物是（　　）。

  A.牛奶   B.鸡蛋

  C.米饭   D.动物内脏

二、多选题

1.治疗痛风急性期禁用的药物是（　　）。
　　A.丙磺舒　　　　　　　　　　B.别嘌醇
　　C.苯溴马隆　　　　　　　　　D.阿司匹林
　　E.秋水仙碱

2.主要发挥促进尿酸排泄的痛风治疗药物是（　　）。
　　A.丙磺舒　　　　　　　　　　B.泼尼松
　　C.双膦酸盐　　　　　　　　　D.秋水仙碱
　　E.苯溴马隆

3.不适宜痛风患者应用的药物是（　　）。
　　A.氢氯噻嗪　　　　　　　　　B.胰岛素
　　C.维生素D　　　　　　　　　D.环磷酰胺
　　E.环孢素

4.痛风急性发作期禁用的有（　　）。
　　A.糖皮质激素　　　　　　　　B.秋水仙碱
　　C.苯溴马隆　　　　　　　　　D.丙磺舒
　　E.别嘌醇

三、综合运用拓展

患者男性，58岁，过年回家吃完年夜饭后5h，突发左脚第1跖趾关节剧痛，3h后局部出现红、肿、热、痛和活动困难。实验室检查血尿酸500μmol/L；足部X线示非特征性软组织肿胀。

1.你认为该患者可能的诊断是什么？

2.为缓解剧痛，患者急性期应该首选什么药物进行治疗？

3.患者问：治疗时间需要多久呢？平时生活中还应注意什么？

第十三章
类风湿关节炎的药物治疗管理

 学习目标

1.掌握：类风湿关节炎的临床表现、用药管理、患者教育。

2.熟悉：类风湿关节炎的疾病概述、药物之间的相互作用。

3.了解：类风湿关节炎的其他治疗手段和进展。

第一节
疾病概述

类风湿关节炎（RA）是一种全身性自身免疫性疾病，以侵蚀性关节炎为特征，主要累及手足等小关节，反复对称性发作；基本的病理变化是关节滑膜炎、类风湿结节及类风湿血管炎，可并发肺部疾病、心血管疾病、恶性肿瘤及抑郁症等。随着病程的延长，晚期可出现关节僵硬及畸形，致残率及功能受限发生率高。我国发病率为0.42%，任何年龄均可发病，随年龄增长其发病率随之增高，女性发病率高于男性，约为1：4。

一、病因和发病机制

目前认为类风湿关节炎的发病可能与遗传、感染、雌激素等多种因素有关。发病机制尚未明确，自身免疫性损伤的可能性大，当病原体如细菌、病毒、支原体等入侵关节腔后，会刺激浆细胞生成特异性的免疫球蛋白抗体和类风湿因子，进一步激活补体系统释放组胺等炎症介质，导致关节滑膜及关节腔内炎症。中性粒细胞、巨噬细胞及滑膜细胞吞噬这些免疫复合物后自我破裂，释放大量溶酶体酶，破坏滑膜、关节囊及软骨，造成关节局部破坏。此外，劳累、寒冷、潮湿、营养不良、精神创伤和外伤等都是本病常见的诱发因素。

二、临床表现

类风湿关节炎大多起病隐匿，数周或数月内逐渐出现短暂、轻微的手足小关节肿痛，伴僵硬，反复发作，逐渐加重，常伴有乏力纳差、发热及体重下降等全身症状。

（一）关节炎表现

（1）关节肿痛　典型特征是手指近端指关节梭形肿胀，由于关节周围软组织炎症和关节腔内渗出液增多导致关节周围均匀性肿大，患者在休息后或活动开始时疼痛感明显，活动后可减轻。

（2）晨僵　几乎所有患者都会在清晨或睡醒后出现关节僵硬，活动受限，常伴指（趾）端发冷及麻木感，严重者甚至全身僵硬，起床活动或加温后，僵硬症状缓解。

（3）关节受累　指趾、踝、膝、腕、肘关节常受累，可累及多个关节，包括构成关节的滑膜、滑囊、韧带、骨、软骨、肌膜及肌腱均可受累。

（4）关节炎转移　即关节炎从一个关节发展到另一个关节，特点如下。① 游走性：早期关节无肿痛，但游走性强，游走间隔期多为1～3天。关节肿胀后，游走间隔期多为3个月甚至1年以上。② 对称性：关节炎的游走常呈现对称性。③ 相互制约现象：关节肿痛转移后，先发病的关节，肿痛逐渐减轻甚至消失，后发病的关节，肿痛渐趋严重。

（5）关节摩擦音　在关节运动时，检查者的手常可感到细小的握雪感或捻发音，肘、膝关节较明显，提示关节炎症。炎症消退后，活动关节时可听到嘎嗒声，以指、膝、髋关节最为明显，可能与骨质增生有关。

（6）关节功能障碍　早期关节肿痛，活动受限。晚期关节强直畸形，可呈天鹅颈、鳍形手和扣眼畸形等，功能丧失。

（二）关节外病变

（1）皮下结节　类风湿高度活动时皮下可见大小如花生或胡桃样结节，呈圆形或卵圆形，质硬如骨，无痛，活动度可，关节周围多见，一个至数十个不等。

（2）肌肉及骨骼受累　常有肌萎缩及肌无力，伴疼痛、僵硬、感觉过敏或减退、肌紧张及压痛。握力下降，下肢不能持久行走，甚至双腿发软或双膝突然跪倒。骨骼受累可有股骨头缺血性坏死，严重者可致残。

（3）血液系统症状　表现为贫血，部分患者可有全血细胞减少。

（4）肺部症状　表现为慢性间质性肺炎、结节样改变、胸膜炎等。

（5）心脏症状　表现为心包炎、心肌炎、心内膜炎等。

（6）神经系统症状　表现为周围神经病、腕管综合征等。

三、实验室和其他检查

1.血常规检查

病程长或病情严重者，红细胞和血红蛋白呈现轻至中度减少，多呈正细胞正色素性贫血。Felty综合征（关节炎-粒细胞减少-脾大综合征）患者可出现全血细胞减少。

2.血沉及C反应蛋白测定

病情活动期，患者血沉（ESR）及C-反应蛋白（CRP）多升高，病情缓解后可恢复正常。

3.自身抗体检查

包括类风湿因子（RF）、抗环瓜氨酸肽抗体（CCP）、抗聚角蛋白微丝蛋白抗体（AFA）及抗角蛋白抗体（AKA）等自身抗体阳性。

4.滑膜液检查

类风湿关节炎时关节腔内滑膜液增多，滑膜液常规和生化检查呈非化脓性炎症表现，病原学检查为阴性。

5.影像学检查

（1）关节X线　早期可发现关节骨质疏松及周围软组织肿胀，病情进展后见关节软骨下囊样破坏或骨侵蚀改变。关节腔间隙变窄，伴关节畸形、纤维性或骨性强直。

（2）CT和MRI　CT显示早期骨关节侵蚀及脱位能力较强。MRI能清晰地显示关节内透明软骨、滑膜、肌腱和韧带等结构，有早期发现骨侵蚀、滑膜炎、关节腔积液、关节软骨破坏、肌腱炎和肌腱断裂等改变的优势，对RA的早期诊断有意义。

6.类风湿结节活检

典型的病理改变有助于RA的诊断。

四、诊断和鉴别诊断

（一）诊断标准

采用美国风湿病学会（ACR）1987年修订的分类标准，7项中有4项符合即可诊断类风湿关节炎，（1）～（4）项的症状至少持续6周。具体如下。

（1）关节内或周围出现晨僵，持续至少1h（≥6周）。

（2）至少同时有3个关节区软组织肿胀或积液（≥6周）。

（3）近端指间、掌指及腕关节中，至少1个关节区肿胀（≥6周）。

（4）有对称性关节肿痛（≥6周）。

（5）皮下结节。

（6）血清中类风湿因子阳性（滴度＞1∶32）。

（7）X线检查可见骨质疏松及关节间隙变窄。

（二）鉴别诊断

1.骨性关节炎

中年以后多见，表现为关节退行性改变，常累及远端指间、髋及膝等负重关节。活动时疼痛加剧，常伴有"咔嚓"声。血清中类风湿因子检查阴性，X线检查可见关节边缘呈唇样增生。

2.强直性脊柱炎

多先累及骶髂关节，而不是手足的小关节。关节滑膜炎不明显，但骨化钙化明显，血清中类风湿因子检查阴性。

第二节
类风湿关节炎的治疗方案与治疗药物

数字资源 13-2-1
《2018 中国类风湿关节炎诊疗指南》

一、治疗原则

早期规范治疗，联合用药，个体化原则，定期监测和随访。

二、治疗目标

RA 无法根治，但通过规范治疗可有效缓解症状、控制病情。最终目标是改善关节功能，减少致残率，避免生活质量下降。

三、治疗方案

（一）一般治疗

改变生活方式如减轻体重、保持乐观心态、合理膳食、根据活动能力及病情变化制订适合的锻炼计划，均有助于缓解 RA 的症状，减少肿痛关节的数量，缩短晨僵的时间。

（二）药物治疗

包括非甾体抗炎药、抗风湿药、糖皮质激素、生物靶向制剂和植物药等。

1.非甾体抗炎药

包括布洛芬、尼美舒利、吲哚美辛、美洛昔康、塞来昔布等。有解热镇痛抗炎作用，能减轻 RA 患者活动期的炎性症状，改善关节功能，但不能延缓病情进展。

2.糖皮质激素

包括曲安奈德、泼尼松（强的松）、地塞米松等。能迅速改善关节肿痛症状，减轻全身炎症反应。小剂量、短疗程使用，须合用抗风湿药物。

3.抗风湿药

RA 治疗的基石，国内外指南共同认可的一线药物，能延缓病情进展。包括甲氨蝶吟、来氟米特、羟氯喹、柳氮磺吡啶等。RA一经确诊，应尽早给予抗风湿药物治疗。推荐首选甲氨蝶呤单用。存在甲氨蝶呤禁忌时，考虑单用来氟米特或柳氮磺嘧啶。

4.生物靶向制剂

延缓RA快速进展的有效治疗手段，尤其是经抗风湿药物治疗未达标的患者，建议合用一种生物制剂。包括：① TNF拮抗剂（依那西普、英夫利昔单抗及阿达木单抗）能延缓关节炎症、防止关节破坏。② IL-6受体拮抗剂（托珠单抗）主要用于抗风湿药物治疗无效或治疗未达标者。

5.植物药

包括雷公藤、白芍总苷和青藤碱，可改善关节肿痛及炎症、延缓关节破坏。

（三）手术治疗

包括人工关节置换及滑膜切除术，前者适用于功能丧失的关节畸形，后者可在一定程度上缓解病情，当滑膜再次增生后关节炎可复发，须合用抗风湿药物。

（四）其他治疗

包括热浴、蒸汽浴、药浴、按摩、理疗、活动训练等，这些可以改善患者血液循环，放松肌肉，减轻疼痛，消退炎症，促进关节功能恢复。但不能改变病程。

第三节
类风湿关节炎患者的用药监护

一、疗效监护

类风湿关节炎起病隐匿，患者可长期无症状，仅于体检或因其他疾病检查时发现，或因并发症就诊时才诊断为类风湿关节炎。经过早期规范化治疗，大部分患者能控制病情。目前治疗以药物为主，解热镇痛药起效快，能迅速改善关节肿痛症状，但是不能阻止病情进展；而抗风湿药能阻止病情进展，但是药物起效慢，治疗时间长，因此频繁更换治疗药物不可取，建议治疗初期合理应用速效的解热镇痛和慢效的抗风湿药物，病情稳定后可减少药物，稳定期治疗不能间断，根据患者的具体情况选择维持治疗药物，定期监测及复诊调整。

二、安全性监护

1.肾上腺皮质激素

长期服用有引起骨坏死、肾上腺皮质萎缩，甚至继发感染致死等严重副作用，长期服用不良反应较多，如高血压、高血糖、骨质疏松、股骨头无菌性坏死、向心性肥胖、精神兴奋、消化道溃疡等。停药需缓慢减量，避免撤药反应。

2.非甾体抗炎药（NSAIDs）

通过抑制环氧合酶减少前列腺素的合成，因此减弱前列腺素对胃黏膜的保护作用，此类药物致消化道溃疡发生率高，甚至可引起致命性消化道出血和肝、肾损害。保泰松类明显抑制骨髓，能引起白细胞减少、再障贫血甚至粒细胞缺乏症。

3.抗风湿药物

此类药物起效时间长，毒性较大，副作用较多，如胃肠道反应、骨髓抑制、白细胞下降、视网膜和肝肾损害，甚至继发严重感染。甲氨蝶呤治疗期间补充叶酸可减少胃肠道副作用、肝功能损害等不良反应。

三、依从性监护

RA病因复杂，影响因素多，治疗时间长。坚持规范化治疗是控制病情的关键。医务人员和健康从业者需加强对患者的心理疏导，帮助患者建立积极向上的心态，改变不良的生活方式及行为，减少致畸致残现象的发生。

第四节
类风湿关节炎的患者教育与用药指导

一、疾病教育

RA为终身性疾病，目前尚不能完全治愈，但经过专科医生的规范化治疗，能够较好控制病情，减少关节畸形的发生，不会影响自然寿命。传统化学药物的正确应用以及生物化学合成类药物的不断涌现，RA的预后明显改善，经早期诊断、规范化治疗，80%以上RA患者能实现病情缓解，只有少数最终致残。

同时，RA患者由于长期疼痛、关节畸形致功能丧失，容易产生悲观情绪，因此关注患者的心理护理非常重要。

RA的规范化治疗具有长期性，重在监测。刚开始治疗时，至少每1～3个月复诊一次，病情稳定后，每3～6个月复诊一次。同时注意观察药物的不良作用，定期复查肝功能和血常规。

二、生活方式教育

建议RA患者注意生活方式的调整，减重、戒烟及合理饮食有助于RA的病情控制。

患者坚持每周1～2次有氧运动有助于改善关节功能及提高生活质量，缓解疲劳感。

RA患者在受到寒冷、潮湿刺激时，关节肿痛可加重。生活中需注重保暖，多晒太阳，洗漱用温水，坚持热水泡足，避免劳累。指导患者避免用力撑床、提重物，以免手指畸形加重。

急性期：限制活动，卧床休息。疼痛明显时，用热水袋热敷关节局部。

慢性期：适当进行床上活动并逐渐过渡到下床活动。活动前，按摩关节及肌肉，缓解肌肉痉挛，增强伸展能力。

三、用药教育与指导

1. 非甾体抗炎药

改善关节肿痛症状，但不能延缓病情进展，须与抗风湿药同服。此类药物多有胃肠道反应，严重者会出现消化道溃疡伴出血，应避免同服两种或两种以上的此类药物，其疗效不能叠加，但不良反应增加；只有在一种药物足量使用1～2周无效后才能更换为另一种；老年患者应选用半衰期短的药物；可在饭后服用以减少胃肠道刺激。

2. 抗风湿药

此类药物与非甾体抗炎药相比起效慢，症状明显改善需1～6月，但能延缓病情进展。临床常用甲氨蝶呤，有肝损害、胃肠道反应、骨髓抑制、口角糜烂等不良反应，停药后多能恢复。需定期复查血常规及肝肾功能。建议每个月监测1次并调整用药，对确有困难的患者，每3个月监测1次。对治疗已达标者，其监测频率可调整为每3～6个月1次。

3. 糖皮质激素

抗炎作用强，关节炎急性发作时给予短效激素，可使炎性症状迅速缓解，明显改善关节功能。长期服用需监测血压、血糖、血脂、血钾，补充钙剂，进食高质量蛋白质和高钾的食物，避免合用致消化道溃疡的药物。不可骤然停药。

4. 植物药制剂

雷公藤多苷对性腺有毒性，可出现月经减少甚至停经、精子数目及活力减少、皮肤色素沉着、指甲变薄软、肝损害及胃肠道反应等；青藤碱的不良反应有皮肤瘙痒、皮疹及变态反应，少数患者可出现白细胞减少；白芍总苷的不良反应有轻度腹泻、纳差等。

（吴静怡）

💡 思考题

1. 简述类风湿关节炎的病因和发病机制。
2. 简述类风湿关节炎的治疗方案。
3. 简述在类风湿关节炎患者用药期间，药师应进行的用药指导、监护和生活教育。

📖 目标检测

一、单选题

1.血清中类风湿因子阳性是下列哪个疾病的诊断要点（　　）。
　　A.高尿酸血症　　　　　　　　　　B.类风湿关节炎
　　C.系统性红斑狼疮　　　　　　　　D.消化道溃疡

2.类风湿关节炎的临床表现不包括（　　）。
　　A.蝶形红斑　　　　　　　　　　　B.皮下结节
　　C.晨僵　　　　　　　　　　　　　D.关节间隙变窄

3.能延缓RA病情进展的药物是（　　）。
　　A.氢化可的松　　　　　　　　　　B.阿司匹林
　　C.甲氨蝶呤　　　　　　　　　　　D.保泰松

4.国内外指南推荐的一线药物是（　　）。
　　A.糖皮质激素　　　　　　　　　　B.非甾体抗炎药
　　C.抗风湿药　　　　　　　　　　　D.植物药

5.糖皮质激素的不良反应不包括（　　）。
　　A.高血压　　　　　　　　　　　　B.高血糖
　　C.高血钾　　　　　　　　　　　　D.向心性肥胖

二、多选题

1.类风湿关节炎的诊断要点包括（　　）。
　　A.类风湿因子阳性　　　　　　　　B.皮下结节
　　C.晨僵　　　　　　　　　　　　　D.关节间隙变窄
　　E.肌萎缩或肌无力

2.类风湿关节炎治疗的药物有（　　）。
　　A.甲氨蝶呤　　　　　　　　　　　B.阿达木单抗
　　C.羟氯喹　　　　　　　　　　　　D.来氟米特
　　E.布洛芬

三、综合运用拓展

患者，女，41岁，因"间断性四肢关节炎肿痛10年，加重1周"就诊。逐渐出现双手腕关节肿痛，晨起明显，活动后减轻。化验：ERS115mm/h、RF117.27IU/ml、CRP50.49mg/L。双手X线：骨质普遍疏松，掌指多个间隙变窄。诊断：类风湿关节炎。

1.你觉得什么样的治疗方案合适？依据是什么？请给予详细的用药指导和生活建议。

2.患者问：治疗时间需要多久呢？平时应注意什么？

第十四章
消化性溃疡的药物治疗管理

 学习目标

1. 掌握：消化性溃疡的临床表现、治疗用药、患者教育。
2. 熟悉：消化性溃疡的疾病概述、药物之间的相互作用。
3. 了解：消化性溃疡的其他治疗手段和进展。

第一节
疾病概述

消化性溃疡（peptic ulcer，PU）是指在各种致病因素作用下，胃肠道黏膜发生的炎性与坏死性病变深达或穿透黏膜肌层导致的溃疡，以胃、十二指肠最常见。

消化性溃疡是一种全球性常见病，可发生在任何年龄段，男性多于女性。约有10%的人在一生中患过本病。临床上十二指肠溃疡（deodenal ulcer，DU）多于胃溃疡（gastriculcer，GU），两者之比约为3：1。过去30年，随着质子泵抑制剂、H_2受体拮抗剂等药物治疗的进展，消化性溃疡及其并发症的发生率显著下降。但不容忽视的是，近年来随着阿司匹林等非甾体抗炎药（NSAIDs）的广泛使用，老年消化性溃疡的发病率有所增加。

一、病因和发病机制

消化性溃疡的病因和发病机制是多因素的，损害因素与防御修复因素两者之间的天平失衡是发病的重要原因。

（一）药物

长期服用NSAIDs、糖皮质激素、双膦酸盐、西罗莫司等药物，更易发生消化性溃疡。其中NSAIDs是导致消化性溃疡最常见的药物，常用的有阿司匹林、吲哚美辛、对乙酰氨基酚等。

（二）幽门螺杆菌（Hp）感染

Hp感染是消化性溃疡的重要致病因素。Hp经口进入人体后，主要定居在胃窦部。其产生氨和空泡毒素导致细胞损伤，使上皮细胞释放各种炎性介质。同时菌体细胞壁的抗原还会引起自身免疫反应，多种机制导致并促进炎症的发生、迁延与加重。十二指肠溃疡患者的Hp感染率可高达90%以上。胃溃疡患者的Hp阳性率为60%～90%。根除Hp有助于消化性溃疡的愈合并减少复发。但有意思的是，Hp感染者中仅约15%发生消化性溃疡，说明除了细菌毒力，宿主个体差异与遗传易感性也对消化性溃疡的发生起到一定的作用。

（三）胃酸和胃蛋白酶

"no acid，no ulcer"，100多年前美国学者Schwarz提出的这个观点已得到普遍认同。胃酸是胃液的主要成分，主要由壁细胞分泌。正常成年人24h分泌胃酸1.5～2.5L。值得一提的是，胃酸对消化道黏膜的损伤作用只有在正常黏膜防御和修复功能遭受破坏时才发生。胃蛋白酶是消化性溃疡发病的另一重要因素，其激活依赖于胃液的低pH值，故抑制胃酸可同时抑制胃蛋白酶的活性。

（四）其他因素

大量饮酒、长期吸烟、遗传、心理与应激、胃十二指肠运动异常、饮食不当等均是消化性溃疡的诱发因素。

二、临床表现

消化性溃疡的典型临床表现包括慢性、周期性、节律性上腹痛。

1.疼痛部位

十二指肠溃疡疼痛在上腹部或偏右，胃溃疡疼痛在上腹部偏左。

2.疼痛性质和节律性

性质不定，可为钝痛、胀痛、灼痛、隐痛、饥饿样不适，一般不表现为锐痛。十二指肠溃疡常常有半夜痛、饥饿痛，餐后缓解。胃溃疡常有餐后痛，一般至下餐前缓解。

3.疼痛时间和周期性

慢性过程，病史可达数年或十余年。疼痛呈周期性发作，春秋季节或者季节变化时多见。

胃溃疡与十二指肠溃疡的区别见表14-1-1。

表14-1-1　胃溃疡与十二指肠溃疡的区别

鉴别点	胃溃疡	十二指肠溃疡
发病率	低	高
发病年龄	中老年	青壮年
胃酸分泌	正常或降低	增多
发病机制	主要是防御、修复因素减弱	主要是侵袭因素增强
疼痛特点	餐后 1h 内痛	空腹痛、夜间痛
发作部位	剑突下正中或偏左	剑突下正中或偏右
癌变率	有癌变可能，＜1%	一般不癌变

三、并发症

消化性溃疡常见的并发症有：消化道出血、穿孔、幽门梗阻等。

四、诊断和鉴别诊断

慢性病程、周期性节律性上腹痛发作伴反酸、NSAIDs服药史等是疑诊消化性溃疡的重要病史。胃镜检查可作出肉眼和病理诊断，是诊断消化性溃疡最主要的方法。不能接受胃镜检查者，上消化道钡餐发现龛影可以诊断溃疡，但难以区分良恶性病变。注意和胃癌以及其他引起慢性腹痛的疾病作鉴别诊断，比如慢性肝胆胰疾病、功能性消化不良等。

扫一扫

数字资源 14-2-1
《消化性溃疡诊断与
治疗规范（2016年，
西安）》

第二节
消化性溃疡的治疗方案与治疗药物

一、治疗原则

消化性溃疡一般采用综合治疗措施，包括生活方式的调整、药物治疗，个别特殊情况下还可考虑手术治疗等。

二、治疗目标

去除病因、缓解症状、促进溃疡愈合、预防复发、减少并发症。

三、治疗方案

（一）一般治疗

在消化性溃疡活动期，患者要适当休息，放松心情，避免剧烈运动，避免辛辣、刺激性食物，建议戒烟戒酒，停服不必要的NSAIDs及其他对胃肠道有刺激的药物。

（二）药物治疗

1.抑制胃酸分泌

（1）H_2受体拮抗剂（H_2RA）　胃酸主要由胃黏膜壁细胞分泌，H_2RA可选择性地结合壁细胞膜上的H_2受体，使壁细胞内环磷酸腺苷（cAMP）产生，胃酸分泌减少。H_2RA不仅对组胺刺激的酸分泌有抑制作用，尚可部分地抑制五肽胃泌素、组胺和乙酰胆碱刺激的酸分泌，是治疗PU的主要药物之一。H_2RA不仅疗效好，用药方便，而且价格适中，长期使用不良应用较少。常用的有法莫替丁、雷尼替丁、西咪替丁等。常规采用标准剂量，每日2次，对十二指肠溃疡的疗程需要8周，对胃溃疡需要的疗程更长。

（2）质子泵抑制剂（PPI）　所有PU患者都应接受抑酸治疗，PPI是首选。其抑酸作用强，特异性高，持续时间长久。胃酸分泌的最后步骤是胃壁细胞内质子泵驱动细胞内H^+与小管内K^+交换。PPIs阻断了胃酸分泌的最后通道，其吸收入血后与H^+-K^+-ATP酶共价结合，不可逆地使泵分子失活，只有当新的泵分子合成并插入到细胞膜上后，泌酸作用才重新开始。与H_2RA比较，PPI作用位点不同，且有着不同的特点，即夜间的抑酸作用好、起效快，抑酸作用强且时间长、服用方便，能抑制基础胃酸的分泌及组胺、乙酰胆碱、胃泌素和食物刺激引起的酸分泌。

PPI可以在2～3天内控制溃疡症状，对一些难治性溃疡的疗效明显优于H_2RA。通常采用常规标准剂量，每日1次，早餐前0.5h服药。

PPI呈弱碱性，在酸性胃液中不稳定，故需整粒吞服。餐前或睡前服用抑酸作用最强。

常用抑酸药用法见表14-2-1。

表14-2-1　常用抑酸药用法

药物分类	药物通用名	治疗剂量
PPI	奥美拉唑	20mg，qd
	兰索拉唑	30mg，qd
	泮托拉唑	40mg，qd
	雷贝拉唑	20mg，qd
	埃索美拉唑	40mg，qd
H_2RA	雷尼替丁	150mg，bid
	法莫替丁	20mg，bid
	尼扎替丁	150mg，bid

2.根除Hp

Hp感染与消化性溃疡的发病关系显著。根除Hp可以促进溃疡愈合，并能显著降低溃疡的复发率。对于消化性溃疡患者，无论是否处于活动期，均应检测和根除Hp。根据2017年《第五次全国幽门螺旋杆菌感染处理共识报告》，目前推荐铋剂+PPI+2种抗菌药物组成的四联疗法作为主要的经验性根除Hp方案。推荐的Hp根除四联方案中抗菌药物组合和剂量具体见表14-2-2。

表14-2-2 推荐的Hp根除四联方案中抗菌药物组合和剂量

方案	抗生素1	抗生素2
1	阿莫西林 1000mg，bid	克拉霉素 500mg，bid
2	阿莫西林 1000mg，bid	左氧氟沙星 500mg，qd 或左氧氟沙星 200mg，bid
3	阿莫西林 1000mg，bid	呋喃唑酮 100mg，bid
4	四环素 500mg，tid 或 qid	甲硝唑 400mg，tid 或 qid
5	四环素 500mg，tid 或 qid	呋喃唑酮 100mg，bid
6	阿莫西林 1000mg，bid	甲硝唑 400mg，tid 或 qid
7	阿莫西林 1000mg，bid	四环素 500mg，tid 或 qid

注：标准剂量（PPI+铋剂）（2次/天，餐前半小时口服）+2种抗菌药物（餐后口服）。标准剂量PPI为艾司奥美拉唑20mg、雷贝拉唑10mg（或20mg）、奥美拉唑20mg、兰索拉唑30mg、潘托拉唑40mg、艾普拉唑5mg，以上选一；标准铋剂剂量为枸橼酸铋钾220mg，果胶铋标准剂量待确定。

除含左氧氟沙星的方案不作为初次治疗方案外，根除方案不分一线、二线，应尽可能将疗效高的方案用于初次方案。初次治疗失败后，可在其余方案中选择一种方案进行补救治疗。补救方案原则上不重复原方案。经验性铋剂四联治疗方案疗程为10天或14天。

3.胃黏膜保护剂

联合应用胃黏膜保护剂，可促进组织修复，提高消化性溃疡的愈合质量，减少溃疡复发。对于老年人消化性溃疡、难治性溃疡、巨大溃疡和复发性溃疡，都建议在抑酸、抗Hp治疗的同时，联合应用胃黏膜保护剂。

（1）铋剂 临床上常用的铋剂有枸橼酸铋钾、胶体果胶铋。其在酸性环境下，可络合蛋白质形成一层保护膜覆盖在溃疡面，从而防止胃蛋白酶、胃酸及食物等的刺激；可与胃蛋白酶形成复合物，降低其消化活性，还可与表皮生长因子形成复合物，聚集于病变部位，并保护表皮生长因子不被胃蛋白酶降解而有助于溃疡愈合；促进前列腺素和碳酸氢盐的分泌，从而增强黏膜屏障的保护作用；同时对Hp也有杀伤作用，因此也是根除Hp四联疗法中的主要组成之一。铋剂宜饭前及晚间睡前服用。铋是重金属，可有少量吸收，造成肝、肾损伤，故不宜长期使用，一般用药时间不超过8周。

（2）弱碱性抗酸剂 又称胃酸中和药。临床上常用的有铝碳酸镁、氢氧化铝凝胶、硫糖铝等。这些药物起效较快，可暂时缓解疼痛，但很难治愈溃疡，故较少单独用于消化性溃疡的治疗。但此类碱性的抗酸剂能促进前列腺素合成，增加黏膜血流量、刺激胃黏膜分泌HCO_3^-和黏液，目前更多被视为黏膜保护剂。

4.PU 的药物治疗方案和疗程

为了达到溃疡愈合，抑酸药物的疗程通常为：治疗十二指肠溃疡4～6周，胃溃疡6～8周。对于存在高危因素和巨大溃疡者，建议再适当延长时间。对于Hp阳性的患者，可常规行根除Hp治疗结束后，继续使用PPI至疗程结束。

（三）内镜治疗及外科手术

根据溃疡在内镜下出血的特点选择治疗策略，内镜结合PPI持续静脉滴注对PU的活动性出血，止血成功率可达90%以上。

随着PPI的广泛使用和内镜治疗技术的发展，大多数消化性溃疡患者无需外科手术治疗。外科手术不只是单纯切除溃疡病灶，而是通过手术永久地减少胃酸和胃蛋白酶的分泌，目前已经很少使用。但是在下列情况时，仍需考虑手术治疗：① 并发消化道大出血，经药物、胃镜及血管介入治疗无效时；② 急性穿孔、慢性穿透性溃疡；③ 瘢痕性幽门梗阻，内镜治疗无效；④ GU疑有癌变。

第三节
消化性溃疡患者的用药监护

扫一扫

数字资源14-3-1
消化性溃疡患者
用药监护微课

一、疗效监护

1.症状

消化性溃疡的典型症状是慢性、周期性、节律性发作的腹痛，并伴有反酸等不适。而NSAIDs相关溃疡以及老年患者临床表现多不典型，部分患者以上消化道出血、穿孔为首发症状，疼痛无规律，亦有腹胀、纳差、厌食、嗳气、上腹部不适等非特异性症状。治疗期间需要密切关注上述症状是否有改善。

2.内镜检查

内镜检查在消化性溃疡的诊断、治疗、疗效监护中均扮演了重要角色。在PU治疗一周期后，可复查胃镜以观察溃疡的愈合情况。若发现未愈合或不典型或难以愈合的溃疡，结合胃镜下溃疡的部位、大小、表现以及患者的症状，决定是否做进一步相关检查，如窄带成像联合放大胃镜、超声内镜、共聚焦内镜等检查。

3.根除治疗

建议所有Hp阳性的消化性溃疡患者，应积极行足疗程的Hp根除治疗，应在治疗结束至少4周后进行复查。复查可采用非侵入的尿素呼气试验或粪便Hp抗原试验。

二、安全性监护

在用药期间，应从以下几个方面监护消化性溃疡患者用药后的安全性，及时调整治疗方案，避免药物不良反应。

（一）胃肠道反应

多种药物如PPI、胃黏膜保护药、抗生素都会引起胃肠道反应，如腹痛、腹泻、腹胀、胃肠胀气、恶心、呕吐等。用药期间注意观察，如有异常及时处理。

（二）变态反应（过敏反应）

以抗菌药物阿莫西林比较多见。其属于半合成青霉素类广谱抗菌药，可能出现皮疹、腹泻、药物热，甚至过敏性休克等。服药前应仔细确认患者有无青霉素过敏史。其他：如PPI、H_2RA、克拉霉素等也可能出现变态反应（过敏反应），在使用前要详细询问患者既往的食物、药物过敏史。

（三）神经系统反应

PPI和H_2RA等使用后均可发生头痛、头晕等不良反应，这些反应一般较轻微，多为自限性，但仍需关注。

（四）其他细节

1.PPI

用药1年以上者应定期检测肝功能。长期抑酸可能会有一些潜在不良反应，如诱发或加重老年患者的骨质疏松，甚至骨折、缺铁性贫血、维生素B_{12}缺乏、肠道感染、肺炎等，因此使用时要注意遵医嘱规范使用。

2.抗酸剂

各种抗酸剂对于中和酸的作用相差很大，长期应用后最常见的不良反应是腹泻或便秘，所有抗酸药均可产生暂时代偿性盐酸分泌增多，对习惯性便秘者不宜使用。

3.H_2RA

不良反应较少。对于肾功能减退患者最好能根据肌酐清除率调整用量。西咪替丁有轻微抗雄激素作用，长期大剂量应用可能出现男性乳房发育、泌乳等。

4.铋剂

服药后大便颜色会变黑色，停药后即可消退。由于过量胶态铋剂能引起急性肾功能衰竭，故严重肾功能不全者忌用该药。长期大量应用有发生神经毒性导致铋性脑病的可能，因此避免长期大量服用。

三、依从性监护

消化性溃疡发病率高、复发率高，原因在于其发病受复杂因素影响，包括Hp感染、服用NSAIDs、饮食生活习惯、季节、气候、心理、社会等。治疗上仅靠药物是不能解决问题的。医务人员和健康从业者必须结合规范、系统的健康教育以提高患者的依从性和自我保健意识，改变不良的生活方式及行为，减少并发症，有效预防复发。

第四节
消化性溃疡患者教育与用药指导

扫一扫

数字资源14-4-1
消化性溃疡患者教育
微课

一、疾病教育

消化性溃疡是一种慢性疾病，病程长，易反复发作，在人群中发病率较高，但经规范治疗整体预后良好。

本病的典型症状是腹痛，表现为慢性过程、周期性发作、节律性疼痛，秋冬和冬春之交多发，并与不良精神刺激、情绪波动、饮食失调等有关。部分患者临床症状不明显。

消化性溃疡在发病或治疗中有时也会存在一些严重的问题，包括但不限于：① 呕血或黑便；② 消化道穿孔导致的突发腹痛。当然，这些症状也有可能由其他原因引起，但务必引起重视及时就诊。

目前已知的引起消化性溃疡最重要的原因是Hp感染，同时以阿司匹林为代表的NSAIDs损害也是消化性溃疡发病的重要原因。

消化性溃疡的治疗以药物治疗为主，疗程较长。一般包括抑酸治疗、抗Hp治疗（Hp阳性患者）和保护胃黏膜的治疗。需遵医嘱用药。

建议所有Hp阳性的消化性溃疡患者在治疗结束至少4周后进行复查。复查可采用非侵入的尿素呼气试验或粪便Hp抗原试验。

二、生活方式教育

大量研究证据表明，精神紧张、情绪波动、大悲大喜会导致大脑皮质功能紊乱，自主神经兴奋性增强，胃酸分泌增加，与消化性溃疡的发病有着密切关系。故建议患者要适当休息，劳逸结合，保持积极乐观的态度，树立战胜疾病的信心。

在生活习惯上定时定量，少食多餐，戒烟戒酒，少饮浓茶、咖啡。停服不必要的NSAIDs以及其他对胃有刺激或易引起胃部不适的药物。若确有必要必须服用NSAIDs等药物，建议和食物一起或餐后服用，或遵医嘱加用胃黏膜保护药物，并定期随诊。

三、用药教育与指导

（一）服药时间

胃黏膜保护剂宜餐前30min服用，如胶体铋、硫糖铝等。吗丁啉等胃动力药也在餐前服。PPIs一般晨起顿服或早、晚各一次。抗菌药物一般餐后服用。当不同药物需要一起服用时，需综合考虑他们之间的药动学和药理学相互作用。

（二）用药注意事项

1.PPI近年来存在滥用的现象，其副作用不可忽视

应尽量避免长期使用，尤其是肝功能损害的患者，注意剂量的调整，对于一些特殊人群的使用剂量调整见表14-4-1。肠溶片必须整片吞服，至少用半杯液体（≥50ml）送服，药片不可咀嚼或压碎。

表14-4-1　PPI在特殊病理、生理状况患者中的应用

特殊人群	奥美拉唑	兰索拉唑	泮托拉唑	雷贝拉唑	艾司奥美拉唑	艾普拉唑
肾功能异常	无需调整	15mg/d	无需调整	无需调整	无需调整	慎用
肝功能异常	严重者≤20mg/d	慎用，15mg/d	重度≤20mg/d	严重者慎用	严重者≤20mg/d	慎用
老年人	无需调整	慎用	无需调整	无需调整	无需调整	无需调整
儿童	可以使用	经验有限	无临床资料	无临床资料	无临床资料	无临床资料
妊娠期	可以使用	利＞弊时使用	利＞弊时使用	利＞弊时使用	慎用	不建议服用
哺乳期	对婴儿影响较小	暂停哺乳	暂停哺乳	暂停哺乳	暂停哺乳	暂停哺乳

注：此表参考国内原研药的药品说明书、FDA妊娠分级及最新临床诊疗指南。

2.胃黏膜保护剂均可引起便秘

由于铋剂的不溶性和局部作用的特点，服药期间口中可能带有氨味，并可使舌、大便变黑，牙齿短暂变色，停药后能自行消失。铋可有少量吸收，造成肝、肾功能损害，故不宜长期使用，一般用药时间不超过8周。

（三）预防复发

据报道，消化性溃疡的治愈率为95%，但是一年内的复发率约为60%。因此，向患者宣教按医嘱规范全程服药，彻底根除Hp，避免应用易致溃疡复发的NSAIDs非常重要。另外，Hp是一种感染率极高且具有传染性的细菌，其主要经粪—口或口—口传播，因此需向患者宣教饭前便后勤洗手，提倡分餐制，使用公筷制，避免家庭内聚集传播。

（葛蕾　杨辉）

思考题

1. 简述消化性溃疡的病因和发病机制。
2. 简述有Hp感染的消化性溃疡患者的治疗方案。
3. 简述在消化性溃疡患者用药期间，药师应进行的用药指导、监护和生活教育。

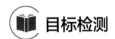 **目标检测**

扫一扫

答案

一、单选题

1. 消化性溃疡最典型的临床症状是（　　）。
　　A. 嗳气、反酸　　　　　　　　　　B. 上腹痛
　　C. 营养不良　　　　　　　　　　　D. 出血

2. 消化性溃疡病理损伤至少达（　　）。
　　A. 黏膜层　　　　　　　　　　　　B. 黏膜下层
　　C. 黏膜肌层　　　　　　　　　　　D. 肌层

3. 消化性溃疡患者饮食宜少量多餐，其意义是（　　）。
　　A. 减少对胃刺激　　　　　　　　　B. 中和胃酸
　　C. 减轻腹痛　　　　　　　　　　　D. 避免胃窦部过度扩张

4. 从流行病学角度，对于消化性溃疡说法错误的是（　　）。
　　A. 十二指肠溃疡较胃溃疡多见　　　B. 全球高发，是常见病
　　C. 女性的患病率略高于男性　　　　D. 以青壮年多发，儿童亦可发病

5. 判断幽门螺杆菌是否已被根除，应在根除幽门螺杆菌治疗结束至少（　　）周后进行。
　　A.1 周　　　　　　B.2 周　　　　　　C.3 周　　　　　　D.4 周

6. 下列哪种药物能迅速中和胃酸而发挥明显止痛作用（　　）。
　　A.H_2 受体阻断剂　　　　　　　　B.PPI
　　C. 前列腺素　　　　　　　　　　　D. 碱性抗酸药

7. 消化性溃疡最常见的并发症是（　　）。
　　A. 上消化道出血　　　　　　　　　B. 穿孔
　　C. 癌变　　　　　　　　　　　　　D. 幽门梗阻

8. 以下导致便秘和腹泻的不良反应相对较少的药物是（　　）。
　　A. 氢氧化铝　　　　　　　　　　　B. 硫糖铝
　　C. 碳酸钙　　　　　　　　　　　　D. 铝碳酸镁

二、多选题

1. 以下哪几种药物为常用的PPI（　　）。

A.奥美拉唑　　　　　　　　　B.铝碳酸镁

C.兰索拉唑　　　　　　　　　D.瑞巴派特

E.雷尼替丁

2.我国Hp对抗菌药物的耐药率呈上升趋势，以下抗菌药物中对其耐药率较高的有（　　）。

A.克拉霉素　　　　　　　　　B.氟喹诺酮类

C.甲硝唑　　　　　　　　　　D.阿莫西林

E.阿奇霉素

三、综合运用拓展

　　患者林某，男，35岁，因"反复上腹痛2年，加重1周"就诊。无呕血黑便、头晕等不适。既往体健。胃镜检查提示：十二指肠球部有一直径为2cm的溃疡，Hp阳性。诊断：十二指肠球部溃疡，Hp（++）。社区医院医生建议用药方案：1.奥美拉唑肠溶片20mg，bid，餐前口服；2.左氧氟沙星片500mg，qd，餐后口服；3.甲硝唑400mg，tid，餐后口服。

　　1.你觉得该方案合适吗？你有什么更好的建议？依据是什么？

　　2.请给予详细的用药指导和生活建议。

　　3.患者问：治疗时间需要多久呢？Hp感染会传染吗？平时还应注意什么？作为药师，该如何解答患者的咨询？

第十五章
慢性乙型肝炎的药物治疗管理

 学习目标

1. 掌握：慢性乙型肝炎的临床表现、用药管理、患者教育。
2. 熟悉：慢性乙型肝炎的疾病概述、药物之间的相互作用。
3. 了解：慢性乙型肝炎的其他治疗手段和进展。

第一节
疾病概述

乙型肝炎是一种传染性肝病，可以分为急性肝炎和慢性肝炎两个阶段。急性乙型肝炎是指在接触乙型肝炎病毒（HBV）后的前6个月。在这一阶段，免疫系统通常能够从身体清除病毒，并在几个月内康复；慢性乙型肝炎（CHB）是指乙型肝炎病毒持续感染6个月以上引起的慢性肝脏炎症性疾病。慢性肝炎患者通常没有急性病史，但可导致肝功能衰竭或发生肝癌等严重健康问题。

HBV感染是导致肝硬化和肝癌等慢性肝病的主要原因。据WHO统计，全球约有2.57亿慢性HBV感染者。全球每年约有88.7万人死于HBV感染相关疾病，其中肝硬化占30%，原发性肝细胞癌（HCC）占45%。我国肝硬化和HCC患者中，由HBV感染所致者分别为77%和84%。

一、病因和发病机制

慢性乙型肝炎的发病机制较为复杂，迄今尚未完全阐明。大量研究表明，HBV不直接杀伤肝细胞，而是通过免疫应答导致肝细胞损伤及炎症坏死，而炎症坏死的持续存在或反复出现是慢性HBV感染者进展为肝纤维化、肝硬化甚至原发性肝细胞癌的重要因素。

HBV主要经母婴、血液和性接触传播。感染的自然史主要取决于病毒和宿主相互作用，其中HBV感染时的年龄是影响慢性化的主要因素之一。新生儿及1岁以下婴幼儿的HBV感染慢性化风险为90%。我国在实施乙型肝炎疫苗免疫规划前，HBV感染者多为围生期或婴幼儿时期感染。

二、临床表现

慢性乙型肝炎的潜伏期为6周至6个月，潜伏期时患者几乎没有症状，但潜伏期的长短随病原体的种类、毒力、数量、人体免疫状态等不同而异。潜伏期之后，患者可出现一些症状，症状的表现因病情严重程度不同而不同。

（1）全身表现　患者常常感到身体疲乏无力，可伴轻度发热等。

（2）胃肠道症状　常有消化不良的症状如食欲缺乏、恶心、厌油、上腹部不适、腹胀等。

（3）黄疸　肝功能受损严重时，可导致血液中胆红素浓度增高。黄疸最早的表现为尿色变黄，这是胆红素从尿液排出而导致。如果血液中胆红素浓度继续增加，则可引起眼睛、皮肤黄染。

（4）肝脾肿大　肝脏肿大与肝脏的炎症、胆汁淤积有关。门静脉高压时，脾淤血，引起脾大。

（5）肝外表现　慢性乙型肝炎肝硬化患者面色黝黑晦暗，称为肝病面容。双手手掌两侧大、小鱼际显著充血，称"肝掌"。颈部、前胸、面部和手臂等部位可见到多个充血像蜘蛛一样的红色痣，称为"蜘蛛痣"。肝功能减退，导致雌激素灭活减少，体内雌性激素增多，可导致男性患者出现乳腺增生、肿痛和乳房发育症状，勃起功能障碍；女性患者可出现月经失调、闭经、性欲减退等症状。

三、并发症

肝脏是个重要的器官，可制造和分泌胆汁，有代谢功能、吞噬和免疫功能，是合成或生产许多凝血物质的场所，慢性乙型肝炎导致肝细胞损伤及炎症坏死进而导致肝功能的紊乱和各种并发症的产生。

以下为慢性肝炎常见的严重并发症。

1.上消化道出血

慢性乙型肝炎可导致凝血因子、血小板减少，导致胃黏膜广泛糜烂和溃疡以及门脉高压。上消化道出血可诱发肝性脑病、腹水、感染、肝肾综合征等。

2.肝性脑病

肝性脑病是肝功能不全所引起的中枢神经系统功能紊乱，以代谢紊乱为基础、意识行为改变或昏迷为主要临床表现的一组综合征。与毒素未被肝解毒和清除，进入体循环，透过血脑屏障至脑部，最终引起大脑功能紊乱有关。常见诱因有上消化道出血、高蛋白饮食、严重感染、大量利尿、大量放腹水、使用镇静药等。

3.感染

继发感染是重型肝炎、肝硬化晚期及原发性肝癌晚期的常见并发症。常见感染有自发性细菌性腹膜炎、肺部感染、肠道感染、胆道感染、脓毒症等。

4.肝肾综合征

肝肾综合征往往是严重肝病的终末期表现，主要表现为少尿或无尿、氮质血症、电解质紊乱。常见诱因有出血、放腹水、大量利尿、严重感染等。

5.脾功能亢进

脾功能亢进是肝炎肝硬化门静脉高压症最常见并发症之一。临床上表现为脾脏淤血性肿大，外周血白细胞计数和血小板计数不同程度降低，部分患者外周血红细胞计数和血红蛋白定量也可降低。

6.原发性肝癌

其发生机制与肝内慢性炎症长期刺激、肝细胞基因突变及HBV DNA特别是X基因整合有关。黄曲霉毒素等致癌化学物质可能起协同作用。

四、诊断和鉴别诊断

推荐首先进行血清HBsAg、抗-HBs、HBeAg、抗-HBe和抗-HBc检测，若HBsAg阳性，有条件的可检测HBV DNA、肝功能和肝脏彩超，甚至进一步行肝脏瞬时弹性成像检查，以利于早期诊断、早期发现肝纤维化、早期药物治疗。

（一）检测指标

1.HBV血清学检测

传统HBV血清学标志物包括乙型肝炎表面抗原（HBsAg）、乙型肝炎表面抗体（抗-HBs）、乙型肝炎e抗原（HBeAg）、乙型肝炎e抗体（抗-HBe）、乙型肝炎核心抗体（抗-HBc）和抗-HBc IgM。见表15-1-1。其临床意义见15-1-2。

2.HBV病毒定量检测

（1）HBV DNA定量　主要用于评估HBV感染者病毒复制水平，是抗病毒治疗适应证选择及疗效判断的重要指标。

（2）HBV基因分型　目前可鉴定出至少9种（A型至I型）HBV基因型和1种未定基因型（J型），一些基因型可分数种基因亚型。

（3）耐药突变株检测　HBV是一个高变异的病毒，在反转录复制过程中，因RNA聚合酶和逆转录酶缺乏校正功能，可使病毒在复制过程中发生一个或多个核苷酸的变异。

表15-1-1 乙型肝炎病毒（HBV）血清学标志物的临床意义

标志物	临床意义
HBsAg	阳性表示存在 HBV 感染；如果 HBsAg 在窗口期未被检测出，可检验出 HBV DNA；HBsAg 定量检测可用于预测疾病进展、抗病毒疗效和预后等
抗-HBs	为保护性抗体；阳性表示具备 HBV 免疫力，见于乙型肝炎康复期及接种乙型肝炎疫苗者
HBeAg	阳性表示 HBV DNA 水平高，传染性强
抗-HBe	阳性预示 HBV DNA 复制水平下降，仍具有传染性
抗-HBc	主要是 IgG 抗体，只要感染过 HBV，无论病毒是否被清除，此抗体多为阳性
抗-HBc IgM	多见于急性乙型肝炎，可持续 6 个月；也可在 CHB 急性发作时出现
HBV DNA	在 HBV 感染早期先于 HBsAg 出现，可判断 HBV 感染病毒复制水平，预测疾病发展，并用于抗病毒治疗适应证的选择和疗效判断等

注：HBsAg乙型肝炎病毒表面抗原；抗-HBs乙型肝炎表面抗体；HBeAg乙型肝炎病毒e抗原；抗-HBe乙型肝炎e抗体；抗-HBc乙型肝炎核心抗体。

表15-1-2 乙型肝炎病毒（HBV）血清学标志物组合分析的临床意义

HBsAg	抗-HBs	HBeAg	抗-HBe	抗-HBc	抗-HBc IgM	HBV DNA	临床意义
–	–	–	–	–	–	–	从未感染过 HBV
–	+	–	–	–	–	–	接种乙肝疫苗或注射乙肝免疫球蛋白后产生免疫
–	–	–	+/–	+	–	+	隐匿性乙肝感染，少见，但对于免疫抑制或放化疗患者的监测有意义
+	–	+/–	+/–	+	+	+	急性感染或慢性感染急性发作
+	–	+/–	+/–	+	–	+/–	慢性感染
–	+	–	+/–	+	–	–	既往感染已恢复，有免疫力

注：HBsAg乙型肝炎病毒表面抗原；抗-HBs乙型肝炎表面抗体；HBeAg乙型肝炎e抗原；抗-HBe乙型肝炎e抗体；抗-HBc乙型肝炎核心抗体；–阴性；＋阳性。

3.生物化学检查

（1）谷丙转氨酶（ALT）和天冬氨酸转氨酶（AST） 血清 ALT 和 AST 水平是反映肝细胞炎症损伤的敏感指标，但与病情轻重并不完全平行。即使低水平的 ALT 异常，若持续时间长，也提示有肝脏损伤。临床上，还应排除其他原因所导致的 ALT 升高。对于长期病毒抑制但仍有 ALT 升高者，应进一步分析评估其原因。

（2）血清胆红素 血清胆红素水平与胆汁代谢、排泄程度有关，胆红素升高的主要原因包括肝细胞损伤、肝内外胆管阻塞和溶血。

（3）外周血常规　肝硬化时，脾功能亢进，可出现白细胞和血小板计数减少。

（4）甲胎蛋白（AFP）　血清AFP是诊断HCC的重要指标。

4.肝纤维化无创性诊断检查

包括天冬氨酸转氨酶和血小板比率指数评分、肝纤维化4因子指数评估、肝脏硬度值测定等。

5.影像学检查

主要目的是监测慢性HBV感染的临床疾病进展，包括了解有无肝硬化及门脉高压征象、发现肝占位病变并鉴别其性质，尤其是监测和诊断HCC。腹部超声检查无创、价廉、实时显像、便于反复进行，可观察肝脏和脾脏的大小、外形、实质、回声，并能测定门静脉、脾静脉和肝静脉内径及血流情况，以及有无腹水及其严重程度，从而判断有无肝硬化和门脉高压；能有效发现肝内占位性病变。肝癌首次确诊时肿瘤的大小和预后密切相关，定期复查腹部超声是最为有效筛查早期肝癌的手段。CT和MRI具有更高的敏感度和特异性。

（二）诊断

1.临床表现及体格检查

（1）慢性肝炎　慢性肝炎可无明显症状或仅有非特异性症状，轻症者可有持续或反复出现的乏力、食欲缺乏、厌油、尿黄、肝区不适、睡眠欠佳、精力下降。重者可出现腹水、上消化道出血等表现。体格检查可见肝脏正常或稍大，有轻触痛，可有轻度脾大。严重者可伴肝病面容、肝掌、蜘蛛痣、脾脏明显肿大。

辅助检查示ALT或AST反复或持续升高、白蛋白降低，如ALT和AST大幅度升高、血清总胆红素明显高于正常，特别是凝血酶原时间显著延长，则提示重症化倾向，可迅速向肝衰竭发展。

（2）重型肝炎（肝衰竭）　病因及诱因复杂，包括重叠感染其他肝炎病毒（特别是甲型或戊型肝炎）、机体免疫状态改变、妊娠、过度疲劳、饮酒、应用肝损伤药物、合并细菌感染或有其他疾病（如甲状腺功能亢进症、糖尿病）等。

临床表现为一系列肝衰竭相关的综合征：极度乏力、严重食欲低下、腹胀等症状，可有不同程度的神经、精神症状（性格改变、烦躁不安、嗜睡、昏迷等肝性脑病表现），黄疸进行性加深，胆红素可升至＞10倍ULN，或每天上升幅度＞17.1μmol/L，并有明显出血倾向，凝血酶原时间显著延长。可见扑翼样震颤和病理反射、肝浊音界消失、胆酶分离及血氨升高等。

2.诊断标准

根据HBV感染者的血清学、病毒学、生物化学试验及其他临床和辅助检查结果，临床上可将慢性HBV感染分为以下几种。

（1）慢性HBV携带状态　多为年龄较轻的处于免疫耐受期的HBsAg、HBeAg和HBV DNA阳性者，1年内连续随访3次，每次至少间隔3个月，均显示血清ALT和AST在正常范围，HBV DNA处于较高水平（通常>2×10^{7}IU/ml），血清HBsAg较高（通常>1×10^{4}IU/ml），肝组织学检查无明显炎症坏死或纤维化。

（2）HBeAg阳性CHB　患者处于免疫清除期。血清HBsAg阳性，HBeAg阳性，HBV DNA阳性（通常>2×10^{4}IU/ml），ALT持续或反复异常，或肝组织学检查有明显炎症坏死和/或纤维化。

（3）非活动性HBsAg携带状态　又称HBeAg阴性慢性HBV感染。为免疫控制期，血清HBsAg阳性、HBeAg阴性、抗-HBe阳性，HBV DNA<2×10^{3}IU/ml，HBsAg<1×10^{3}IU/ml，1年内连续随访3次以上，每次至少间隔3个月，ALT和AST均在正常范围。影像检查无肝硬化征象，肝组织学检查显示组织学活动指数（HAI）评分<4或根据其他的半定量计分系统判定病变轻微。

（4）HBeAg阴性CHB　为再活动期。血清HBsAg阳性，HBeAg持续阴性，HBV DNA阳性（通常≥2×10^{3}IU/ml），ALT持续或反复异常，或肝组织学有肝炎病变。

（5）隐匿性HBV感染（occult hepatitis B virus infection，OBI）　其定义为血清HBsAg阴性，但血清和/或肝组织中HBV DNA阳性。除HBV DNA阳性外，80%患者可有血清抗-HBs、抗-HBe和/或抗-HBc阳性，称为血清学阳性OBI；1%～20%的OBI患者的血清学标志物均为阴性，称为血清学阴性OBI。诊断主要通过HBV DNA检测，尤其是抗-HBc持续阳性者。其发生机制尚不完全明确。

（6）乙型肝炎肝硬化　乙型肝炎肝硬化的诊断符合下列①和②者为病理学诊断，符合①和③者为临床诊断。

① 病史及血液检查有HBV现症感染（HBsAg阳性），或有明确的慢性HBV感染史（既往HBsAg阳性>6个月，目前HBsAg阴性、抗-HBc阳性）且除外其他病因者。

② 肝脏活组织检查病理学符合肝硬化表现。

③ 符合以下5项中的2项及以上者，并排除非肝硬化性门静脉高压者。

a.影像学检查显示肝硬化和/或门脉高压征象。

b.内镜检查显示食管胃底静脉曲张。

c.肝脏硬度值测定显示肝脏硬度符合肝硬化。

d.血生化检查显示白蛋白水平降低（<35g/L）和/或凝血酶原时间延长（较对照延长>3s）。

e.外周血常规检查显示血小板计数<100×10^9/L。

临床上常根据是否曾出现腹水、食管胃底静脉曲张破裂出血和肝性脑病等严重并发症，将肝硬化分为代偿期及失代偿期。代偿期肝硬化是指影像学、生物化学或血液学检查有肝细胞合成功能障碍或门静脉高压症证据，或组织学符合肝硬化诊断，但无食管胃底静脉曲张破裂出血、腹水或肝性脑病等症状或严重并发症者；失代偿期肝硬化是指患者出现过食管胃底静脉曲张破裂出血、肝性脑病、腹水等严重并发症之一者。

第二节
慢性乙型肝炎的治疗方案与治疗药物

扫一扫

数字资源 15-2-1
《慢性乙型肝炎防治指南
（2019年版）》

一、治疗原则

本病以药物治疗为主，有抗病毒指征者应及时给予抗病毒药物、消炎护肝药物等，以减少或延缓肝硬化、肝衰竭和肝细胞肝癌的发生。此外，还应适当休息、合理营养，治疗期间避免饮酒及服用伤肝药物，以免加重肝脏负担。必要时，可考虑进行肝脏移植手术。

慢性乙型肝炎患者根据其具体情况采用综合性治疗方案。包括合理休息、保持心理平衡、调节机体免疫、抗病毒、改善和恢复肝功能等治疗。

慢性乙型肝炎治疗药物中抗HBV治疗是关键，其余的抗炎保肝药只是辅助治疗。乙肝治疗的药物不宜过多过杂，很多药物经过肝代谢，用药过多过杂将增加肝负担反而对疾病不利。

二、治疗目标

最大限度地长期抑制HBV复制，减轻肝细胞炎症坏死及肝纤维化，延缓和减少肝功能衰竭、肝硬化失代偿、HCC及其他并发症的发生，从而改善生命质量和延长生存时间。对于部分适合的患者尽可能追求CHB的临床治愈（或功能性治愈）。

临床治愈（或功能性治愈）即停止治疗后仍保持HBsAg阴性（伴或不伴抗-HBs出现）、HBV DNA检测不到、肝脏生物化学指标正常、肝脏组织学病变改善。但因肝细胞核内共价闭合环状DNA未被清除，因此在强力免疫抑制等特殊条件下，仍存在HBV再激活和发生HCC的风险。

三、治疗方案

（一）一般治疗

当患者急性期应进行隔离；症状明显或病情较重者应卧床休息；恢复期可逐渐增加活动量，但要避免过劳，以活动后不觉疲乏为度。在饮食方面，适当的高蛋白、高热量、高维生素的易消化食物有利于肝脏修复，不必过分强调高营养，以防发生脂肪肝。避免饮酒和服用损害肝脏药物，以免加重肝脏负担。患者要有正确的疾病观，对肝炎治疗应有耐心和信心。

（二）药物治疗

慢性乙型肝炎的治疗主要包括抗病毒、免疫调节、抗炎保肝、抗纤维化和对症治疗。其中抗病毒治疗是关键，只要有适应证，且条件允许，就应该进行规范的抗病毒治疗。抗病毒治疗的时机与患者的免疫状态密切相关，我们可以根据肝功能、病毒指标、肝穿刺活检结果、超声等辅助检查做出判断。抗病毒治疗是慢性乙型肝炎处理的根本措施。抗炎保肝、抗纤维化和中药等可能具有一定辅助治疗作用，是慢性乙型肝炎综合处理的一部分。

1.抗病毒治疗的药物

（1）抗病毒治疗药物的分类　对于慢性乙型肝炎的抗病毒治疗，药物包括两大类：干扰素（IFN）以及核苷与核苷酸类似物（NAs）。干扰素主要通过激发患者的免疫获得抗病毒疗效，因此疗效较稳定，停药后不易复发，疗程一般为1年，不存在耐药性。NAs的抗病毒活性较强，能很快抑制病毒复制，使绝大多数患者的乙型肝炎病毒DNA的复制水平明显下降，能较快改善病情。长期服用，可以延缓疾病进展、降低肝功能失代偿和肝癌发生率。

（2）抗病毒治疗的一般适应证：

① HBV DNA $\geq 10^5$ 拷贝/ml；HBeAg（−）者 HBV DNA $\geq 10^4$ 拷贝/ml；

② ALT $\geq 2 \times$ ULN；如IFN治疗，ALT $\leq 10 \times$ ULN，总胆红素 $< 2 \times$ ULN；

③ ALT $< 2 \times$ ULN但肝组织学显示克尔德尔（Knodell）组织学活动指数（HAI）≥ 4 或 $\geq$ G2炎症坏死。

具有① 并有② 或③ 患者应进行抗病毒治疗；达不到上述标准者应监测病情变化，如持续HBV DNA阳性且ALT异常也应考虑抗病毒治疗。

（3）核苷与核苷酸类似物（NAs）　NAs药物的疗效与安全性：恩替卡韦、富马酸替诺福韦酯、富马酸丙酚替诺福韦为首选的NAs药物，可强效抑制病毒复制，改善肝脏炎症，安全性较好，总体的耐药率较低，长期应用可显著降低肝硬化并发症和HCC的发生率，减低肝脏相关和全因死亡率。

① 恩替卡韦（ETV）：为鸟嘌呤核苷类似物，对乙肝病毒（HBV）多聚酶具有抑制作用。其用法为每日1次，口服1片（0.5mg/片），空腹（服药前后2h不能进食）状态下口服吸收更好。恩替卡韦抑制病毒复制的活性很强，快速抑制病毒，用药两周病毒就可能出现明显的下降，对救治重症患者特别有利，是目前的一线用药。恩替卡韦耐药率较低，第一次治疗就使用恩替卡韦的人，3年累积耐药率不足1%，5年时仅为1.2%。

② 富马酸替诺福韦酯（TDF）：为核苷类逆转录酶抑制药，其结构和作用与阿德福韦类似，是逆转录病毒的强效抑制药。其用法为每日1次，每次300mg（1片），空腹或者与食物同时服用。抑制病毒的活性很强，可快速抑制病毒。耐药发生率低。富马酸替诺福韦酯的结构与阿德福韦酯相似，肾毒性较阿德福韦酯小。富马酸替诺福韦酯和恩替卡韦一样，是国内外指南推荐的首选核苷（酸）类抗病毒药物，但使用时需要监测肾功能。多项TDF治疗NAs经治患者的48 ～ 168周的研究显示，TDF用于LAM耐药、阿德福韦酯（ADV）耐药、ETV耐药或多药耐药患者的治疗，均可获得70% ～ 98%的病毒

学应答，且随着治疗时间的延长，病毒学应答率逐渐升高。

③ 富马酸丙酚替诺福韦（TAF）：为TDF二代产品，是一种新型"靶向肝脏"乙肝治疗药物。TAF是在替诺福韦的结构上加了酰胺键，提高了肠道吸收和生物利用率。TAF不在血液中水解，而是通过被动扩散以及肝脏摄取性转运蛋白进入肝细胞。在肝细胞中，TAF被羧酸酯酶水解为替诺福韦，从而发挥抗病毒作用。TAF具有一定的靶向性，使得较低剂量的TAF（25mg）就能起到充分的抗病毒作用。TAF在肠道和血浆中稳定性高且浓度低，与TDF相比，TAF给药后替诺福韦在全身血浆中的平均暴露量降低89%。血液中暴露的替诺福韦经由循环进入肾小管的量也大幅度降低，因此提高了TAF的肾脏安全性，也大大降低了基于肾小管损伤而发生骨密度降低的风险。富马酸替诺福韦酯具有抗毒作用强、耐药率低、妊娠安全级别高的优点。

④ 拉米夫定（LAM）：是第一个研发出来的口服抗病毒药，每日1次，口服1片（100mg/片），可明显降低乙型肝炎病毒DNA水平，居于几种核苷（酸）类似物的中等水平。治疗3～5年时1/4～1/3的e抗原阳性患者能出现e抗原的血清学转换。但是随着治疗时间的延长，病毒耐药突变的发生率逐年增高，从第1年的14%升至第4年的66%。由于该药在长期使用中的耐药率高，一般不推荐作为一线用药，仅适合某些情况的短期应用。

⑤ 替比夫定（TBV）：是一种合成的胸腺嘧啶核苷类似物。具有抑制乙型肝炎病毒脱氧核糖核酸聚合酶活性的作用。用法为每日1次，口服1片（600mg/片）。替比夫定是拉米夫定的同类药，但其抑制病毒作用约为拉米夫定的10倍。e抗原阳性患者治疗1年，60%左右乙型肝炎病毒DNA降至检测水平以下，64.7%肝组织学得到改善，耐药发生率为5.0%，优于拉米夫定，但e抗原血清学转换率（约22.5%）相似。对于e抗原阴性患者，乙型肝炎病毒DNA抑制、丙氨酸氨基转移酶下降至正常和耐药发生情况同样优于拉米夫定。替比夫定的总体不良事件发生率与拉米夫定相似，但治疗1～2年时发生3～4级肌酸激酶（CK）升高者的比例为7.5%和12.9%，高于拉米夫定，所以，治疗中应监测CK，避免出现横纹肌溶解。

⑥ 阿德福韦酯（ADV）：用法为每日1次，口服1片（10mg/片），该药抑制病毒复制的作用较弱。阿德福韦酯有轻微的肾毒性，轻度肌酐升高者占3%，有导致低血磷性骨软化症的报道。使用时需要监测肾功能。目前已不作为一线用药。

（4）NAs的选择　初始患者应首选强效低耐药药物（恩替卡韦、富马酸替诺福韦酯、富马酸丙酚替诺福韦）治疗。经治或正在使用其他药物治疗的患者，建议换用强效低耐药药物，以进一步降低耐药风险。应用阿德福韦酯治疗患者，建议换用恩替卡韦、富马酸替诺福韦酯、富马酸丙酚替诺福韦；应用拉米夫定或替比夫定患者，建议换用富马酸替诺福韦酯、富马酸丙酚替诺福韦或恩替卡韦；曾有拉米夫定或替比夫定耐药者，换用富马酸替诺福韦酯或富马酸丙酚替诺福韦；曾有阿德福韦酯耐药者则换用恩替卡韦、富马酸替诺福韦酯、富马酸丙酚替诺福韦；联合阿德福韦酯和拉米夫定、替比夫定患者，可以换用富马酸替诺福韦酯或富马酸丙酚替诺福韦。各类药物比较见表15-2-1。

表15-2-1　NAs各类药物的比较

药物	恩替卡韦（ETV）	富马酸替诺福韦酯（TDF）	富马酸丙酚替诺福韦（TAF）	阿德福韦酯（ADV）	替比夫定（TBV）	拉米夫定（LAM）
是否为首选的NAs药物	是	是	是	否	否	否
少见、罕见严重不良反应	乳酸酸中毒	肾功能不全、低磷性骨病	暂不明确	肾功能不全、低磷性骨病	肌炎或横纹肌溶解、乳酸酸中毒	肌炎或横纹肌溶解
耐药性	强效低耐性药物	强效低耐性药物	强效低耐性药物	耐药变异率5年20%	耐药变异率2年24%	耐药变异率4年66%
给药剂量	0.5mg，qd	300mg，qd	25mg，qd	10mg，qd	600mg，qd	100mg，qd

（5）NAs停止治疗的时机

① 长期NAs治疗：对于CHB肝硬化患者，推荐长期应用恩替卡韦、富马酸替诺福韦酯、富马酸丙酚替诺福韦抗病毒治疗。因CHB肝硬化患者停药后存在再活动的风险，并可导致严重的慢加急性肝衰竭，不应停药。

② 停止治疗：无肝硬化，并且可接受关于再活动的长期严密随访者，在下列情况下，可考虑停止NAs治疗，并建议和专科医生共同讨论后慎重决定，并和患者制订停药后长期严密随访计划。

a.HBeAg阳性慢性感染者，应用恩替卡韦、富马酸替诺福韦酯或富马酸丙酚替诺福韦治疗，总疗程至少4年。在达到HBV DNA低于检测ULN、ALT恢复正常、HBeAg血清学转换后，再巩固治疗至少3年（每隔6个月复查1次）仍保持不变，可考虑停药，延长疗程可减少复发。

b.HBeAg阴性慢性感染者，应用恩替卡韦、富马酸替诺福韦酯或富马酸丙酚替诺福韦治疗，建议HBsAg消失且HBV DNA检测不到，停药随访。

③ 再治疗：停止应用NAs治疗后，可能复发，如果有再活动的迹象（HBsAg或HBeAg转为阳性，ALT水平升高或HBV DNA再次转为阳性），推荐再治疗。

（6）干扰素-α　我国已批准聚乙二醇干扰素（Peg-IFN-α）和普通干扰素（IFN-α）用于治疗CHB，前者仅需1周注射1次，使用更为普遍。其不良反应有流感样综合征、骨髓抑制、精神异常、自身免疫病等。少见不良反应有视网膜病变、间质性肺炎、听力下降、肾脏损伤、心血管并发症等，此时应停止干扰素治疗。干扰素与NAs两类药物优缺点的比较见表15-2-2。

表15-2-2　干扰素与NAs两类药物优缺点的比较

指标	干扰素	核苷（酸）类药物
适用人群	肝硬化、妊娠以及干扰素禁忌证人群不能使用	有抗病毒指征的患者都可以选择
给药途径	皮下注射	口服
保存方法	冰箱2～8℃保存	常温保存

续表

指标	干扰素	核苷（酸）类药物
疗程	疗程固定	疗程长且不确定
病毒耐药变异	不引起病毒耐药变异	可能引起病毒耐药
不良反应	不良反应多，如发热、寒战、头痛、肌肉酸痛和乏力、中性粒细胞和血小板减少、情绪变化、自身免疫性疾病等	不良反应少
疗效	有效率40%左右，一旦有效病情易稳定	对乙型肝炎病毒DNA的抑制率高于干扰素，但是e抗原血清学转换率低于干扰素

2.慢性乙型肝炎的抗炎保肝治疗

（1）慢性乙型肝炎的抗炎保肝治疗的意义　抗病毒治疗是慢性乙型肝炎处理的根本措施，抗炎保肝、抗纤维化和中药等可能具有一定辅助治疗作用，是慢性乙型肝炎综合处理的一部分，对肝组织炎症明显或ALT水平明显升高的患者可酌情使用，但不宜多种联合。

（2）抗炎保肝药物的分类和作用　抗炎保肝药物根据所发挥的作用不同，可以分为抗炎类（如甘草酸类制剂）、肝细胞膜修复剂（如多烯磷脂酰胆碱）、解毒类（如还原型谷胱甘肽、N-乙酰半胱氨酸等）、抗氧化类（如水飞蓟素类和双环醇等）和利胆类药物（S-腺苷蛋氨酸和熊去氧胆酸等）。

① 甘草酸制剂是当前肝病领域中用于抗炎保肝治疗的一线药物之一，可通过控制炎症因子和免疫因子发挥抗炎作用。

② 肝细胞膜修复剂通过增加膜的完整性、稳定性和流动性等，使受损肝功能恢复正常。

③ 解毒类药物如还原型谷胱甘肽、N-乙酰半胱氨酸、硫普罗宁等，能改善肝脏的合成、解毒、代谢等功能，减轻组织损伤，促进修复。解毒类药物可以为肝提供巯基，增强肝的氧化、还原、水解、合成等一系列化学反应，将有毒物质转变为易溶于水的化合物，并通过尿和胆汁排出体外，从而减轻有害因素对肝的持续损害。

④ 抗氧化类药物具有抗脂质过氧化、抗线粒体损伤、促进肝细胞蛋白质合成等多种作用。代表药物主要为水飞蓟素类、双环醇和联苯双酯。该类药物疗效明确，不良反应较轻。但联苯双酯停药后很容易反弹。其作用机制为阻断或预防脂类化合物过氧化的病理生理过程（造成细胞膜的损坏）。具有抗脂质过氧化、抗线粒体损伤、促进肝细胞蛋白质合成、抗肝细胞凋亡等多种作用机制。

⑤ 利胆类药物可缓解肝内胆汁淤积，从而达到退黄、降酶及减轻症状的作用。主要的代表药物有S-腺苷蛋氨酸、熊去氧胆酸。

（3）抗炎保肝药物的应用　对于血清转氨酶明显升高或肝脏炎症坏死明显的患者，在抗病毒治疗的基础上可适当选用保肝药物辅助治疗。可选择一至两种保肝药物短期口服或静脉使用，在病毒达到不可测、转氨酶正常后，即可停止使用保肝药物。

3.抗纤维化治疗

多个抗纤维化中药方剂如安络化纤丸、复方鳖甲软肝片、扶正化瘀片等，在动物实验和临床研究中均显示一定的抗纤维化作用，对明显纤维化或肝硬化患者可以酌情选用。但尚需多中心随机对照研究进一步明确其疗程及长期疗效等。

第三节
慢性乙型肝炎患者的用药监护

抗病毒治疗中需要定期监测治疗疗效、用药依从性以及耐药情况和不良反应。

一、疗效监护

在大多数需要治疗的慢性乙型肝炎患者中，主要使用抗病毒药物和抗炎保肝药。抗病毒药物包括干扰素（Peg-IFN-α）和核苷类似物。抗炎保肝药包括甘草酸制剂、还原型谷胱甘肽、多烯磷脂酰胆碱等。

疗效监护包括观察患者的肝炎症状（食欲缺乏、恶心、呕吐、腹胀、乏力和黄疸等）、上腹部不适等有无改善。还需要通过定期辅助检查结果进行监护。

应用核苷与核苷酸类似物类药物患者，建议每3～6个月监测血常规、肝脏生物化学指标、HBV DNA定量和HBV血清学标志物、肝脏硬度值测定；对于无肝硬化者建议每6个月1次腹部超声检查和甲胎蛋白（AFP）测定。对于有肝硬化者则建议最好每3个月1次。必要时做增强CT或增强MRI以早期发现HCC。

1.治疗前相关指标基线检测

（1）生化学指标，主要有ALT、AST、胆红素、白蛋白等。

（2）病毒学标志，主要有HBV DNA和HBeAg、抗-HBe。

（3）根据病情需要，检测血常规、血清肌酐和肌酸激酶等。如条件允许，治疗前后最好行肝穿刺检查。

2.治疗过程中相关指标定期监测

（1）生化学指标，治疗开始后每月1次，连续3次，以后随病情改善可每3个月1次。

（2）病毒学标志，主要包括HBV DNA和HBeAg、抗-HBe，一般治疗开始后1～3个月检测1次，以后每3～6个月检测1次；

（3）根据病情需要，定期检测血常规、血清肌酐和CK等指标。

二、安全性监护

慢性乙型肝炎患者用药安全监护，需根据使用药物的安全性特点，重点进行针对性监护。

（一）干扰素和核苷（酸）类似物

1.核苷与核苷酸类似物（NAs）的用药监护

应根据病情需要，检测血常规、血清肌酐和CK等，必要时可检测血磷和乳酸。

NAs类药物总体安全性和耐受性良好。但在临床应用中确有少见、罕见严重不良反应的发生，如肾功能不全（服用阿德福韦酯或富马酸替诺福韦酯）、低磷性骨病（服用阿德福韦酯或富马酸替诺福韦酯）、肌炎或横纹肌溶解（服用替比夫定或拉米夫定）、乳酸酸中毒等（服用恩替卡韦或替比夫定），应引起关注。建议治疗前仔细询问相关病史，对肾功能进行评估，以减少风险。治疗中根据病情需要，定期检测血常规、血清肌酐和CK等，必要时可检测血磷、乳酸和肾小管功能，若出现血肌酐、CK或乳酸脱氢酶明显升高，并伴相应临床表现如全身情况变差、明显肌痛、肌无力等症状的患者，应及时调整抗病毒方案，并给予积极的相应治疗干预。

服用富马酸替诺福韦酯治疗者，每6～12个月监测1次血磷和肾功能。

2.干扰素的用药监护

注射干扰素治疗的CHB患者中，主要不良反应有流感样症状、血液系统不良反应、甲状腺疾病等。干扰素的用药监护见表15-3-1。

表15-3-1　干扰素用药监护

用药监护	
干扰素注射后3～8h内，几乎所有的初治患者都会出现流感样症状	监测体温
对血液系统可产生不良反应	开始治疗后的第1个月，应每1～2周检查1次血常规，以后每月检查1次，直至治疗结束
部分自身免疫病患者可出现自身抗体	每3个月检测1次甲状腺功能、血糖和尿常规等指标；如治疗前已存在甲状腺功能异常，最好先用药物控制甲状腺功能异常，然后再开始干扰素治疗，同时应每月检查甲状腺功能
部分患者产生抑郁倾向	定期评估精神状态，尤其是对出现明显抑郁和有自杀倾向的患者，应立即停药并密切监护
出现其他少见的不良反应包括肾损害、心血管并发症、视网膜病变、听力下降和间质性肺炎等	严密监护

（二）抗炎保肝药物

抗炎保肝药物不良反应大多较轻微，一般可耐受。但仍需注意的是甘草酸制剂长期使用可导致低钾血症，故需注意监测血钾。硫普罗宁长期使用有诱发肾病综合征的风险，故应增加对肾功能的监测，防止肾并发症。对腺苷蛋氨酸特别敏感的个体，偶可引起昼夜节律紊乱，睡前服用催眠药可减轻此症状。

三、依从性监护

　　慢性乙型肝炎治疗主要包括抗病毒、抗炎保肝、抗纤维化和对症治疗等。其中抗病毒治疗是关键。目前，临床主要分别应用干扰素或核苷（酸）类似物进行抗病毒治疗，但由于疗程长、费用高等因素，尤其是干扰素不良反应大，往往影响患者治疗的依从性，从而导致治疗中断和治疗失败。

　　符合慢性乙型肝炎抗病毒治疗适应证的患者需坚持受正规、全程的抗病毒治疗，抑制或清除病毒复制，减慢病情进展，减少发展为肝硬化及肝癌的机会。

第四节
慢性乙型肝炎患者的教育与用药指导

扫一扫

数字资源 15-4-1
慢性乙型肝炎患者用药
指导与监护微课

一、疾病教育

　　告知患者要正确对待疾病。首先要了解乙肝相关的医学知识，知道乙肝并非绝症，完全不用灰心。要以坦然的心态，从容对待乙肝，千万不要背上思想包袱。治疗宜早，疗程要足，服药要规律。病后虚弱宜科学进补，适量运动，避免疲劳。注意保持心情愉快。乙肝发病的常见诱因有过度劳累、受寒、营养不良等，需要尽量避免。

　　教育患者了解赴医院就诊的时机：如有 CHB 急性发作或重型肝炎发作的征象，如出现恶心、呕吐、腹胀、纳差、黄疸、乏力等，应及时就诊。抗病毒或未抗病毒治疗患者均应定期随访复诊。

　　教育患者关于 HBV 感染的临床知识，譬如 HBV 的传播途径、如何做好家人的防护以及定期监测随访的重要性，加强患者疾病自我管理能力。同时加强家庭支持、注意心理调整、正确面对社会对 CHB 的歧视等。

　　告知患者慢性乙型肝炎是一种由乙型肝炎病毒引起的、以肝脏炎性病变为主要表现，并可引起多器官损害的疾病。因此，最大限度地长期抑制乙型肝炎病毒，可达到减轻肝细胞炎症坏死及肝纤维化，延缓和阻止疾病进展的目的，从而减少和防止肝衰竭、肝硬化及其他并发症和肝癌的发生。

　　告知患者抗病毒治疗必须规范，若患者不能坚持规范的抗病毒治疗方案、自行改变用药频率或剂量，擅自停药、不注意评价抗病毒治疗的效果，不但达不到抑制病毒复制的目的，导致治疗失败，同时还有可能诱发病毒基因耐药突变。核苷类药物需长期使用，以便最大限度地长期抑制乙型肝炎病毒，达到最终治疗目的。在使用中，可能因为病毒的突变而引起药物耐药、失效，出现肝炎复发的情况。所以在抗病毒过程中，需要严密监测乙型肝炎病毒复制指标，定期复查乙型肝炎DNA病毒载量以及肝功能，以便及时发现耐药。

告知患者HBV感染者的传染性高低主要取决于血液中HBV DNA水平，与血清ALT、AST和胆红素水平无关。建议在不涉及入托、入学、入职的健康体格检查和医疗活动中，积极检测HBV感染标志物，以达到早期诊断、早期治疗、降低疾病危害的目的。慢性HBV感染者应避免与他人共用牙具、剃须刀、注射器及取血针等，禁止献血、捐献器官和捐献精子等，并定期接受医学随访。其家庭成员及性伴侣应尽早接种乙型肝炎疫苗。

在提高患者依从性方面，一方面向接受治疗患者提供依从性相关信息，包括药物选择、用药剂量、使用方法、是否漏服药或自行停药，确保患者已经了解随意停药可能导致的风险。另一方面，利用定期随访、现代化手段比如手机短信、微信及应用程序对患者服药情况进行了解和指导，提高患者服药依从性。

二、生活方式教育

教育患者戒酒、戒烟、减肥、合理使用其他药物（包括保健药、保肝药等）、保持良好的生活习惯、合理营养、适当活动等。对HBV感染患者进行甲型肝炎抗体、戊型肝炎抗体筛查，如无免疫，建议接受适当的免疫接种，特别是甲型肝炎疫苗接种。预防其他肝炎病毒也非常重要。

1.建议严格戒酒

饮酒与肝炎之间存在交互作用，与肝癌风险之间存在显著剂量反应关系。因此建议慢性HBV感染者，尤其是肝硬化患者，尽早完全戒酒。

2.戒烟

吸烟可加重肝纤维化程度，增强HBV的致癌作用。建议吸烟者戒烟，包括心理辅导、尼古丁替代疗法、口服戒烟药物等。

3.提倡健康的生活方式，保持良好心态

合理的饮食和适量的运动有利于CHB患者。国际和国内多项研究表明脂肪性肝病（FLD）包括酒精性脂肪性肝病（AFLD）和非酒精性脂肪性肝病（NAFLD）可致肝纤维化及肝硬化。肥胖和糖尿病可增加肝癌发病风险，因此建议保持健康体重，超重者通过良好饮食习惯、增加运动量等措施减轻体重。糖尿病等代谢综合征患者控制血糖、血脂达标。

4.减少接触危险因素

慎用肝毒性药物，避免盲目使用草药制品及膳食补充剂。对乙酰氨基酚、他汀类大剂量的使用有可能导致肝功能损害，也应该重视。如患者因其他疾病必须应用上述肝毒性药物，需在专科医生指导下用药，详细了解药物作用及代谢途径，并加强监测。

避免进食被黄曲霉菌污染的食物，如花生、玉米，以及大米、小麦、豆类、坚果类、肉类、干制食品和发酵食品（如豆豉、酱油等）。

三、用药教育与指导

（一）服药时间

恩替卡韦应空腹服用（餐前或餐后至少2h）。富马酸丙酚替诺福韦可随餐服用，因食物可以增加其吸收，增强疗效。阿德福韦酯、替比夫定、拉米夫定饭前或饭后口服均可，不受食物的影响。当不同药物需要一起服用时需综合考虑他们的药动和药理作用。

（二）用药注意事项

抗病毒治疗是慢性乙型肝炎最关键的治疗方法，持续抑制或清除HBV可改善肝炎症状及纤维化，降低相关并发症。

1.使用NAs的注意事项

恩替卡韦、富马酸替诺福韦酯、富马酸丙酚替诺福韦为首选的NAs药物，可强效抑制病毒复制，改善肝脏炎症，安全性较好，总体的耐药率较低，长期应用可显著减低肝硬化并发症和HCC的发生率，减低肝脏相关和全因死亡率。

NAs总体安全性和耐受性良好，但由于抗病毒药物需长期服用，药物引起的不良反应虽少见，但仍应引起密切关注。最多见的副作用为消化道反应，包括恶心、腹胀、腹泻等，大多数服药几天后可适应，如症状明显也可改为饭后服用以减少胃肠道刺激，或听从医生的建议改用其他核苷类药物或加服护胃药，但恩替卡韦需空腹服用。另外长期治疗需注意药物产生耐药性。总之，服用NAs必须在有乙肝治疗经验的专科医生或药师指导下用药。至少每3个月监测1次ALT水平，每6个月监测1次HBV DNA和HBeAg；肝功能不全者无需调整用药剂量。肾功能不全者根据肌酐清除率调整用法。育龄期及准备妊娠妇女均应筛查HBsAg，对于HBsAg阳性者需要检测HBV DNA。

目前上市的抗乙型肝炎病毒药物中，替比夫定和替诺福韦酯属于妊娠B类药物，拉米夫定、阿德福韦酯、恩替卡韦属于妊娠C类药物，而干扰素属于妊娠X类药物。对于妊娠期间首次诊断慢性乙型肝炎的患者，其治疗适应证同普通CHB患者，可使用富马酸替诺福韦酯（TDF）抗病毒治疗。

在儿童抗病毒方案选择方面，对于无干扰素禁忌证的患儿，首选干扰素治疗。如果干扰素治疗无应答或治疗后复发，根据病情仍然需要抗病毒者，可以考虑拉米夫定治疗。如果治疗过程中出现了拉米夫定耐药变异，可以考虑拉米夫定联合阿德福韦酯治疗。和成年人抗病毒治疗一样，治疗期间要定期复查和监测。口服核苷（酸）类药物抗病毒治疗的停药标准也和成年人相同，停药后也都需要密切随访观察。

NAs一般不良反应较轻，但仍需注意以下几个方面。

（1）替比夫定可导致肌肉损害（表现为肌酸激酶升高，严重者伴肌肉酸痛甚至横纹肌溶解），故服用替比夫定时要避免剧烈运动，如爬山、游泳、打球、长跑等；同时要避免饮酒，合并肌炎者应避免使用该药。服用替比夫定治疗患者在初始抗病毒治疗前应进行肌酸激酶（CK）监测，在治疗过程中应注意监测CK值以及肌痛、肌无力等情况。在接受Peg-IFN-α联合替比夫定治疗的患者中，可发生周围神经病变，应避免这两种药物联用。替比夫定与拉米夫定治疗期间出现肌肉酸痛和肢端感觉障碍等周围神经病变表现时，应完善肌电图等检查，酌情建议患者至相关专科就诊。如不能排除替比夫定、拉米夫定与患者周围神经病变的相关性，应考虑停用替比夫定与拉米夫定抗病毒治疗而改为恩替卡韦、富马酸替诺福韦酯等抗病毒治疗。

（2）因阿德福韦酯和替诺福韦酯有轻微的肾毒性，所以服用阿德福韦酯或富马酸替诺福韦酯的患者应在初始治疗时评价患者肾功能及有无肾功能损伤的高危因素。服用肾毒性药物的患者和服用替诺福韦酯或阿德福韦酯10mg/d的患者，应适当监测肾毒性并调整药物剂量。建议低磷血症（血磷＜0.65mmol/L）患者酌情补充磷酸盐制剂，为避免补磷加重低血钙应同时补充维生素D。

（3）服用阿德福韦酯或富马酸替诺福韦酯的患者应警惕出现骨质疏松症和骨软化症的风险。应注意血磷、血钙、碱性磷酸酶监测；对于存在慢性肾病、绝经期女性等骨质疏松高危人群建议定期进行骨密度检测。一旦患者出现骨痛等相关表现，应系统评价病情后酌情换用恩替卡韦等其他NAs治疗，并适当补充磷酸盐制剂与维生素D制剂。

2.使用干扰素的注意事项

IFN主要包括重组干扰素（IFN-α）及聚乙二醇干扰素-α（Peg-IFN-α）。需皮下注射，故患者应在正规医院接受治疗。

干扰素保存的时候注意密封、避光、2～8℃在原包装中保存和运输。勿冷冻。

干扰素治疗的绝对禁忌证：妊娠或短期内有妊娠计划、精神病史（具有精神分裂症或严重抑郁症等病史）、未控制的癫痫、失代偿期肝硬化、未控制的自身免疫病、严重感染、视网膜疾病、心力衰竭、慢性阻塞性肺炎等基础疾病。相对禁忌证：间质性疾病，既往抑郁病史，未控制的糖尿病、高血压、心脏病。由于干扰素的治疗较复杂，建议专科治疗和管理。

育龄妇女在干扰素治疗中的注意事项：由于干扰素用于慢性乙型肝炎治疗时疗程是确定的，通常要1年左右，可以在治疗结束后再妊娠；干扰素治疗期间需避孕，待干扰素疗程结束后半年再考虑生育。

聚乙二醇干扰素-α的不良反应及其处理如下。

（1）流感样综合征　发热、头痛、肌痛和乏力等，可在睡前注射或用药时服用非甾体抗炎药。

（2）骨髓抑制　中性粒细胞计数≤0.75×10^9/L和（或）血小板计数＜50×10^9/L时，应降低干扰素剂量；1～2周后复查，如恢复，则增加至原剂量。中性粒细胞计数≤0.5×10^9/L和（或）血小板计数＜25×10^9/L时，则应暂停使用干扰素。对中性粒细胞计数明显降低者，可用粒细胞集落刺激因子（G-CSF）或粒细胞巨噬细胞集落刺激因子（GM-CSF）治疗。

（3）精神异常　抑郁、妄想、重度焦虑等，应及时停用干扰素，必要时会同精神心理方面的专科医师共同诊治。

（4）自身免疫病　部分患者可出现自身抗体。但仅少部分患者出现甲状腺疾病、糖尿病、血小板计数减少、银屑病、白斑病、类风湿关节炎和系统性红斑狼疮样综合征等，应请相关科室医师会诊共同诊治，严重者应停药。

（5）其他少见的不良反应 视网膜病变、间质性肺炎、听力下降、肾脏损伤、心血管并发症等，应停止干扰素治疗。

3.抗炎保肝药注意事项

HBV感染后导致肝细胞炎症坏死是疾病进展的重要病理生理过程。甘草酸制剂、水飞蓟素制剂、多不饱和卵磷脂制剂和双环醇等具有抗炎、抗氧化和保护肝细胞等作用，有望减轻肝脏炎症损伤。对肝组织炎症明显或ALT水平显著升高的患者，可以酌情使用，但不宜多种联合。多个抗纤维化中药方剂如安络化纤丸、复方鳖甲软肝片、扶正化瘀片等，在动物实验和临床研究中均显示一定的抗纤维化作用，对明显纤维化或肝硬化患者可以酌情选用。但尚需多中心随机对照研究进一步明确其疗程及长期疗效等。

患者使用抗炎保肝药应注意以下几点。

（1）抗炎保肝药不宜同时应用过多，尤其是同类抗炎保肝药物，以免加重肝负担及药物间相互作用。通常选用1～2种抗炎保肝药物，最多不超过3种；且通常不推荐选用主要作用机制相同或相似的药物进行联用。用药期间注意定期随访监测，及时调整治疗方案。

（2）部分药物有一定不良反应

① 硫普罗宁可致发热、皮疹等青霉胺样不良反应，用于肝衰竭时尤应谨慎鉴别，以免误判误诊；对于曾出现过青霉胺毒性的患者，使用本药应从较小的剂量开始。用药前后及用药时应定期进行下列检查，以监测本药的毒性作用。血常规、血浆白蛋白量、肝功能、24h尿蛋白。此外，治疗中每3～6个月应检查一次尿常规。妊娠期妇女、哺乳期妇女、儿童禁用。

② 甘草酸制剂容易出现假性醛固酮增多症，在治疗期间应定期测血压和血清钾、钠浓度，如出现高血压、钠潴留和低血钾等，应减量或停药。高龄患者低钾血症发生率高，应慎重给药。妊娠期妇女及哺乳期妇女，应在权衡治疗利大于弊后慎重给药。

③ 使用腺苷蛋氨酸应注意特别敏感的个体，偶可引起昼夜节律紊乱。睡前服用催眠药可减轻此症状。以上症状均表现轻微，不需中断治疗。

（3）用药疗程应根据不同病因及病情而定。甘草酸制剂等药物应注意逐渐减量、维持治疗，然后缓慢停药，以减少或避免病情反复。停药后仍应注意监测病情。

（三）慢性乙型肝炎的预防

慢性乙型肝炎是HBV持续感染的一种慢性传染病，预防HBV感染十分重要。

1.HBV传染途径和易感人群

HBV经母婴、血液（包括皮肤和黏膜微小创伤）和性接触传播。成人主要经血液和性传播。有注射毒品史、应用免疫抑制剂治疗的患者，既往有输血史、接受血液透析的患者，丙型肝炎病毒（HCV）感染者、人类免疫缺陷病毒（HIV）感染者、HBsAg阳性者的家庭成员、有接触血液或体液职业危险的卫生保健人员和公共安全工作人员、囚犯，以及未接种乙型肝炎疫苗的糖尿病患者等均有较高的HBV感染风险。与HBV感染者发生无防护的性接触，特别是有多个性伴侣者、男男同性性行为者，其感染HBV的危险性较高。

2.接种乙型肝炎疫苗

接种乙型肝炎疫苗是预防HBV感染最有效的方法。乙型肝炎疫苗的接种对象主要是新生儿，其次为婴幼儿，15岁以下未免疫人群和高危人群。乙型肝炎疫苗全程需接种3针，按照0、1和6个月的程序，即接种第1针疫苗后，在1个月和6个月时注射第2针和第3针。接种乙肝疫苗越早越好。患重症疾病的新生儿，如极低出生体重儿、严重出生缺陷、重度窒息、呼吸窘迫综合征等，应在生命体征平稳后，尽早接种第1针乙肝疫苗。

3.管理传染源

对首次确定的HBsAg阳性者，如符合传染病报告标准的，应按规定向当地疾病控制中心报告。并建议对其家庭成员进行血清HBsAg、抗-HBs和抗-HBc检测，对易感者接种乙型肝炎疫苗。慢性HBV感染者应避免与他人共用牙具、剃须刀、注射器及取血针等，禁止献血、捐献器官和捐献精子。并定期接受医学随访。其家庭成员和性伴侣应尽早接种乙肝疫苗。

4.切断传播途径

大力推广安全注射（包括取血针和针灸针等针具），服务行业所用的理发、刮脸、修脚、穿刺和纹身等器具应严格消毒。若性伴侣为HBsAg阳性者，应接种乙型肝炎疫苗或采用安全套。对HBsAg阳性的孕妇，应尽量避免羊膜腔穿刺，保证胎盘的完整性，减少新生儿暴露于母血的机会。

（曾琳玲）

 思考题

1.简述治疗慢性乙型肝炎的常用治疗药物。

2.简述慢性乙型肝炎的治疗原则和治疗目标。

3.简述在慢性乙型肝炎患者用药期间，药师应进行的用药指导、监护和生活教育。

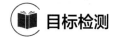 **目标检测**

答案

一、单选题

1.关于慢性乙型肝炎说法正确的是（　　）。

　A.是HBV持续感染6个月以上引起的慢性肝脏炎症性疾病

　B.是HCV持续感染的结果

C.是HIV持续感染的结果

D.是HBV直接杀伤肝细胞而引起的炎症

2.HBV传播途径不包括（　　）。

A.母婴传播　　　　　　　　　　　　B.血液传播

C.性接触传播　　　　　　　　　　　D.未破损皮肤接触传播

3.慢性乙型肝炎的临床表现不包括（　　）。

A.胃肠道症状　　　　　　　　　　　B.黄疸

C.出现"肝掌"或"蜘蛛痣"　　　　　D.雄性激素增多导致男性患者性欲亢进

4.以下哪个是乙型肝炎表面抗原的英文缩写（　　）。

A.HBsAg　　　　　　　　　　　　　B.抗-HBs

C.HBeAg　　　　　　　　　　　　　D.ALT

5.关于慢性乙型肝炎的治疗中最关键的是（　　）。

A.对症治疗　　　　　　　　　　　　B.抗病毒治疗

C.抗炎保肝　　　　　　　　　　　　D.抗纤维化治疗

6.目前治疗慢性乙型肝炎首选的NAs药物不包括（　　）。

A.恩替卡韦　　　　　　　　　　　　B.拉米夫定

C.富马酸丙酚替诺福韦　　　　　　　D.富马酸替诺福韦酯

7.以下治疗慢性乙型肝炎的药物中最易出现耐药性的是（　　）。

A.恩替卡韦　　　　　　　　　　　　B.拉米夫定

C.富马酸丙酚替诺福韦　　　　　　　D.富马酸替诺福韦酯

8.关于慢性乙型肝炎的药物干扰素和NAs药物说法正确的（　　）。

A.干扰素给药方式一般为皮下注射，NAs药物常用的给药方式为口服

B.干扰素应该冷冻保存

C.NAs药物疗程固定，干扰素疗程长且不固定

D.干扰素易引起病毒耐药变异

9.预防HBV感染最有效的方法（　　）。

A.避免与慢性乙型肝炎患者接触　　　B.接种乙型肝炎疫苗

C.服用保肝抗炎药　　　　　　　　　D.服用甘草酸制剂

10.妊娠期间首次诊断慢性乙型肝炎的患者，以下药物中最适合的抗病毒治疗药物是
（　　）。

A.阿德福韦酯　　　　　　　　　　　B.富马酸替诺福韦酯

C.重组干扰素（IFN-α）　　　　　　D.聚乙二醇干扰素-α

二、多选题

1.以下哪几种药物在慢性乙型肝炎中主要起抗病毒作用（　　）。

A.恩替卡韦　　　　　　　　　　　　B.富马酸替诺福韦酯

C.干扰素-α　　　　　　　　　　　　D.甘草酸制剂

E.拉米夫定

2.注射干扰素治疗的CHB患者中，可出现哪些不良反应（　　）。

  A.流感样症状　　　　　　　　　　B.骨髓抑制

  C.精神异常　　　　　　　　　　　D.部分患者可出现自身抗体

  E.低磷血症

三、综合运用拓展

  患者李某，年龄30岁，女性，发现感染乙肝病毒10年，未治疗，近1周出现纳差乏力症状，查肝功能明显异常。没有乙肝家族史。经检测结果显示：HBsAg＞250 IU/ml、抗-HBs 0.5mIU/ml、HBeAg 0.04 IU/ml、抗-HBe 3.40PEIU/ml、抗-HBc＞45PEIU/ml，其他肝炎免疫指标为阴性。HBV DNA：$8.36×10^5$IU/ml。患者诊断明确，目前有治疗需求，初治慢性乙型肝炎，医生因患者自身的一些因素，排除使用干扰素。决定口服NAs药物，医生最终选择了富马酸丙酚替诺福韦（TAF）抗病毒治疗。就3个月、6个月、9个月复查结果来看，HBV DNA无扩增信号，已获得完全病毒学应答，抗病毒效果很好，继续服用TAF抗病毒，坚持定期复查，做好随访工作，主动与患者联系，帮其树立信心。

  1.本案例中医生因患者自身的一些因素，排除使用干扰素，决定口服NAs药物，请说明一下口服NAs药物和干扰素相比有何优缺点，哪些人群禁用干扰素治疗？目前口服NAs药物主要有哪些？其中首选的NAs药物有哪些，本案例中选用的富马酸丙酚替诺福韦（TAF）在乙肝的治疗中有何优点？

  2.你能对患者进行慢性乙型肝炎生活方面和疾病方面的教育吗？

第十六章
睡眠障碍的药物治疗管理

 学习目标

1. 掌握：睡眠障碍临床表现、治疗用药、患者教育。
2. 熟悉：睡眠障碍的疾病概述。
3. 了解：睡眠障碍的非药物治疗手段和进展。

第一节
疾病概述

扫
一
扫

数字资源16-1-1
睡眠障碍用药指导微课

睡眠障碍是由于管理睡眠的身体解剖部位发生病变或生理功能紊乱引起的睡眠质量异常或在睡眠时伴随某些临床症状，表现为睡眠和觉醒正常节律性交替紊乱，且持续至少3个月。睡眠障碍常出现入睡困难、睡眠中断、早醒等并伴有次日注意力不集中、疲倦等。睡眠障碍不仅不利于躯体疾病恢复，还会影响心理情绪稳定，严重的睡眠障碍还可使大脑的感知敏感度下降，记忆分析能力减退，造成患者的日间功能受损。随着人类生活节奏加快和工作压力增加，睡眠障碍患病率明显增高。

一、病因

睡眠障碍的病因有很多，可分为器质性、非器质性以及其他原因。

（1）器质性原因　主要是指躯体及神经系统等生理因素。包括由于躯体疾病引起的不适，食品、药物因素，精神疾病伴随症状等。

（2）非器质性原因　主要是指心理方面的原因。如精神紧张、焦虑、抑郁、恐惧、兴奋，工作、睡眠环境改变，噪声、光照等。

（3）其他因素　包括遗传因素和年龄因素等。

二、睡眠障碍的发病机制

睡眠障碍的发病机制是一个复杂的过程。其发生、发展与基因、大脑解剖、中枢神经递质以及自我管理等诸多因素息息相关，其中许多机制目前仍处于探索阶段。比较热门的主要包括微量分子机制、睡眠-觉醒管理机制及过度兴奋机制。

（一）微量分子机制

人体内多种微量分子物质均参与睡眠-觉醒的调节，已有研究证实白细胞介素-1β、肿瘤坏死因子、隐花色素（Cry）、组胺、去甲肾上腺素（NE）、5-羟色胺（5-HT）、食欲素、乙酰胆碱、γ-氨基丁酸、褪黑素等均参与睡眠-觉醒的调节。

（二）睡眠-觉醒管理机制

1.昼夜节律机制

人体昼夜节律主要受位于松果体和下丘脑的视交叉上核（SCN）调节，通过生物钟基因转录和翻译表达生物钟蛋白发挥作用。这些蛋白可通过反馈影响相关基因表达，最终产生约等于24h的睡眠-觉醒周期。昼夜节律可表现在睡眠、饮食、体温、脑电波、激素、细胞再生以及其他生物学周期活动上。生物钟也受光线、温度及社会活动等外界因素等影响，昼夜循环是外界环境与自身生物钟同步的结果。

2.睡眠自我平衡机制

白天促觉醒信号增多，抵消睡眠债的增加而使人体保持觉醒状态。傍晚时促觉醒信号开始减少，睡眠债继续增加，一旦人体无法支撑总睡眠债便进入睡眠阶段。

3.触发器转换开关机制

睡眠主要分为慢波睡眠（SWS）和快速眼动睡眠（REM），SWS又常称为非REM睡眠（NREM）。触发器转换开关是通过中脑被盖部关闭REM和开启REM区域的相互作用运行的，两区域的γ-氨基丁酸能神经元相互影响，开启REM神经元区域包括两部分谷氨酸能神经元，一部分作用于基底前脑调节REM，另一部分作用于髓质和脊髓调节REM时的肌肉松弛。快速眼动睡眠时，蓝斑的去甲肾上腺素和中缝背的5-HT均处于抑制状态，脑桥被盖部胆碱能神经通过调节触发器转换开关来促进REM的产生，食欲素能神经元通过兴奋诱导觉醒系统而抑制人体进入REM。

（三）过度兴奋机制

对于睡眠障碍患者，睡眠时脑电波更加活跃，体温升高，大脑新陈代谢增强，心率增快以及交感神经系统更兴奋。而且一定范围内睡眠相关的兴奋使大脑自我调节中枢发放升血压信号，血压升高又通过刺激机体压力感受器提升睡眠兴奋。

三、临床表现

睡眠障碍国际分类第2版（ICSD-2）提出睡眠障碍根据某些临床症状可分为失眠、睡眠相关呼吸障碍、非呼吸相关睡眠障碍所致白天过度嗜睡（EDS，主要包括发作性睡病）、异态睡眠（如睡行症、夜惊、意识模糊性觉醒、快速眼动睡眠期行为障碍、梦魇等）、睡眠相关运动障碍（包括不宁腿综合征、周期性肢体运动障碍、睡眠相关腿痛性痉挛、睡眠相关磨牙）、孤立性睡眠症以及其他睡眠障碍等。其中失眠是睡眠障碍的主要及常见的临床表现。失眠临床表现常为入睡困难、辗转难眠、更难入睡，并发焦虑情绪；其次是多梦、易惊醒，或感到睡眠浅，似乎整夜没睡，一晚上昏昏沉沉；还有些患者感到睡醒后疲乏不解，仍然困倦，或者感到白天想睡，而上床睡觉却又感觉兴奋、难以成眠，表现为睡眠节律紊乱；有的患者虽然已酣然入睡、鼾声大作，但醒后坚决否认已经睡了，缺乏真实的睡眠感。对失眠的恐惧及对失眠所致后果的过分担忧更加重了失眠，失眠者常陷入恶性循环。

第二节
睡眠障碍的治疗方案与治疗药物

扫一扫

数字资源16-2-1
《中国成人失眠诊断与
治疗指南（2017版）》

一、治疗原则

由于睡眠障碍有多种病因，因此治疗方案也必须做到对症下药，有的放矢，这样才能达到良好的效果。失眠是临床最常见的睡眠障碍类型，而对于失眠的治疗主要包括非药物治疗和药物治疗。首先考虑非药物治疗，如果无效，再考虑药物治疗，以尽量减少对身体的不良影响。

二、治疗目标

改善睡眠质量和或增加有效睡眠时间；恢复日间社会功能，提高生活质量；防止短期睡眠障碍转化成慢性睡眠障碍；减少与睡眠障碍相关的躯体疾病或与精神疾病共病的风险；尽可能避免包括药物在内的各种干预方式带来的负面效应。

三、治疗方案

（一）非药物治疗

大多数情况下，对睡眠障碍患者及特殊人群如儿童、孕产妇和老年失眠患者均应首选非药物治疗。

1.睡眠卫生教育

帮助患者建立良好的睡眠习惯。如睡前避免饮用兴奋性饮料包括咖啡、浓茶等，避免饮酒、剧烈运动及暴饮暴食；睡前至少1h内不做容易引起兴奋的脑力劳动和观看容易引起兴奋的书籍或影视节目；卧室环境安静、舒适，光线、温度适宜；保持规律的作息时间。

2.放松训练

旨在减轻躯体紧张，降低卧床时的警觉性。常用方法包括渐进性肌肉放松、自我暗示训练、指导下想象（如冥想）、腹式呼吸等。

3.刺激控制

目的是重建睡床和卧室与快速入睡和持续睡眠之间的联系。操作要点为晚上睡觉时才上床；除睡眠和性生活，不在床上或卧室内做任何事情；卧床或觉醒后20min仍不能入睡者，务必起床并离开卧室，去其他房间放松自己；唯有感到困倦时才上床，切勿躺在床上强迫自己入睡；无论夜里睡眠多久，每天均坚持在固定时间起床；避免白天小睡。

4.睡眠限制

限制卧床清醒时间，尽可能使卧床时间与实际睡眠时间接近，从而使患者产生轻微的睡眠不足感，增加入睡的驱动力，提高其睡眠效率。

5.认知疗法

纠正患者对睡眠和睡眠不足的错误认识，如并非绝对应睡眠8h、切忌将所有问题归咎于失眠等，从而减轻焦虑，改善睡眠。当认知疗法和行为疗法相结合后，即形成新的认知行为疗法，与药物治疗具有同等疗效，无不良反应，且治疗后仍能维持疗效，目前已被美国睡眠医学会推荐为睡眠障碍的一线治疗方法。

（二）药物治疗

1.苯二氮䓬类药物（BZDs）

为非选择性γ-氨基丁酸（GABA）受体激动剂，效果明显，但不良反应亦较明显，如宿醉效应、停药反应、跌倒、共济失调、认知功能减退等。长期大剂量应用可导致耐药、成瘾，特别是对儿童、孕妇及老年患者而言，有时该类药物的不良反应甚至超过了其治疗有效性。因此对于上述特殊人群的失眠患者和首诊的失眠患者不主张首选苯二氮䓬类药物。即使应用该类药物也建议从最小有效剂量开始，短期或间歇服用。临床常用代表药物包括：短效药物，半衰期多<10h，常用的有三唑仑；中效药物，半衰期多在10～20h，常用的有阿普唑仑、艾司唑仑等；长效药物，半衰期达20～50h，常用药物有地西泮、氟西泮、氯硝西泮等。

2.非苯二氮䓬类药物（non-BZDs）

是选择性γ-氨基丁酸受体激动剂，血药浓度达峰值速度迅速、半衰期短，能快速诱导入睡，次日无明显宿醉效应，停药反应小，不易产生耐受性和依赖性，可作为苯二氮䓬类药物的替代。常见的不良反应主要有头晕、头痛、口干、记忆力减退等。临床常用代表药物如唑吡坦、右佐匹克隆和佐匹克隆。该类型药物属于快速起效的催眠药物，能够诱导睡眠始发，治疗入睡困难和睡眠维持障碍。扎来普隆的半衰期较短，仅适用于治疗入睡困难。近年来研发出不同剂型的non-BZDs，如唑吡坦控释剂、含化剂和喷雾剂，为临床需要提供更多的选择。需要注意的是non-BZDs有可能会在突然停药后发生一过性的失眠反弹。

3. 褪黑素和褪黑素受体激动剂

褪黑素参与调节睡眠觉醒周期，可以改善时差变化所致睡眠觉醒障碍、睡眠觉醒时相延迟障碍等昼夜节律失调性睡眠觉醒障碍，但使用普通褪黑素治疗失眠，临床尚无一致性结论，故不推荐将普通褪黑素作为催眠药物使用。褪黑素受体激动剂雷美替胺属于褪黑素MT1和MT2受体激动剂，能够缩短睡眠潜伏期、提高睡眠效率、增加总睡眠时间，可用于治疗以入睡困难为主诉的失眠以及昼夜节律失调性睡眠觉醒障碍。雷美替胺对于合并睡眠呼吸障碍的失眠患者安全有效，由于没有药物依赖性，也不会产生戒断症状，故已获准长期治疗失眠。阿戈美拉汀既是褪黑素受体激动剂也是5-羟色胺2C受体拮抗剂，因此具有抗抑郁和催眠双重作用，能够改善抑郁相关的失眠，缩短睡眠潜伏期，增加睡眠连续性。褪黑素受体激动剂可以作为不能耐受前述催眠药物的患者和已经发生药物依赖性患者的替代治疗。

4. 镇静催眠类抗抑郁药

部分抗抑郁药具有镇静催眠作用，在失眠伴随抑郁、焦虑心境时应用较为有效。

（1）三环类抗抑郁药物　小剂量多塞平（3～6mg/d）因有特定的抗组胺机制，可以改善成年和老年慢性失眠患者的睡眠状况，具有良好的临床耐受性，无戒断效应的特点，近年来已作为治疗失眠的推荐药物之一。阿米替林能够缩短入睡潜伏，减少睡眠中觉醒、增加睡眠时间、提高睡眠效率，但其同时减少慢波睡眠和快速眼动睡眠，不良反应多（如口干、心率加快、排尿困难等），老年患者和心功能不全患者慎用，不作为治疗失眠的首选药物。

（2）曲唑酮　小剂量曲唑酮（25～150mg/d）具有镇静催眠效果，可改善入睡困难，增强睡眠连续性，可以用于治疗失眠和催眠药物停药后的失眠反弹。

（3）米氮平　小剂量米氮平（3.75～15.00mg/d）能缓解失眠症状，适合睡眠表浅和早醒的失眠患者。

（4）选择性5-羟色胺再摄取抑制剂（SSRI）　虽无明确催眠作用，但可以通过治疗抑郁和焦虑障碍而改善失眠症状。部分SSRI能够延长睡眠潜伏期，增加睡眠中的觉醒，多用于治疗共病抑郁症状的失眠患者；SSRI可能增加周期性肢体运动，某些患者在服用时甚至可能加重失眠症状。因此，一般建议SSRI在白天服用。

（5）选择性5-羟色胺和去甲肾上腺再摄取抑制剂　包括文拉法辛和度洛西汀等可通过治疗抑郁和焦虑障碍而改善失眠症状，更适用于疼痛伴随失眠的患者，不足之处与SSRI相似。

（6）抗抑郁药物与苯二氮䓬受体激动剂联合应用　慢性失眠常与抑郁症状同时存在，部分SSRI与短效的苯二氮䓬受体激动剂（如唑吡坦、右佐匹克隆）联用，可以快速缓解失眠症状，提高生活质量，同时协同改善抑郁和焦虑症状。

（三）睡眠障碍具体药物治疗策略

睡眠障碍患者的药物治疗具体策略：首选non-BZDs，如唑吡坦、右佐匹克隆；如首选药物无效或无法依从，更换为另一种短-中效的苯二氮䓬受体激动剂、褪黑素受体激动剂、食欲素受体拮抗剂；添加具有镇静催眠作用的抗抑郁药物（如多塞平、曲唑酮、米氮平或帕罗西汀等），尤其适用于伴随焦虑和抑郁症状的失眠患者。

另外，研究表明单纯药物治疗与认知行为疗法均短期有效，且药物治疗在急性期（第1周）具有更好的效果，治疗第4～8周时两种方法无明显差异，而在接下来的长期治疗中认知行为疗法更具有优势，因为长期药物治疗不良反应明显且疗效减退，两种疗法各有优缺点，因此建议联合应用。

第三节
睡眠障碍患者的用药监护

一、疗效监护

失眠是睡眠障碍最常见及典型的临床症状，临床表现为入睡困难、睡眠维持困难、比期望的起床时间更早醒来及适当的时间不愿意上床睡觉等。同时日间出现与失眠相关的症状如疲劳或全身不适感；注意力不集中或记忆障碍；社交、家庭、职业或学业等功能损害；情绪易烦躁或易激动；日间思睡；行为问题（如多动、冲动或攻击性）；精力和体力下降；易发生错误与事故；过度关注睡眠问题或对睡眠质量不满意等症状。治疗期间需要关注上述症状是否有所改善。

二、安全性监护

临床实践中所应用的治疗睡眠障碍的药物种类繁多，药物治疗的关键在于把握获益与风险的平衡，进行药物安全性监护。BZDs药物可以改善失眠患者的入睡困难，增加总睡眠时间，不良反应包括日间困倦、头昏、肌张力减低、跌倒、认知功能减退等。持续使用BZDs后，在停药时可能会出现戒断症状和反跳性失眠。肝肾功能损害、重症肌无力、中重度阻塞性睡眠呼吸暂停综合征以及重度通气功能障碍患者禁用BZDs。睡眠障碍中抗抑郁药阿米替林不良反应较多，主要有口干、心率加快、排尿困难等，因此老年患者和心功能不全患者慎用。SSRI类药物可能加重失眠症状，因此一般建议白天服用。

三、依从性监护

睡眠障碍的发病率及复发率高，长期的睡眠障碍可使大脑的感觉和智力敏感度降低、记忆力和分析能力丧失。药物治疗时要兼顾药物获取的容易程度、经济负担以及患者主观意愿上的依从性。选择干预药物时需要考虑症状的针对性、既往用药反应、患者一般状况、与当前用药的相互作用、药物不良反应以及其他的现患疾病。需要注意，部分药物说明书中的主要适应证并不适用于失眠的治疗，比如某些抗抑郁剂和镇静类抗精神病药物，但是这些药物具备治疗失眠的临床证据，可以参照推荐意见进行个体化的治疗。

第四节
睡眠障碍的患者教育与用药指导

一、疾病教育

告知患者睡眠障碍是一种易反复发作，在人群中发病率较高的疾病。经过规范治疗后整体预后良好。

本病常表现为入睡困难、睡眠维持困难、早醒或间歇性的觉醒，且觉醒后无满足感、精力充沛和清醒的感觉；睡眠障碍主要包括失眠、发作性睡病、睡眠呼吸暂停、睡眠相位后移综合征、夜惊、梦游等多种形式，其中最常见的是失眠。睡眠障碍的原因复杂，一般在治疗时首选非药物治疗，当非药物治疗无效情况下可以联合药物治疗。在治疗过程中应该同时排除相关的致病因素。定时进行复查。

二、生活方式教育

良好的睡眠习惯有助于改善患者的睡眠障碍。告知患者睡前忌服易引起兴奋的药物或饮料；睡前避免参加引起激动兴奋的娱乐活动和谈心活动，不看情节紧张的小说和影视片；晚餐后不过量饮茶水，临睡前要解尿，避免中途醒后难以入睡；不要在睡前大吃大喝，但可以睡前喝一杯热牛奶及吃一些碳水化合物食品以助睡眠。同时告知患者戒烟限酒，同时注意保持心情愉悦可以有助于睡眠。

三、用药教育与指导

（一）给药方式及注意事项

（1）镇静催眠药物每晚睡前服用1次，称为连续治疗。若非每晚服用，比如每周选择数晚服药而不是连续每晚用药则称之为间歇治疗。间歇治疗具体的频次尚无定论，推荐间歇给药的频率为每周 3 ～ 5 次，至于具体哪一晚给药合适应由患者根据睡眠需求"按需"服用。具体"按需"标准可参考如下。

① 预期入睡困难时，于上床睡眠前 5 ～ 10min 服用。

② 根据夜间睡眠的需求，上床后 30min 仍不能入睡时，立即服用。

③ 夜间醒来无法再次入睡，且距预期起来时间＞5h，可以服用（仅适合使用短半衰期药物）。

④ 根据次日白天活动的需求（有重要工作或事务），于睡前服用。

（2）对于慢性失眠患者，若需长期服药，从安全性角度和服药依从性方面考虑，推荐使用 non-BZDs 进行药物间歇治疗。具有镇静作用的抗抑郁剂和褪黑素受体激动剂可于睡前服用。由于药理学机制不同，抗抑郁剂一般不采用间歇给药或按需用药的方式。

（二）疗程

少数药物，如唑吡坦、右佐匹克隆、雷美替胺具备长期应用的临床证据，但考虑到潜在的成瘾性问题仍建议尽可能短期使用，一般不超过 4 周。4 周以内药物干预可选择连续治疗，超过 4 周需重新评估，必要时变更干预方案或者根据患者睡眠改善状况适时采用间歇治疗。

（三）变更药物

换药指征如下。

① 推荐的治疗剂量无效。

② 产生耐受性。

③ 不良反应严重。

④ 与治疗其他疾病的药物有相互作用。

⑤ 使用超过 6 个月。

⑥ 高危人群（有成瘾史的患者）。

（四）终止治疗

当患者感觉能够自我控制睡眠时，可考虑逐渐停药。如失眠与其他疾病（如抑郁障碍等）或生活事件相关，当病因去除后，应考虑停用镇静催眠药物。需要注意，长期接受药物连续治疗的患者应当避免突然终止药物治疗，后者可能带来潜在的失眠反弹和严重的精神症状。常用的减量方法包括逐步减少夜间用药量和变更连续治疗为间歇治疗。

（五）药物治疗无效时的处理

部分睡眠障碍患者对药物治疗反应有限，或者仅能获得一过性的睡眠改善。此外，一些失眠患者同时患有多种疾病，多种药物同时应用存在药物交叉反应，干扰治疗效果。当规范的药物治疗无法获得满意效果时，应将认知行为干预作为添加或替代的治疗手段。

（六）预防复发

短期的睡眠障碍患者应该积极寻找并消除可能的诱发因素，同时积极处理睡眠障碍症状，有利于减少复发。相当一部分短期睡眠障碍患者首选自我调适，但是由于睡眠认知错误或者应对行为方式不当，可能导致短期睡眠障碍转化成慢性睡眠障碍。慢性睡眠障碍的治疗在建立良好睡眠卫生习惯的基础上，应当首选非药物治疗形式，已经接受药物治疗的慢性长期睡眠障碍患者除无法依从者外，应当同时给予心理治疗，从而减少睡眠障碍的复发。

（张明）

 思考题

1. 简述睡眠障碍的病因和发病机制。
2. 简述有睡眠障碍的治疗方案。
3. 简述在睡眠障碍患者用药期间，药师应进行的用药指导、监护和生活教育。

目标检测

扫一扫
答　案

一、单选题

1. 睡眠障碍最常见的临床症状是（　　）。
  A. 失眠
  B. 睡眠相关呼吸障碍
  C. 异态睡眠
  D. 睡眠相关运动障碍

2. 目前已被美国睡眠医学会推荐为睡眠障碍的一线非药物治疗方法为（　　）。
  A. 放松训练
  B. 刺激控制
  C. 睡眠限制
  D. 认知疗法

3. 下列睡眠障碍的病因中属于器质性病因的是（　　）。
  A. 精神紧张、焦虑、恐惧
  B. 睡眠环境的改变
  C. 噪声、光照
  D. 心衰患者，平卧时出现呼吸困难、胸闷等症状无法入睡

4. 下列关于睡眠障碍的表述错误的是（　　）。
  A. 失眠是临床最常见的睡眠障碍类型
  B. 睡眠障碍首选药物治疗
  C. 睡眠障碍的治疗目标之一是改善睡眠质量和或增加有效睡眠时间
  D. 睡眠障碍是睡眠和觉醒正常节律性交替紊乱的表现

5. 关于镇静催眠药的服药时间说法错误的是（　　）。
  A. 预期入睡困难时，于上床睡眠前 5～10min 服用
  B. 根据夜间睡眠的需求，上床后 30min 仍不能入睡时，立即服用

C.夜间醒来无法再次入睡，且距预期起来时间＞2h，可以服用

D.根据次日白天活动的需求（有重要工作或事务），于睡前服用

6.临床常用短效苯二氮䓬类药物（BZDs）镇静催眠药是（　　）。

A.三唑仑　　　　　　　　　　　B.阿普唑仑

C.艾司唑仑　　　　　　　　　　D.地西泮

7.下列不属于苯二氮䓬类药物（BZDs）镇静催眠药不良反应的是（　　）。

A.宿醉效应　　　　　　　　　　B.停药反应

C.共济失调　　　　　　　　　　D.排尿困难

8.以下属于非苯二氮䓬类药物（non-BZDs）镇静催眠药的是（　　）。

A.艾司唑仑　　　　　　　　　　B.氟西泮

C.唑吡坦　　　　　　　　　　　D.氯硝西泮

E.文拉法辛

二、多选题

1.以下微量分子参与睡眠-觉醒的调节的是（　　）。

A.食欲素　　　　　　　　　　　B.乙酰胆碱

C.γ-氨基丁酸　　　　　　　　　D.褪黑素

E.5-羟色胺（5-HT）

2.下列药物属于镇静催眠作用的抗抑郁药物的是（　　）。

A.多塞平　　　　　　　　　　　B.曲唑酮

C.米氮平　　　　　　　　　　　D.艾司唑仑

E.文拉法辛

三、综合运用拓展

患者李某，男，67岁。因"晚上入睡困难"就诊。既往有慢性前列腺增生病史，无高血压、糖尿病等其他慢性疾病。平时晚饭后有喝浓茶习惯，有吸烟史，每天一包，偶尔饮酒。社区医生接诊后，发现患者情绪低落，有轻度抑郁表现，诊断为睡眠障碍、失眠、抑郁。医生建议用药方案：阿米替林25mg，睡前服用；艾司唑仑片1mg，睡前服用。

1.你觉得该方案合适吗？你有什么更好的建议？依据是什么？请给予详细的用药指导和生活建议。

2.若患者问：安眠药吃久了会不会成瘾？你怎么答复？

第十七章

肺癌的药物治疗管理

 学习目标

1. 掌握：肺癌的分类、临床表现、治疗用药、患者教育。
2. 熟悉：肺癌的疾病概述、治疗药物的不良反应。
3. 了解：肺癌的其他治疗手段和进展。

第一节

疾病概述

肺癌（Lung Cancer），即原发性支气管肺癌，是指起源于气管、支气管黏膜或腺体的恶性肿瘤。根据病理类型可分为非小细胞肺癌（non-small cell lung cancer，NSCLC）和小细胞肺癌（small cell lung cancer，SCLC）两大类。非小细胞肺癌主要分为：鳞状细胞癌、腺癌、大细胞癌及腺鳞癌等。肺癌是全球范围内最常见的恶性肿瘤之一，目前我国肺癌发病率及死亡率均为城市恶性肿瘤的首位。男性发病率高于女性。非小细胞肺癌占全部肺癌的80%～85%，可手术病例仅占全部肺癌病例的20%～30%，30%～40%的患者确诊时为局部晚期，40%的患者确诊时伴有远处转移。

一、病因和发病机制

肺癌的病因和发病机制没有完全明确，目前研究证据显示与下列因素相关。

1. 吸烟

吸烟是公认的最重要的危险因素，约87%的肺癌与吸烟相关，其与肺癌危险的关系与吸烟年限、开始吸烟年龄及烟草种类密切相关。二手烟或被动吸烟也是肺癌发生的危险因素之一，烟草已被列为A级致癌物，并与所有病理类型的肺癌危险性相关。

2.职业致癌因子

多种职业接触，如石棉、砷、石英粉尘、二氯甲基醚及职业相关的电离辐射等，均可增加肺癌的发病危险。

3.空气污染

包括室外大环境污染和室内小环境污染，前者主要为工业排放及汽车尾气的各种致癌物：主要包括苯并芘、苯、颗粒物质及SO_2、NO等；后者主要指室内被动吸烟、燃料燃烧和烹调油烟污染所致，可以产生苯并芘、甲醛、多环芳烃等多种致癌物。

4.遗传和基因改变

肺癌的发生是多阶段逐步演化的过程，涉及多个致癌基因（例如HER-2家族、*RAS*基因家族、*ALK*融合基因等）的活化激活及抑癌基因（包含*p53*、*Rb*、*p16*、*nm23*、*PTEN*基因等）的突变失活。致癌物代谢、基因组不稳定、基因多态性以及DNA修复等都可能是肺癌的遗传易感性。

5.其他因素

成年期水果蔬菜摄入低、血清低β-胡萝卜素、缺乏体力活动、肺结核及某些慢性肺部疾病等均与肺癌的发病相关。

二、临床表现

肺癌的临床表现与肿瘤类型、大小、所在位置、发展阶段、有无并发症或转移密切相关，具有多样性，无明显特异性，且早期多无明显症状。

1.原发肿瘤本身局部生长引起的症状

（1）咳嗽　为早期症状，是就诊时最常见的症状，约占一半以上。

（2）咯血　通常为间歇或持续性痰中带血，大咯血少见，是最具有提示性的肺癌症状，占25%～40%。

（3）气短或喘鸣　常因肿瘤阻塞、压迫、肺炎等因素导致。

（4）胸痛　与肿瘤的转移或直接侵犯胸壁有关。

（5）发热　肿瘤组织坏死以及继发感染等因素引起。

2.原发肿瘤侵犯邻近器官、结构引起的症状

包括：胸腔积液、心包积液、声音嘶哑、膈神经麻痹、吞咽困难、上腔静脉综合征、Pancoast综合征等。肿瘤远处转移引起的症状，包括脑转移而出现恶心、呕吐、头痛等症状，骨转移出现的剧烈疼痛等。肺癌的肺外表现，主要表现为副瘤综合征，表现为激素异位内分泌、骨关节代谢异常等相应的临床症状，更常见于小细胞肺癌。

三、诊断和分期

有临床症状或影像学怀疑肺癌的患者先行胸部和腹部CT检查，明确肿瘤的原发部位、纵隔淋巴结侵犯和其他部位的转移情况。通过气管镜或胸腔镜、肺穿刺活检取得组

织病理学诊断。并与其他具有类似临床症状及影像学改变的疾病作鉴别诊断，比如肺结核、肺炎、肺脓肿、肺良性肿瘤等。有条件者应在组织病理学确诊时同时做肿瘤组织的相关基因检测：如 *EGFR* 基因突变、*ALK* 融合基因和 *ROS1* 融合基因及 *PD-L1* 基因表达水平等，有利于制定个体化的治疗方案。

TNM 分期系统对肺癌特别是非小细胞肺癌能较准确的估计病情，制定治疗策略和预测生存时间。2017 年国际肺癌研究学会（IASLC）公布了第 8 版肺癌 TNM 分期系统，见表 17-1-1、表 17-1-2。

对于 SCLC，可分为局限期和广泛期，局限期指病变局限于单侧胸腔、可被单个放射野安全包围；广泛期指病变超过局限期，包括恶性胸腔或心包积液及血行转移等。

表 17-1-1　肺癌的 TNM 分期

原发肿瘤（T）分期：
T_x：未发现原发肿瘤，或者通过痰细胞学或支气管灌洗发现癌细胞，但影像学及支气管镜无法发现。
T_0：无原发肿瘤的证据。
Tis：原位癌。
T_1：肿瘤最大径 ≤ 3cm，周围包绕肺组织及脏层胸膜，支气管镜见肿瘤侵及叶支气管，未侵及主支气管。
T_{1a}：肿瘤最大径 ≤ 1cm；
T_{1b}：1cm ＜肿瘤最大径 ≤ 2cm；
T_{1c}：2cm ＜肿瘤最大径 ≤ 3cm；
T_2：3cm ＜肿瘤最大径 ≤ 5cm；侵犯主支气管（不常见的表浅扩散型肿瘤，不论体积大小，侵犯限于支气管壁时，虽可能侵犯主支气管，仍为 T_1），但未侵及隆突；侵及脏层胸膜；有阻塞性肺炎或者部分或全肺肺不张。符合以上任何一个条件即归为 T_2。
T_{2a}：3cm ＜肿瘤最大径 ≤ 4cm；
T_{2b}：4cm ＜肿瘤最大径 ≤ 5cm；
T_3：5cm ＜肿瘤最大径 ≤ 7cm。直接侵犯以下任何一个器官，包括：胸壁（包含肺上沟瘤）、膈神经、心包；同一肺叶出现孤立性癌结节。符合以上任何一个条件即归为 T_3。
T_4：肿瘤最大径 ＞ 7cm；无论大小，侵及以下任何一个器官，包括：纵隔、心脏、大血管、隆突、喉返神经、主气管、食管、椎体、膈肌；同侧不同肺叶内孤立癌结节。
区域淋巴结（N）分期：
N_x：区域淋巴结无法评估。
N_0：无区域淋巴结转移。
N_1：同侧支气管周围及（或）同侧肺门淋巴结以及肺内淋巴结有转移，包括直接侵犯而累及的。
N_2：同侧纵隔内及（或）隆突下淋巴结转移。
N_3：对侧纵隔、对侧肺门、同侧或对侧前斜角肌及锁骨上淋巴结转移。
远处转移（M）分期：
M_x：远处转移不能被判定。
M_0：没有远处转移。
M_1：远处转移。
M_{1a}：局限于胸腔内，包括胸膜播散（恶性胸腔积液、心包积液或胸膜结节）以及对侧肺叶出现癌结节（许多肺癌胸腔积液是由肿瘤引起的，少数患者胸腔积液多次细胞学检查阴性，既不是血性也不是渗液，如果各种因素和临床判断认为渗液和肿瘤无关，那么不应该把胸腔积液纳入分期因素）。
M_{1b}：远处器官单发转移灶为 M_{1b}。
M_{1c}：多个或单个器官多处转移为 M_{1c}。

表17-1-2　TNM分期与临床分期的关系

临床分期	TNM 分期
0 期	$T_{is}N_0M_0$
I_a 期：I_{a1} 　　　I_{a2} 　　　I_{a3}	$T_{1a}N_0M_0$ $T_{1b}N_0M_0$ $T_{1c}N_0M_0$
I_b 期	$T_{2a}N_0M_0$
II_a 期	$T_{2b}N_0M_0$
II_b 期	$T_3N_0M_0$；$T_{1a\sim 2b}N_1M_0$
III_a 期	$T_4N_0M_0$；$T_{3\sim 4}N_1M_0$；$T_{1a\sim 2b}N_2M_0$
III_b 期	$T_{3\sim 4}N_2M_0$；$T_{1a\sim 2b}N_3M_0$
III_c 期	$T_{3\sim 4}N_3M_0$
IV_a 期	任何 T，任何 N，$M_{1a\sim 1b}$
IV_b 期	任何 T，任何 N，M_{1c}

第二节
肺癌的治疗方案与治疗药物

一、治疗原则

　　肺癌应采取多学科综合治疗（multiple disciplinary team，MDT）与个体化治疗相结合，即根据患者的机体状态、肿瘤的病理学分型及分子分型、肿瘤的侵犯范围（临床分期），遵循国内肺癌最新的治疗指南，在循证医学证据下，有计划、合理地应用手术、放射治疗、化疗、生物靶向等治疗手段，以期最大程度地延长患者生存时间、提高治愈率、控制疾病进展以及改善生活质量。相关内容可参考已出版的《中国临床肿瘤学会（CSCO）非小细胞肺癌诊疗指南2022》。

二、治疗目标

　　肺癌的治疗目标与患者的病情、分期密切相关。主要目标是延长患者生命，提高患者生活质量。肺癌早期患者应尽早通过手术切除，达到治愈的目的。而晚期患者，则需通过靶向治疗、化疗、放疗及中药等综合性的治疗，控制病情、延长生存期、减轻痛苦、提高生活质量。

三、治疗方案

（一）手术治疗和放射治疗

手术治疗是可切除的非小细胞肺癌最重要的治疗手段。术后化疗及放射治疗能提高非小细胞肺癌术后5年生存率。近年来随着精确放疗的发展，立体定向体部放射治疗（SBRT）已成为早期非小细胞肺癌的重要根治性手段，尤其在不可手术或拒绝外科手术的患者中是首选治疗手段。不可切除的局部晚期或晚期非小细胞肺癌以全身治疗，即药物治疗为主，包含化疗及靶向治疗等，可辅以放射治疗或手术治疗等局部治疗手段。局限期小细胞肺癌的治疗主要是同步放化疗，广泛期小细胞肺癌的治疗以化疗为主。

（二）药物治疗

药物治疗是不可切除非小细胞肺癌及小细胞肺癌最重要的治疗手段，治疗药物可分为：化疗治疗药物、靶向治疗药物及免疫治疗药物。

1.化学治疗药物

肺癌的化疗分为术前新辅助化疗、术后辅助化疗和晚期姑息化疗。对于完全切除的Ⅱ～Ⅲ期非小细胞肺癌患者推荐含铂双药的术后辅助化疗4周期，对于有切除可能的Ⅲ期非小细胞肺癌患者可选择含铂两药、2～3周期的术前新辅助化疗，而对于Ⅳ期肺癌患者多采用含铂双药的姑息化疗。化疗应该充分考虑患者的肿瘤分期、体能状况、年龄、药物不良反应以及患者意愿等因素，严格掌握适应证，在肿瘤专科医师的指导下实施。化疗后应及时评估治疗疗效以及监测相关不良反应，根据具体情况适当调整药物剂量或更换药物。

化疗的适应证包括：① 体能状态（performance status，PS）评分≤2分；② 重要脏器如心、肺、肝、肾功能可耐受化疗；③ 取得患者的知情同意。常用的化疗药物有顺铂、卡铂、奈达铂、长春瑞滨、紫杉醇、多西紫杉醇、吉西他滨、培美曲塞、伊立替康、依托泊苷（VP-16）等。

非小细胞肺癌常用化疗方案的用法用量见表17-2-1。小细胞肺癌常用化疗方案的用法用量见表17-2-2，其中EP方案是经典一线推荐化疗方案。

表17-2-1　非小细胞肺癌常用的化疗方案

化疗方案	剂量	用药时间	时间及周期
TP 方案 　紫杉醇 　顺铂或卡铂 　顺铂 　卡铂	$135 \sim 175\text{mg/m}^2$ 75mg/m^2 $AUC=5 \sim 6$	第1天 第1天 第1天	21天为1个周期，4～6个周期
NP 方案 　长春瑞滨 　顺铂	25mg/m^2 75mg/m^2	第1、8天 第1天	21天为1个周期，4～6个周期

续表

化疗方案	剂量	用药时间	时间及周期
GP 方案			
吉西他滨	$1000 \sim 1250mg/m^2$	第1、8 天	21 天为 1 个周期，4 ～ 6 个周期
顺铂或卡铂			
顺铂	$75mg/m^2$	第 1 天	
卡铂	$AUC=5 \sim 6$	第 1 天	
DP 方案			
多西紫杉醇	$75mg/m^2$	第 1 天	21 天为 1 个周期，4 ～ 6 个周期
顺铂或卡铂			
顺铂	$75mg/m^2$	第 1 天	
卡铂	$AUC=5 \sim 6$	第 1 天	
奈达铂（限鳞癌）	$100mg/m^2$	第 1 天	
PP 方案			
培美曲塞（非鳞癌）	$500mg/m^2$	第 1 天	21 天为 1 个周期，4 ～ 6 个周期
顺铂或卡铂			
顺铂	$75mg/m^2$	第 1 天	
卡铂	$AUC=5 \sim 6$	第 1 天	

表 17-2-2　小细胞肺癌常用的化疗方案

化疗方案	剂量	用药时间	时间及周期
EP 方案			
依托泊苷	$100mg/m^2$	第 1 ～ 3 天	21 天为 1 个周期，4 ～ 6 个周期
顺铂	$75mg/m^2$	第 1 天	
IP 方案			
伊立替康	$65mg/m^2$	第 1、8、15 天	28 天为 1 个周期，4 ～ 6 个周期
顺铂或卡铂			
顺铂	$75mg/m^2$	第 1 天	
卡铂	$AUC=5 \sim 6$	第 1 天	

2.靶向治疗药物

非小细胞肺癌的靶向药物主要包括EGFR-TKI类药物、抗肿瘤血管生成药物、ALK和（或）ROS1抑制剂等。其中EGFR-TKI类药物主要用于驱动基因突变阳性的患者，它选择性作用于EGFR酪氨酸激酶，阻断EGFR信号转导系统，抑制肺癌肿瘤细胞形成过程中的重要环节，最终达到抗肿瘤作用。常用的药物有吉非替尼、埃克替尼、厄洛替尼、阿法替尼、奥希替尼等。抗肿瘤血管生成药物主要通过封闭肿瘤血管内皮生长因子（VEGF）或抑制血管内皮细胞增生，从而达到抑制肿瘤细胞的生长以及转移作用。常用的药物有贝伐珠单抗、内皮抑素以及安罗替尼等。ALK 和（或）ROS1 抑制剂主要用于 *ALK* 融合基因阳性或 *ROS1* 融合基因阳性的晚期非小细胞肺癌的治疗，常用的药物有克唑替尼、塞瑞替尼、阿来替尼等。

常见靶向治疗药物的用法用量见表17-2-3。

扫一扫

数字资源 17-2-1
常见靶向药物用药
监护与管理微课

表17-2-3　常用靶向治疗药物的用法用量

药物	剂量	用药时间
EGFR-TKI 类药物		
吉非替尼	250mg	1 次 / 天
厄洛替尼	150mg	1 次 / 天
埃克替尼	125mg	3 次 / 天
阿法替尼	40mg	1 次 / 天
奥西替尼（T790M 阳性）	80mg	1 次 / 天
抗肿瘤血管生成药物		
血管内皮抑素	7.5mg/m^2	第 1 ~ 14 天，21 天为 1 个周期
贝伐珠单抗	15mg/kg	第 1 天，21 天为 1 个周期
安罗替尼	12mg	1 次 / 天，第 1 ~ 14 天，21 天为 1 个周期
ALK 和（或）ROS1 抑制剂		
克唑替尼	250mg	2 次 / 天
塞瑞替尼	450mg	1 次 / 天
阿来替尼	600mg	2 次 / 天

3.免疫治疗药物

免疫治疗是一种加强免疫系统对肿瘤识别和杀伤能力的抗肿瘤方式，它是指在抗原呈递细胞的作用下，通过激活免疫细胞中的CD_4^+T细胞和募集CD_8^+T细胞，继而对肿瘤细胞进行攻击的一种治疗。当前程序性死亡蛋白–1（PD-1）是研究最多的免疫检查点之一，代表性PD-1/PD-L1抑制药有卡瑞利珠单抗、信迪利单抗、纳武单抗（nivolumab）、派姆单抗（pembrolizumab）等。其主要通过抗体关闭PD-1/PD-L1通路，增强机体自身免疫反应，使得机体自身的免疫系统能够发现并攻击癌细胞，打破肿瘤细胞免疫逃逸机制，从而达到杀灭或抑制肿瘤，实现治疗癌症的目的。但是PD-1抑制剂治疗并不是对所有患者均有效，肿瘤细胞PD-L1是否高表达是目前预判药物效果的重要指标之一，因此，在治疗前建议接受肿瘤PD-L1基因表达的检测。常用免疫治疗药物的用法用量见表17-2-4。

表17-2-4 常用免疫治疗药物的用法用量

药物	剂量	用药时间
卡瑞利珠单抗	200mg	第1天，21天为1个周期
信迪利单抗	200mg	第1天，21天为1个周期
纳武单抗（nivolumab）	3mg/kg	第1天，14天为1个周期
派姆单抗（pembrolizumab）	200mg	第1天，21天为1个周期

（三）药物治疗原则

（1）对于PS评分≤2分的患者，化疗可选择联合药物治疗，对于PS评分＞2分或者高龄患者，尽量选择单药化疗或靶向治疗。

（2）联合药物治疗应避免或谨慎选择作用机制相同的化疗药物，避免疗效不仅没有提高，反而导致药物不良反应的发生率增加。

（3）对晚期肺癌化疗患者，应每2～3个化疗周期评估治疗药物的疗效，如果肿瘤进展，需更改治疗方案，避免无效用药。

（四）药物治疗的选用

1.新辅助化疗和辅助治疗

对于可切除的III期非小细胞肺癌患者可选择含铂两药的新辅助化疗，而对于手术切除的II～III期非小细胞肺癌患者选择含铂两药的术后辅助化疗，化疗方案均可选如NP、GP、TP、DP、PP等。

2.晚期一线治疗

对于非小细胞肺癌患者含铂两药化疗是标准的一线治疗方案，但对于EGFR驱动基因突变阳性的患者首先选择靶向药物治疗，如吉非替尼、厄洛替尼、埃克替尼等，其中ALK基因融合和（或）ROS1基因突变患者可选择克唑替尼靶向药物一线治疗，对于无驱动基因突变的患者可选择在标准化疗的基础上联合免疫治疗药物，如纳武单抗（nivolumab）、派姆单抗（pembrolizumab）、卡瑞利珠单抗及信迪利单抗等；对于PD-L1高表达的患者，可选派姆单抗单药治疗。对免疫治疗有禁忌的患者可考虑化疗联合抗肿瘤血管生成药物，如贝伐珠单抗、内皮抑素；SCLC患者EP、IP等仍是一线治疗的标准方案。

3.晚期二线治疗

对于非小细胞肺癌患者多西紫杉醇、培美曲塞可作为二线化疗方案，对于一线靶向治疗耐药的患者，根据耐药基因的不同选择二线靶向治疗，如T790M突变阳性选择奥希替尼治疗，克唑替尼耐药后选择塞瑞替尼或阿来替尼治疗。如基因检测没有对应的靶向治疗药物，可考虑标准化疗或化疗联合免疫治疗，或参加临床试验。小细胞肺癌患者选择拓扑替康、伊立替康等。

4.晚期三线治疗

根据一线、二线用药情况以及驱动基因检测突变情况选择用药，如安罗替尼、奥希替尼、纳武单抗、派姆单抗等，如果基因检测提示没有标准治疗可参加相应的临床试验。

第三节
肺癌患者的用药监护

一、疗效监护

1. 症状

本病的呼吸系统典型症状是咳嗽，咯血或痰中带血，声音嘶哑，部分伴胸痛胸闷。一些患者临床表现多不典型，不明原因消瘦乏力等非特异性症状或肺外转移灶引起的相关恶心、头痛、骨痛、肥大性肺性骨关节病症状。治疗期间需要密切关注上述症状是否有改善。

2. 影像学检查

影像学检查在肺癌的诊断、治疗、疗效监护中均扮演了重要角色。在药物治疗 2 ～ 3 周期后，可复查胸部CT观察胸部肿块的大小，评估药物治疗疗效。根据转移灶部位决定是否应该做进一步相关检查，如头颅MR、腹部B超等检查。

二、安全性监护

用药期间，可按照不同药物种类分别着重监护患者用药安全，及时调整治疗方案，避免或减轻药物不良反应。

（一）化疗药物

该类药物主要作用在肿瘤细胞增殖周期的不同环节上，抑制或杀死肿瘤细胞。由于化疗药物缺乏选择性，对包含正常组织细胞也同样有杀伤作用，所以临床上均有不同程度的毒副作用。常见的化疗不良反应分为。（1）急性和亚急性不良反应，指用药后当时和疗程内出现过敏、恶心呕吐、腹泻，白细胞、血小板及红细胞数量的减少、肝肾功能损伤、手指麻木、手足综合征和脱发等。出现相关反应时可相应予以对症支持治疗。（2）长期不良反应，指在停药后甚至停药多年后出现的不良反应，包括周围神经损伤、造血功能障碍、肺间质性炎症、肺纤维化、心律失常、心功能损伤、内分泌失调、畸胎等。治疗中出现轻中度不良反应予相应对症支持处理，好转后可继续用药，如出现重度不良反应需立即停药并立即处理、急救，后续根据情况减量或换药。肺癌化疗药物如紫杉醇容易引起变态反应，用药前需地塞米松口服、雷尼替丁及苯海拉明针预处理预防变态反应，用药时心电监护仪监测心率、血压情况。多西紫杉醇及培美曲塞等药物都需地塞米松口服预防变态反应。部分患者伊立替康化疗后出现急性腹泻（用药24h内）或慢性腹泻反应需用易蒙停止泻治疗。化疗前根据致吐风险，不同方案选用不同类别止吐药物联合用药预防呕吐：5-HT$_3$受体拮抗剂（托烷司琼、格拉司琼、帕洛诺司琼等）、地塞米松、NK-1受体拮抗剂（阿瑞匹坦、福沙匹坦等）、奥氮平、沙利度胺等。化疗后出现的骨髓抑制可予相应的白细胞、红细胞及血小板刺激因子支持治疗。

（二）靶向治疗药物

主要是指EGFR-TKI类药物以及ALK和（或）ROS1抑制剂类药物，如吉非替尼、厄洛替尼、奥希替尼、克唑替尼等，常见不良反应为皮疹、腹泻、疲乏及间质性肺炎。其中Ⅲ～Ⅳ级间质性肺炎为最严重不良反应，发生率为0.8%，应该停药并采取相应的对症处理。抗肿瘤新生血管药，常见不良反应有高血压，如贝伐珠单抗高血压总的发生率达30%，严重高血压（＞200/110mmHg）发生率为7%，治疗过程中需严密监测血压变化，对血压＞160/100mmHg或出现相应症状者需要予降压治疗，经降压治疗后仍旧持续高血压应停药。因靶向药物主要通过靶向基因来发挥抗肿瘤作用，故相对来说靶向药物的毒性反应对比化疗药物明显要小，耐受性明显要好。

（三）免疫治疗药

最常见的免疫相关的不良反应，如免疫性肺炎、免疫性肝炎、免疫性结肠炎、免疫介导的内分泌疾病、免疫相关的重症肌无力、眼毒性、免疫性胰腺炎等，当出现中度反应时应暂停用药，重度或危及生命时则永久停药，并根据反应严重程度予激素及相应对症支持治疗。其他还有如血液学毒性、疲劳、恶心、瘙痒、皮疹、食欲减低、便秘、关节痛和腹泻（≥20%）等不良反应。总体来说免疫治疗毒性反应相对小，耐受性好。

（四）其他特殊人群

因为许多药物，包括抗体药物被排泄在人乳汁中，建议治疗期间哺乳期妇女终止哺乳；化疗药物具有致畸作用、妊娠3个月内禁用；2岁以上儿童应注意剂量调整。

三、依从性监护

依从处方的治疗方案，对于实现最大程度的临床获益至关重要。肺癌发病率高、复发率高，发病原因复杂并未完全阐明，医务人员和健康从业者必须结合规范的治疗指南、系统的健康教育以提高患者的依从性和自我保健意识，改变患者不良的生活方式及行为，减少并发症，有效预防复发。

第四节
肺癌的患者教育与用药指导

一、疾病教育

肺癌患者早期无明显症状，部分患者以咳嗽、痰中带血、胸痛等非特异症状为首发表现，特别是常规治疗不易缓解的咳嗽咳痰、血痰需引起重视，但有些患者也毫无症状，体检或其他原因检查发现肺部占位性病变，或至原发灶或转移灶较大引起压迫、疼痛等症状后才就诊发现。一半以上患者诊断时已是局部晚期或有远处转移，整体5年生存率比较低。近年来随着医学科学的不断进步，肺癌的治疗已经进入精准治疗时代，即便是晚期肺癌，通过合理的治疗，部分患者仍有望获得较长期的存活和生存质量的改善。尽管肺癌仍居全国恶性肿瘤发病首位，但近年来欧美及我国肺癌患病死亡率在不断下降，肺癌患者整体的生存期不断延长。这些积极的变化与正确的预防、干预以及科学正规的治疗有很大的关联。

晚期肺癌的治疗以药物治疗为主。药物种类较多，包含化疗药物、靶向治疗药物和免疫治疗药物三大类，具体方案选择由肿瘤专科医生根据个体情况安排治疗计划，遵医嘱用药。目前传统化疗疗效已进入平台期，但随着靶向及免疫治疗等新药的研发进展，非小细胞肺癌治疗疗效较前取得了较大进步，少部分患者甚至可实现长期带瘤生存甚至肿瘤消失。

定期随访复查是肺癌患者教育管理的重要组成部分。在肺癌患者完成住院治疗后，应根据患者的个体情况制订后续随访复查计划，通过定期复查，及时了解病情，评估疗效，监测不良反应及时发现复发转移情况，以便及时采取相应措施促进康复。复查内容：病史询问、体检、抽血检验（如血常规、肝肾功能、肿瘤标志物等）、影像学检查（胸部CT、腹部B超等），根据病情需要还可选骨扫描或PET-CT等。复查频率：术后系统治疗后无症状或症状稳定患者2年内每3～6月复查1次，2～5年内每6个月复查1次，5年后每年复查1次。晚期患者系统治疗结束后无症状或症状稳定者每6～8周复查1次；症状恶化或新发症状者及时就诊随访。

在社区宣教中告知群众积极戒烟和避免二手烟、改善空气环境质量可有效预防肺癌的发生。低剂量胸部CT扫描对高危人群的肺癌筛查可早期发现肺癌，并有效降低肺癌死亡率。目前建议将高危人群定义为：① 年龄50～75岁；② 至少合并以下一项危险因素：吸烟≥20包年（每天1包持续20年或每天2包持续10年），其中包括戒烟时间不足15年者；被动吸烟者；有职业暴露史（石棉、铍、铀、氡等接触者）；有恶性肿瘤病史或肺癌家族史；有慢性阻塞性肺病或弥漫性肺纤维化病史。

二、生活方式教育

大量科学研究证据表明，烟草与肺癌的发病有密切关系，并影响心肺功能及化疗疗效。故首先建议患者戒烟。同时酒精也是WHO明确的Ⅰ级致癌物质，故戒酒，保持健康的生活方式，避免熬夜，按时作息，劳逸结合，保持积极乐观的态度，树立战胜疾病的信心都对康复非常重要。

饮食上总体坚持四个原则：① 饮食多样化，无需过度忌口，食物品种尽量广泛，保证多种营养物质和微量元素的摄入；② 均衡化，指荤素平衡，保证鱼、蛋、肉等高蛋白类食物时，也重视植物类食物的充分摄入；③ 低脂化，适度限制高油脂食物，如动物脂肪、动物内脏等；④ 易消化，如出现腹胀、纳差时，选择易消化的食物，减少油炸，增加蒸炖，并尽量避免辛辣刺激性食品。

锻炼指导：避免长时间卧床，在体力和病情许可时，应尽量适度活动，有利于患者的康复，锻炼方式可选择散步或太极拳等较缓和适度的运动。

心理指导：肿瘤治疗的疗效，不单取决于治疗手段，还取决于患者自己的心态。在同样的医疗条件下，对治疗有信心的、乐观开朗的患者的疗效会优于低落消沉、自怨自艾的患者。故患者应接纳并面对现实，以积极的心态配合医生的建议和治疗。鼓励患者保持积极乐观的生活态度，多和家人、朋友敞开心扉沟通交流。走出家门，参加兴趣爱好俱乐部或加入当地的抗癌协会等，积极融入社会。有宗教信仰的患者可鼓励寻求宗教精神支持。

三、用药教育与指导

（1）在制定方案前，应对每一位患者进行全面评估，权衡利弊，对照指南，制定化疗策略与方案。同时也应该注意用药个体化，充分考虑患者的疾病分期、体力状况、自身意愿、避免治疗过度或治疗不足，力求达到适合个体的最佳治疗方案。

（2）化疗前需告知患者化疗药物的主要副作用，以及具体注意事项。对于常见的胃肠道反应，化疗前可给予 5-HT$_3$ 受体拮抗剂（托烷司琼、格拉司琼、帕洛诺司琼等）、地塞米松、NK-1 受体拮抗剂（阿瑞匹坦、福沙匹坦等）、奥氮平、沙利度胺等止吐。分散患者的注意力，解除心理恐惧。用药后适当增加运动量，建议适当加大饮水量。

（3）肺癌常用化疗方案中常含有多西紫杉醇、顺铂、吉西他滨、长春瑞滨等。告知患者应用多西紫杉醇时，要按医嘱及时服用激素，不得少服或不服。多西紫杉醇应用后可能会引起躯体疼痛及腹泻，告知患者应注意休息并洁净饮食，出现腹泻时及时通知医务人员，及时干预。应用顺铂时应大量饮水，加速排泄，液体量要达到3000ml以上，以保证尿量在100ml/h以上。长春瑞滨、吉西他滨等静脉滴注时有时间限制，不可自行调节速度。

（4）当出现骨髓抑制（白细胞下降、血小板下降）时，应减少探视，卧床休息为主。不要到人多拥挤的地方，注意休息，减少体力消耗。饮食上增加蛋白含量，促进白细胞的合成。做好口腔、肛门、会阴等处的卫生，防止感染。遵医嘱予以升白、升血小板药物的治疗，注意多饮水，观察有无发热、全身有无出血点等。

（5）目前靶向药物主要用于非小细胞肺癌中的腺癌患者，其治疗成功的关键是选择特异性的标靶人群。故一般建议治疗前需行基因检测。肺癌靶向药物绝大多数为口服使用，服用时间（空腹或者饭后）以及剂量，需严格按照各药说明书，其已经通过了大规模临床试验的验证以便获得最佳获益。若未出现无法耐受的副作用，切忌自行停服或降低剂量。若出现漏服，请遵医嘱。

（6）靶向药物最常见的不良反应是皮肤毒性。一般发生于服用聚氨酸激酶抑制剂TKI后的两周内。如皮疹、甲沟炎及甲裂、黏膜炎、皮肤干燥等。其中最突出的是皮疹（60%～80%）。多见于头皮、面部、颈部、胸背部等，需注意日常皮肤护理，使用温和沐浴露而不是肥皂。使用防晒霜、涂抹润肤霜，避免暴晒。如果发生皮疹，不要立刻停止治疗，要确保服药方法正确，即餐前 1h 或餐后 2h 口服，并且同时对皮疹进行分级，考虑处理方法和或更改剂量，对于轻度皮疹一般不需要调整药物剂量，可局部使用 1% 或 2.5% 氢化可的松软膏或 1% 克林霉素软膏或红霉素软膏。皮肤干燥伴瘙痒者，薄酚甘油洗剂或苯海拉明软膏涂瘙痒局部。两周后对皮疹程度进行再次评估，若情况恶化或无明显改善，需专科医生处理。对于重症皮疹患者可酌情考虑减量或推迟治疗。

（7）老年肿瘤患者、PS 评分、吸烟、日本裔、接受过放射治疗的患者、既往有间质性肺炎病史者，是靶向治疗罹患间质性肺炎的高危人群。一旦出现不明原因咳嗽、胸闷、气急加重，需考虑间质性肺炎的可能，应该立即就诊专科，使用糖皮质激素进行经验性治疗。

（8）贝伐珠单抗有致高血压的副作用。注意用药期间监测血压。血压＞160/100mmHg 或出现相应症状者需要予降压治疗，持续高血压者应停药。有高危不能控制的心律失常、需要药物治疗的心绞痛、充血性心力衰竭病史、严重心肌梗死心电图改变者慎用，既往有动静脉血栓病史的患者慎用，中央型肺鳞癌或具有大咯血风险的患者禁用，重度肝肾功能不全者禁用。

（张琦）

思考题

1. 简述肺癌的分类和主要临床表现。
2. 简述不同分期肺癌的治疗原则。
3. 简述在肺癌患者化疗期间，如何进行不良反应的管理及宣教？

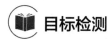
目标检测

扫一扫

答 案

一、单选题

1. 哪个是引发肺癌最重要的危险因素（　　）。

    A. 空气污染

    B. 吸烟

    C. 缺乏运动

    D. 石棉

2. 下列关于肺癌分类描述正确的是（　　）。

    A. 可分为非小细胞肺癌和小细胞肺癌两大类

    B. 非小细胞肺癌主要分为：鳞状细胞癌，腺癌、大细胞癌及腺鳞癌

    C. 非小细胞肺癌占全部肺癌的 80%～85%

    D. 以上都是

3.不能耐受手术的早期肺癌重要治疗手段是（　　）。

　　A.化疗　　　　　　　　　　　　B.靶向治疗

　　C.免疫治疗　　　　　　　　　　D.立体定向放疗（SBRT）

4.小细胞肺癌的经典一线化疗方案是（　　）。

　　A.EP　　　　　　　　　　　　　B.TP

　　C.GP　　　　　　　　　　　　　D.NP

5.对于晚期非小细胞肺癌EGFR驱动基因突变阳性的患者应选择（　　）治疗。

　　A.化疗　　　　　　　　　　　　B.吉非替尼

　　C.克唑替尼　　　　　　　　　　D.免疫治疗

二、多选题

1.肺癌的常见临床症状描述正确的（　　）。

　　A.无明显特异性，且早期可无明显症状

　　B.咳嗽可为早期症状，也是最常见的症状，约占一半以上

　　C.血痰或咯血最具有提示性的肺癌症状，占25%～40%

　　D.气短，胸痛

　　E.高热

2.非小细胞肺癌的常用化疗方案为（　　）。

　　A.紫杉醇+顺铂或卡铂

　　B.培美曲塞+顺铂或卡铂

　　C.吉西他滨+顺铂或卡铂

　　D.依托泊苷+顺铂或卡铂

　　E.多西紫杉醇+奥沙利铂

3.肺癌的化疗可分为（　　）。

　　A.术前新辅助化疗　　　　　　　B.术后辅助化疗

　　C.晚期姑息化疗　　　　　　　　D.间断化疗

　　E.以上都对

4.肺癌的药物治疗可分为（　　）。

　　A.化学治疗　　　　　　　　　　B.靶向治疗

　　C.免疫治疗　　　　　　　　　　D.支持治疗

　　E.放射治疗

三、综合运用拓展

　　患者钟某，男，58岁，因"确诊左肺癌伴胸膜转移1年半，背痛1月"来院就诊，患者1年半前因咳嗽伴左侧胸痛就诊，查胸部CT提示左上肺占位，左肺胸腔积液，胸腔积液穿刺引流找到癌细胞，气管镜活检病理提示低分化腺癌，基因检测示EGFR exo19突变阳性，有吸烟史40余年。诊断：左肺低分化腺癌Ⅳ期（胸膜转移），EGFR exo19突变。给予一线吉非替尼片250mg每日一次口服靶向治疗，咳嗽、胸痛明显改善，1月前患者出现背部疼痛，胸部CT提示左上肺肿瘤较前缩小，第5胸椎骨质破坏及椎旁软组织肿块。入院后予

以椎旁软组织活检病理提示低分化腺癌，予基因检测发现耐药基因T790M突变阳性，给予二线靶向药物奥希替尼80mg每天一次口服治疗，2周后背痛较前好转，有轻度腹泻反应及皮肤皮疹。

　　1.你觉得患者目前的治疗方案合适吗？有什么补充意见吗？请给予详细的随访复查指导和生活建议。

　　2.患者问：我这个病能好吗？之前的药怎么没有效果了呢？家人和我生活一起，肿瘤会传染吗？平时饮食还应注意什么？

第十八章
乳腺癌的药物治疗管理

 学习目标

1.掌握：乳腺癌的临床表现、治疗各类用药、患者教育。

2.熟悉：乳腺癌的疾病概述、药物之间的相互作用。

3.了解：乳腺癌的病理类型、分子分型、肿瘤分期、其他治疗手段和进展。

第一节
疾病概述

乳腺癌（breast cancer，BC）是女性最常见的恶性肿瘤，发病率仍逐年增加。2020年全球乳腺癌新发病例高达226万例，超过肺癌，成为全球第一大癌。2020年中国女性乳腺癌发病率为59.0/10万，中国乳腺癌新发病例数42万，位居女性所有新发癌症病例数第一。有资料显示，中国女性乳腺癌的发病率在显著增加。2020年全球乳腺癌死亡人数68万，位居女性所有癌症首位。2020年中国女性乳腺癌死亡率为16.6/10万，中国乳腺癌死亡人数12万，位居中国女性癌症死亡病例数第四。不同地区乳腺癌发病和死亡负担各不相同，呈现发达地区高、欠发达地区低、城市高于农村的特点。

一、病因及危险因素

1.良性乳腺疾病
部分良性乳腺疾病（如乳腺囊肿和乳腺上皮不典型增生等）患者的乳腺癌发病风险增高。

2.高内源性雌激素水平
无论是绝经前还是绝经后女性，高内源性雌激素水平均会增加乳腺癌发病风险。

3.月经生育因素
① 初潮较早或绝经较晚；② 未经产与初次妊娠的年龄较高；③ 流产；④ 母乳喂

养：母乳喂养可以降低乳腺癌的发病风险，累计母乳喂养时间，与乳腺癌的发病风险呈负相关。

4.乳腺癌家族史及遗传因素

家族性乳腺癌病例占15%～20%，遗传性病例占5%～10%。多项研究的Meta分析结果显示，乳腺癌家族史人群患乳腺癌风险为正常人群的3～5倍。另外，乳腺癌的个体患病风险与患病亲属的数量和疾病的发病年龄也成正比。

5.子宫内膜异位症

子宫内膜异位症增加乳腺癌的发病风险。

6.基因突变

具有*BRCA1/2*致病性突变的患者发生乳腺癌、卵巢癌及其他癌症的风险增加。*BRCA1*和*BRCA2*的致病变异占遗传性乳腺癌的30%。新的研究发现了其他的乳腺癌易感基因，如*TP53*、*PTEN*、*CHEK2*、*ATM*和*PALB2*等。

7.肥胖和超重

研究发现脂肪含量最高的人群患乳腺癌风险是脂肪含量最低人群的1.44倍。大量流行病学证据和剂量-反应关系分析也发现肥胖会增加绝经后乳腺癌发病风险。

8.生活方式因素

（1）饮酒　饮酒人群乳腺癌的患病风险比非饮酒者高约3倍。

（2）吸烟　主动吸烟或被动吸烟均会增加乳腺癌的患病风险。

（3）具有高热量食物的西方饮食模式会使罹患乳腺癌的风险明显增加。

（4）缺乏运动　经常进行体育锻炼可降低乳腺癌患病风险，较高活动强度者乳腺癌患病风险降低幅度较大。

（5）熬夜　昼夜节律紊乱会增加乳腺癌的患病风险。

9.电离辐射

与乳腺癌发病风险相关的电离辐射因素包括照射时的年龄、照射持续时间和辐射剂量等。研究显示乳腺癌的发病风险随胸部放射剂量呈线性增加。

二、诊断和鉴别诊断

（一）临床表现

（1）乳房肿块　多数为单发，质地较硬，增大较快，早期可活动，若侵及胸壁或胸肌则活动性变差或固定。乳房肿块常为乳腺癌患者就诊的首发症状。

（2）皮肤橘皮样改变和乳头内陷：这是癌侵及皮肤及乳头的表现。

（3）乳头溢液　可为血性或浆液性。

（4）区域淋巴结转移　腋窝和锁骨上区淋巴结肿大，质地较硬，早期可活动，后逐渐活动性变差、融合或固定。

（5）血行转移　常见于肺、肝、骨、脑等部位转移，并出现相应临床表现。

（6）炎性乳腺癌　皮肤呈炎症样改变，由局部逐渐扩大到全乳房，严重可见溃疡，皮肤颜色由浅红色至深红色，伴有皮肤水肿、增厚、皮温升高。

（二）诊断方法

（1）乳腺超声　可及性好，没有辐射，可首选。

（2）乳腺钼靶片　有辐射，但特异性较好。

（3）乳腺磁共振　可用于分期评估，有助于评估手术治疗前后肿瘤范围及疗效评估。

（4）胸部CT　已确诊乳腺癌的患者建议行该检查，特别是肿瘤分期较晚，具有高复发危险因素的患者。

（5）骨ECT（放射性核素扫描）　为骨转移初筛方法，推荐用于乳腺癌出现骨痛、发生病理性骨折、碱性磷酸酶升高或高钙血症等可疑骨转移的常规初筛，也可用于局部晚期、病情发展迅速、三阴性［雌激素受体（ER）、孕激素受体（PR）和原癌基因HER-2均阴性］、HER-2阳性乳腺癌的常规检查。

（6）PET-CT　有着较高的敏感性和特异性，能有效协助诊断，在局部晚期或转移性乳腺癌患者中推荐应用。

（7）乳头分泌物可送细胞学检查。

（8）肿块穿刺活检　是确诊乳腺癌的一种检查方式。通过空芯针穿刺或麦默通穿刺取出一部分肿瘤组织，做细胞或组织病理学检查。

（9）切取活检　难以穿刺的散在钙化灶，或影像学不可见的肿物，可选择肿物切取活检。

（10）血肿瘤标志物检查　CA15-3和CEA升高与乳腺癌有一定的相关性。

（三）鉴别诊断

（1）乳腺纤维腺瘤　好发于年轻女性，肿块较硬，表面光滑，易推动，除外乳房肿块常无其他症状。

（2）乳腺囊性增生病　即乳腺小叶增生症、乳腺纤维囊性病，常见于中年妇女，典型症状是一侧或双侧乳房周期性胀痛和乳房肿块，月经前明显，月经后减轻，乳腺钼靶和超声检查有助于鉴别。

（3）乳腺导管扩张症　又称浆细胞性乳腺炎，是一种慢性非细菌性炎症。多见于30～40岁的非哺乳期妇女，乳房皮肤有不同程度红肿热痛，但全身炎症反应轻微，肿块常位于乳晕周围，界限不清，与胸壁无粘连，可通过乳腺穿刺细胞学与乳腺癌鉴别。

三、病理分类

目前国内普遍采用的是全国乳腺癌病理分类协作组研究的分类方法，将乳腺癌分为非浸润性癌、早期浸润性癌、浸润性特殊型癌和浸润性非特殊型癌四大类型。其中非浸润性癌包括：① 导管内癌（粉刺样型，实性型，筛状型，微乳头型）；② 小叶原位癌。早期浸润性癌包括：导管癌早期浸润和小叶癌早期浸润。浸润性癌包括：① 浸润性非特殊型癌：浸润性导管癌和浸润性小叶癌；② 浸润性特殊型癌：髓样癌伴大量淋巴细胞浸润、小管癌、黏液癌、腺样囊腺癌、乳头状癌、大汗腺样癌、鳞状细胞癌、乳头Paget病。

四、分子分型

乳腺癌有高度的异质性，随着驱动基因重要性的不断增强，首先明确判断HER-2状态成为分子分型的重要原则。HER-2又称为原癌基因人类表皮生长因子受体2，HER-2阳性的乳腺癌癌细胞增殖快，易耐药、易复发。应当对所有乳腺浸润性癌患者进行HER-2状态检测。应对所有乳腺癌标本（包括浸润性癌及非浸润性癌）进行雌激素受体（ER）、孕激素受体（PR）状态检测。应对所有乳腺浸润性癌病例进行增殖细胞核抗原（Ki-67）的检测，并对癌细胞核中阳性染色细胞所占的百分比进行报告，阳性定义为浸润癌细胞核任何程度的棕色染色。

根据HER-2、ER、PR、Ki-67表达不同，将乳腺癌划分为5个亚型（表18-1-1）。

表18-1-1　乳腺癌分子分型

分型	指标			
	HER-2	ER	PR	Ki-67
HER-2 阳性（HR 阴性）	＋	－	－	任何
HER-2 阳性（HR 阳性）	＋	＋	任何	任何
三阴型	－	－	－	任何
Luminal A 型（HER-2 阴性）	－	＋	＋且高表达	低表达
Luminal B 型（HER-2 阴性）	－	＋	低表达或－	高表达

注：雌激素受体（ER）和孕激素受体（PR）合称为激素受体（HR）。

五、分期（参照2017 AJCC第八版，详略）

第二节

乳腺癌的治疗方案与治疗药物

一、治疗原则

乳腺癌一般采用手术为主的多学科综合治疗措施，即包括手术、放疗、化疗、内分泌治疗、靶向治疗等多种治疗。相关内容可参考已出版的《中国临床肿瘤学会（CSCO）乳腺癌诊疗指南2022》。

各期乳腺癌的治疗原则如下。

（1）Ⅰ期　手术治疗为主，近些年趋向于保乳手术加术后辅助放疗。具有高危复发倾向的患者考虑术后辅助化疗。

（2）Ⅱ期　先手术治疗，术后根据病理和临床情况进行辅助化疗。对于肿块较大、有保乳倾向的患者，可考虑新辅助化疗。保乳手术的患者加术后辅助放疗。根据术后病理分期考虑是否辅助放疗。

（3）Ⅲ期　新辅助化疗后再做手术治疗，术后根据临床及病理分期做放疗、化疗。

以上各期的患者，如有激素受体阳性，均应在化疗结束后、放疗同时或结束后给予内分泌治疗。HER-2阳性患者应在围手术期进行1年的抗HER-2治疗。

（4）Ⅳ期　以内科治疗为主的综合治疗，根据患者个体情况在MDT框架下制订方案。

二、治疗目标

不同期别的乳腺癌治疗目标不同。能手术的早中期乳腺癌以根治肿瘤、预防复发转移为目标，不能手术切除的晚期乳腺癌以控制肿瘤、缓解症状、延长生存为目标。

三、治疗药物

（一）化疗药物

1.紫杉类

包括紫杉醇、多西他赛、白蛋白紫杉醇、脂质体紫杉醇等，是一种新型抗微管药物，通过促进微管蛋白聚合，抑制解聚，保持微管蛋白的稳定，抑制细胞有丝分裂。是治疗乳腺癌很有效的药物。可单药治疗或联合其他化疗药物使用，在乳腺癌辅助化疗及解救化疗中都有相当重要的地位。

2.长春瑞滨（NVB）

为半合成长春花生物碱，有广谱抗肿瘤活性，且毒性低。通过干扰细胞有丝分裂期微管的聚集而产生细胞毒作用。长春瑞滨对既往未治疗的乳腺癌患者有效率为40%～44%，对既往治疗过的乳腺癌患者有效率为17%～36%。可与顺铂联合使用。

3.卡培他滨

是一种口服的选择性肿瘤内活化的氟尿嘧啶类抗癌药，对蒽环类和紫杉类药物治疗失败的晚期乳腺癌有效。有效率约20%。单药用法为每日2500mg/m²，分2次饭后半小时口服，连用14天，休息7天，21天重复。也可与其他药物联合应用，则剂量降为每日2000mg/m²。

4.蒽环类药物

多柔比星（阿霉素，ADM）及表柔比星（表阿霉素，EPI）属于蒽环类药物，是乳腺癌的经典化疗药物。其主要有三种作用机制：① 通过嵌入DNA双链的碱基之间，形成稳定复合物，抑制DNA复制与RNA合成，从而阻碍快速生长的癌细胞分裂。② 抑制拓扑异构酶Ⅱ，影响DNA超螺旋转化成为松弛状态，从而阻碍DNA复制与转录。③ 螯合铁离子后产生自由基从而破坏DNA、蛋白质及细胞膜结构。多柔比星和表柔比星单药治疗晚期乳腺癌的有效率分别是30%、32%，无明显差别。一般与环磷酰胺、氟尿嘧啶等组成联合化疗方案。

5.铂类

本品为周期非特异性抗癌药，直接作用于DNA，主要与细胞DNA的链间及链内交联，破坏DNA而抑制肿瘤的生长。用于乳腺癌的主要是卡铂和顺铂，一般与紫杉醇或吉西他滨联用。

6.吉西他滨

本品为周期特异性抗癌药，是一种嘧啶类抗肿瘤药物，其主要代谢物在细胞内掺入DNA，主要作用于G_1/S期。其用量一般为$1g/m^2$，每周一次，30min静滴，连用三周休息一周，或者连用两周休息一周。与顺铂联合的方案可用于晚期乳腺癌，尤其是三阴性乳腺癌。

7.其他

丝裂霉素（MMC）、VP-16、氟尿嘧啶、环磷酰胺等传统化疗药物均在乳腺癌的化疗中有一席之地，可单独或与其他药物联合使用。另外脂质体阿霉素、艾立布林等新型抗肿瘤药物也逐渐应用于乳腺癌的治疗。

（二）靶向治疗药物

1.针对HER-2靶点的药物治疗

HER-2原癌基因具有酪氨酸激酶活性，负责信号的传导并促进细胞的生长分裂。15%～20%的乳腺癌患者HER-2基因存在过表达，这往往预示着乳腺癌浸润性更强、对化疗和内分泌治疗药物不敏感、肿瘤血管增生显著增加以及肿瘤细胞凋亡受到抑制等特征。因此抗HER-2的治疗尤为重要。此类药物包括：单克隆抗体、小分子酪氨酸激酶抑制剂以及单克隆抗体和化疗药的偶联体（表18-2-1）。

表18-2-1　抗HER-2药物分类

分类	单克隆抗体	小分子酪氨酸激酶抑制剂	单克隆抗体和化疗药的偶联体
代表药物	曲妥珠单抗	拉帕替尼	T-DM1
	帕妥珠单抗	来那替尼	
		吡咯替尼	

2.PI3K/AKT/mTOR通路抑制剂

PI3K/AKT/mTOR通路位于HER-2通路下游，该通路激活可能是曲妥珠单抗耐药的主要途径。依维莫司是首个获批用于治疗激素受体阳性、HER-2受体阴性的绝经后晚期乳腺癌患者的细胞mTOR抑制剂，可逆转芳香化酶抑制剂耐药。依维莫司联合曲妥珠单抗成为逆转曲妥珠单抗耐药的新型有效方案指日可待。

3.针对BRCA1/2突变的PARP抑制剂

2018年1月，FDA批准奥拉帕利（olaparib）用于治疗携带BRCA突变HER-2阴性且既往接受过化疗或内分泌治疗的转移性乳腺癌。

4.CDK4/6抑制剂

CDK4/6抑制剂是指细胞周期蛋白依赖性激酶（CDK）4和6的抑制剂，可在抑制视网膜细胞瘤蛋白（Rb）磷酸化的同时阻断细胞从细胞周期的G_1期进入S期，进而导致细胞衰老和凋亡。

哌柏西利（palbociclib）是首个获FDA批准以及国内首个获CFDA批准口服的CDK4/6抑制剂，2016年FDA批准哌柏西利联合氟维司群用于既往内分泌治疗失败的激素受体阳性、HER-2受体阴性绝经后晚期乳腺癌。

阿贝西利（abemaciclib）是唯一被批准作为单独疗法使用的CDK4/6抑制剂。MONARCH2 III期临床试验结果显示，阿贝西利联合氟维司群对内分泌治疗耐药患者的缓解率是迄今报道中最高的。另一项III期试验MONARCH 3的数据显示，与单独使用非甾体芳香化酶抑制剂相比，阿贝西利联合阿那曲唑或来曲唑可显著延长患者的无进展生存期（PFS）。

5.抗血管靶向药物

血管新生是肿瘤生长、转移和浸润的主要原因，其中血管内皮生长因子（VEGF）是其关键因子，因此，血管新生的分子靶向治疗也是乳腺癌治疗的重要策略之一。贝伐珠单抗联合化疗是转移性乳腺癌其中一个可选的方案。

（三）内分泌治疗药物

乳腺癌内分泌治疗药物分类见表18-2-3。

表18-2-3　乳腺癌内分泌治疗药物分类

分类	ER 结合剂	芳香化酶抑制剂（AI）	促黄体激素释放激素受体拮抗剂	孕激素类似物
代表药物	他莫昔芬	依西美坦	戈舍瑞林	甲地孕酮
	氟维司群	来曲唑	亮丙瑞林	甲羟孕酮
	托瑞米芬	阿那曲唑	曲普瑞林	

（四）PD-1/PD-L1抑制剂

PD-1/PD-L1通路的激活可诱导细胞毒性T细胞的失能、耗竭、凋亡及细胞因子的产生减少，从而抑制抗肿瘤反应。其机制在于免疫T细胞表面的PD-1与肿瘤细胞表面的PD-L1/PD-L2结合导致肿瘤细胞逃避免疫系统的识别和杀伤。而PD-1/PD-L1通路的抗体可以阻断这一免疫逃逸。多个临床研究发现PD-1/PD-L1抑制剂在晚期三阴性乳腺癌中显示了一定疗效，但总体上单药有效率低，研究者正在进一步探讨联合治疗的途径。

（五）骨改良药物

高达65%～80%的乳腺癌患者会发生骨转移，随之引起的骨痛、病理性骨折等骨相关事件（SREs）是乳腺癌骨转移患者常见的并发症，严重影响其生活质量。骨转移治疗指南中，将双膦酸盐类药物和地舒单抗均改称为"骨改良药物"。

双膦酸盐是抗骨吸收的一类新药。其抗骨吸收的机制可能与以下三点有关：① 直接改变破骨细胞的形态学，从而抑制其功能；② 与骨基质理化结合，直接干扰骨吸收；③ 直接抑制成骨细胞介导的细胞因子的产生。

地舒单抗是一种有独特作用机制的骨吸收抑制剂，其特异性靶向核因子κB受体活化因子配体（receptor activator of NF-κB ligand，RANKL），抑制破骨细胞活化和发展，减少骨吸收，增加骨密度。

骨改良药物的使用明显降低了乳腺癌骨转移患者的骨相关事件，体外研究显示，双膦酸盐还具有抗肿瘤作用。

四、常用治疗方案

（一）新辅助治疗方案

详见表18-2-4 ～表18-2-6。

表18-2-4　HER-2阳性乳腺癌术前治疗常用方案

方案	剂量	用药时间	
TCbHP			
多西他赛	75mg/m^2	D1	1/21d×6
卡铂	AUC6	D1	
曲妥珠单抗	首剂 8mg/kg，之后 6mg/kg	D1	
帕妥珠单抗	首剂 840mg，之后 420mg	D1	
THP			
多西他赛	80 ～ 100mg/m^2	D1	1/21d
曲妥珠单抗	首剂 8mg/kg，之后 6mg/kg	D1	
帕妥珠单抗	首剂 840mg，之后 420mg	D1	
TCbH			
多西他赛	75mg/m^2	D1	1/21d×6
卡铂	AUC6	D1	
曲妥珠单抗	首剂 8mg/kg，之后 6mg/kg	D1	
THP- 手术 -FEC			
多西他赛	80 ～ 100mg/m^2	D1	1/21d×4
曲妥珠单抗	首剂 8mg/kg，之后 6mg/kg	D1	
帕妥珠单抗	首剂 840mg，之后 420mg	D1	

续表

方案	剂量	用药时间	
手术			
氟尿嘧啶	500mg/m²	D1	
表柔比星	75～100mg/m²	D1	1/21d×3
环磷酰胺	500mg/m²	D1	
AC-THP			
表柔比星	100mg/m²	D1	
环磷酰胺	600mg/m²	D1	1/21d×4
序贯			
紫杉醇	80mg/m²	D1	1/7d×12
曲妥珠单抗	首剂 8mg/kg，之后 6mg/kg	D1	
帕妥珠单抗	首剂 840mg，之后 420mg	D1	1/21d×4

表18-2-5 三阴性乳腺癌术前治疗常用方案

方案	剂量	用药时间	时间及周期
TAC			
多西他赛	75mg/m²	D1	
多柔比星	50mg/m²	D1	1/21d×6
环磷酰胺	500mg/m²	D1	
AT			
表柔比星	75mg/m²	D1	
多西他赛	75mg/m²	D1	1/21d
AC-T			
表柔比星	100mg/m²	D1	
环磷酰胺	600mg/m²	D1	1/21d×4
序贯			
紫杉醇	80mg/m²	D1	1/7d×12
或多西他赛	80～100mg/m²	D1	1/21d×4
AT-NP			
表柔比星	75mg/m²	D1	
多西他赛	75mg/m²	D1	1/21d×4
序贯			
长春瑞滨	25mg/m²	D1、8	
顺铂	75mg/m²	分 D1～3	1/21d×4

续表

方案	剂量	用药时间	时间及周期
TP			
白蛋白紫杉醇	125mg/m²	D1、8	
顺铂或卡铂	75mg/m² AUC6	分 D1～3 D1	1/21d×6

表18-2-6　激素受体阳性乳腺癌的术前化疗

Ⅰ级推荐	Ⅱ级推荐
蒽环联合紫杉方案	以蒽环和紫杉为主的其他方案
TAC 方案（1A）	AC-T（1B）
AT 方案（2A）	

注：T为紫杉类，包括多西他赛、白蛋白紫杉醇、紫杉醇；A为蒽环类，包括表柔比星、吡柔比星、多柔比星；C为环磷酰胺。

（二）术后辅助治疗方案

详见表18-2-7～表18-2-11。

表18-2-7　HER-2阳性乳腺癌的辅助治疗

初始治疗			
分层	Ⅰ级推荐	Ⅱ级推荐	Ⅲ级推荐
腋窝淋巴结阳性	AC-THP（1A） TCbHP（1A）	AC-TH（2A） TCbHP（2A）	TC+H（2B）
腋窝淋巴结阴性，肿瘤＞2cm 且伴高危因素，如： 1.ER 阴性 2. 高 Ki-67	AC-TH（2A） TCbH（2A）	AC-THP（2A） TCbHP（2A）	TC+H（2B）
腋窝淋巴结阴性 肿瘤＞2cm 但无其他危险因素，或肿瘤≤2cm	TC+H（2A）	TH（2B）	
激素受体阳性 且无须化疗或不能耐受化疗者		H+ 内分泌治疗（2A）	
后续强化			
分层	Ⅰ级推荐		Ⅱ级推荐
淋巴结阳性、H 辅助治疗后	序贯奈拉替尼（1A）		
淋巴结阳性、HP 辅助治疗后			序贯奈拉替尼（2A）

注：T为紫杉类，包括多西他赛、白蛋白紫杉醇、紫杉醇；A为蒽环类，包括表柔比星、吡柔比星、多柔比星；C为环磷酰胺；Cb为卡铂；H为曲妥珠单抗；P为帕妥珠单抗。相关表中的药品缩写注解请参照本注释。

表18-2-8　HER-2阳性乳腺癌术后辅助治疗常用方案

方案	剂量	用药时间	时间及周期
AC-THP			
表柔比星	100mg/m²	D1	1/21d×4
环磷酰胺	600mg/m²	D1	
序贯			
紫杉醇 或 多西他赛	80mg/m² 80～100mg/m²	D1 D1	1/7d×12 1/21d×4
曲妥珠单抗	首剂 8mg/kg，之后 6mg/kg	D1	1/21d，完成 1 年
帕妥珠单抗	首剂 840mg，之后 420mg	D1	
TCbHP			
多西他赛	75mg/m²	D1	1/21d×6
卡铂	AUC 6	D1	
曲妥珠单抗	首剂 8mg/kg，之后 6mg/kg	D1	1/21d，完成 1 年
帕妥珠单抗	首剂 840mg，之后 420mg	D1	
AC-TH			
表柔比星	100mg/m²	D1	1/21d×4
环磷酰胺	600mg/m²	D1	
序贯			
多西他赛	80～100mg/m²	D1	1/21d×4
曲妥珠单抗	首剂 8mg/kg，之后 6mg/kg	D1	1/21d，完成 1 年
或			
紫杉醇	80mg/m²	D1	1/7d×12
曲妥珠单抗	首剂 4mg/kg，之后 2mg/kg	D1	1/7d，完成 1 年
密集 AC-TH			
表柔比星	100mg/m²	D1	1/14d×4
环磷酰胺	600mg/m²	D1	
序贯			
紫杉醇	175mg/m²	D1	1/14d×4
曲妥珠单抗	首剂 4mg/kg，之后 2mg/kg	D1	1/7d，完成 1 年
TCbH			
多西他赛	75mg/m²	D1	1/21d×6
卡铂	AUC 6	D1	
曲妥珠单抗	首剂 8mg/kg，之后 6mg/kg	D1	1/21d，完成 1 年

续表

方案	剂量	用药时间	时间及周期
TC+H			
多西他赛	75mg/kg	D1	1/21d×4
环磷酰胺	600mg/kg	D1	
曲妥珠单抗	首剂 8mg/kg，之后 6mg/kg	D1	1/21d，完成 1 年
TH（周疗）			
紫杉醇	80mg/m²	D1	1/7d×12
曲妥珠单抗	首剂 4mg/kg，之后 2mg/kg	D1	1/7d，完成 1 年

表18-2-9　三阴性乳腺癌的辅助治疗

初始治疗			
分层	Ⅰ级推荐	Ⅱ级推荐	Ⅲ级推荐
满足以下任一条件者： 　淋巴结阳性 　肿瘤＞2cm	AC-T（1A） ddAC-ddT（1A）	TAC（1B） TP（2A）	FEC-T（2B） AC-TP（2B）
复发风险较低的患者 　肿瘤≤2cm 且淋巴结阴性	AC（1A） TC×4（1A）	AC-T（2A） TC×6（2A）	
后续强化			
分层		Ⅰ级推荐	Ⅱ级推荐
满足以下任一条件者： 　淋巴结阳性 　肿瘤＞2cm	BRCA 无突变		化疗后序贯卡培他滨片 1 年 （2A）
	BRCA 有突变		化疗后序贯奥拉帕利 1 年（1B）
淋巴结阴性且肿瘤 1～2cm			化疗后序贯卡培他滨 1 年（2B）

注：A为蒽环类，包括表柔比星、吡柔比星、多柔比星；E为表柔比星；T为紫杉类，包括多西他赛、紫杉醇；F为5-氟尿嘧啶；C为环磷酰胺；P为帕妥珠单抗。

表18-2-10　三阴性乳腺癌辅助治疗常用方案

方案	剂量	用药时间	时间及周期
AC-T			
表柔比星	100mg/m²	D1	1/21d×4
环磷酰胺	600mg/m²	D1	
序贯			
紫杉醇 或	80mg/m²	D1	1/7d×12
多西他赛	80～100mg/m²	D1	1/21d×4

续表

方案	剂量	用药时间	时间及周期
ddAC-T			
表柔比星	100mg/m²	D1	1/14d×4
环磷酰胺	600mg/m²	D1	
序贯			
紫杉醇 或	80mg/m²	D1	1/7d×12
紫杉醇	175mg/m²	D1	1/14d×4
TC			
多西他赛	75mg/kg	D1	1/21d×4
环磷酰胺	600mg/kg	D1	
TAC			
多西他赛	75mg/m²	D1	1/21d×6
多柔比星	50mg/m²	D1	
环磷酰胺	500mg/m²	D1	
FEC-T			
氟尿嘧啶	500mg/m²	D1	1/21d×3
表柔比星	100mg/m²	D1	
环磷酰胺	500mg/m²	D1	
序贯			
多西他赛	80～100mg/m²	D1	1/21d×3
FAC			
氟尿嘧啶	500mg/m²	D1、D8	1/21d×6
多柔比星	50mg/m²	D1	
环磷酰胺	500mg/m²	D1	

注：A为蒽环类，包括表柔比星、吡柔比星、多柔比星；E为表柔比星；T为紫杉类，包括多西他赛、紫杉醇；F为5-氟尿嘧啶；C为环磷酰胺。

表18-2-11　激素受体阳性乳腺癌的辅助治疗

分层	I级推荐	II级推荐	III级推荐
高复发风险的患者： 　1. 淋巴结≥4个阳性 　2. 淋巴结1～3个阳性并伴有其他复发风险	AC-T（1A） ddAC-ddT（2A）	TAC（2A） TC×6（2A）	FEC-T（2B）
淋巴结1～3个阳性但无其他危险因素，或淋巴结阴性，符合以下危险因素之一： 　1.Ki-67高表达（≥30%） 　2.病灶>2cm 　3.年龄<35岁	AC（1A） TC×4（1A）	AC-T（2A） TC×6（2A）	

注：A为蒽环类，包括表柔比星、吡柔比星、多柔比星；E为表柔比星；T为紫杉类，包括多西他赛、紫杉醇；F为5-氟尿嘧啶；C为环磷酰胺。

（三）晚期乳腺癌的解救治疗

对于HER-2阳性的晚期乳腺癌，抗HER-2治疗对控制疾病非常重要。若之前未使用曲妥珠单抗或者使用过但仍符合再使用（包括三种情况：新辅助治疗有效；辅助治疗结束1年以后复发；解救治疗有效后停药），Ⅰ级推荐紫杉醇+曲妥珠单抗+帕妥珠单抗或者紫杉类+卡培他滨+曲妥珠单抗。若患者是曲妥珠单抗治疗失败的，Ⅰ级推荐吡咯替尼+卡培他滨片。

对于三阴性乳腺癌患者，若是蒽环类治疗失败的，可考虑使用单药紫杉类化疗，或者联合治疗方案（TX、GP、GT、TP等）。若是蒽环类和紫杉醇均失败的，可考虑使用单药卡培他滨片、长春瑞滨、吉西他滨，或者联合治疗方案（NP、GP、NX等）。

对于激素受体阳性的乳腺癌患者，除了上述三阴性乳腺癌的化疗方案解救治疗以外，肿瘤负荷小或者不能耐受化疗的，可以考虑选择内分泌治疗。内分泌治疗方案分为以下四种情况：① 未经内分泌治疗的患者，Ⅰ级推荐芳香化酶抑制剂（AI）+CDK4/6抑制剂，或者氟维司群；② 他莫昔芬治疗失败的患者，Ⅰ级推荐AI+CDK4/6抑制剂，或者AI+西达本胺，或者氟维司群+CDK4/6抑制剂；③ 非甾体类AI（依西美坦）治疗失败的，Ⅰ级推荐甾体类AI（来曲唑或阿那曲唑）+西达本胺，或者氟维司群+阿贝西利，或者氟维司群+哌柏西利；④ 甾体类AI治疗失败的，Ⅰ级推荐氟维司群+阿贝西利，或者氟维司群+哌柏西利。

第三节
乳腺癌患者的用药监护

一、疗效监护

根据乳腺癌患者的肿瘤分期不同，治疗目标不同，乳腺癌治疗的疗效管理也不一样。

对于新辅助治疗的患者，根据治疗目的，在新辅助治疗开始前制定合理的方案和计划周期数。新辅助治疗期间及时评估疗效尤为重要，对于有效的患者，应按照既定方案完成新辅助治疗，并及时讨论手术时间和合理术式。对于疗效欠佳的可手术患者，可考虑更换化疗方案，或及时调整治疗策略，争取手术机会。

对于辅助治疗的患者，治疗期间应定期复查，按时随访，警惕少部分疗效不佳的患者短时间内出现肿瘤复发转移。

对于晚期解救治疗的患者，明确患者症状的改善与否和及时的影像学评估，都非常重要，关系到解救治疗方案是否有效。

二、安全性监护

（一）化疗药物不良反应监护

在乳腺癌患者中，除了少部分非常早期的及一些不适合化疗的患者，大多数患者是需要进行化疗的。乳腺癌的化疗药物种类多样，不良反应也各不相同。化疗药物在杀死肿瘤细胞的同时，对机体正常组织细胞也会造成一定损害，如果不积极预防处置可能造成严重的药物不良反应。

1.骨髓抑制

大多数乳腺癌患者使用的化疗药物均能引起不同程度的骨髓抑制，以中性粒细胞减少最多见。其中紫杉醇、多西他赛、白蛋白紫杉醇等紫杉类药物中性粒细胞减少的发生率非常高。一般发生在用药后8～10日。

2.变态反应

紫杉醇的变态反应发生率较高，一般发生在用药最初10min，严重者可出现过敏性休克。用药前规范的预处理非常重要。多西他赛也会出现变态反应，最常见的是红斑及皮疹、胸闷、呼吸困难等，停止输注并进行对症治疗后即可恢复。

3.胃肠道反应

恶心、呕吐、腹痛、腹泻、口腔炎等。尤其是蒽环类及铂类等高致吐性化疗药物，化疗前加强止吐处理非常重要。

4.心脏毒性

蒽环类化疗药物对心脏的损害很明确，其发生率与总剂量、峰值水平及是否同时合用其他心脏毒性药物有关。要关注患者蒽环类药物的累积使用剂量，不要超过最大累积剂量以避免对心脏造成不可逆损害。一般阿霉素的最大累积剂量为550mg/m²，表阿霉素为900mg/m²。

5.神经毒性

紫杉醇类药物的周围神经病变发生率较高，最常见的是感觉异常和轻度麻木。长春瑞滨导致的外周神经毒性表现为深腱反射消失，该药还会导致自主神经毒性，表现为小肠麻痹引起的便秘。卡培他滨引起的手足综合征也是神经毒性的一种，表现为四肢末端麻木、感觉迟钝、感觉异常、皮肤肿胀疼痛等。

6.肝肾毒性

化疗药物引起的肝功能损害非常常见，用药期间应每周复查肝功能。肾毒性以顺铂多见，若大剂量顺铂化疗要注意水化，也可适当用些保护肾功能的药物。

7.其他不良反应

如脱发、耳毒性、皮疹、血糖异常等。

（二）靶向药物安全性监护

抗HER-2药物可能导致心脏毒性，表现为左室舒张功能下降。发生率虽然较低，但危害较大，对靶向治疗进程以及患者依从性造成严重影响，因此应加强心脏功能监测，并设置LVEF绝对值降幅≥16%为临界值，对心脏功能进行针对性干预。吡咯替尼等药物腹泻发生概率也较高，需要及时处理及干预。

CKD4/6抑制剂使用过程中需密切监测血象，尤其是中性粒细胞计数，出现严重中性粒细胞减少时因及时停药。

抗血管靶向药物使用过程中可能出现高血压、蛋白尿、血栓栓塞症，导致伤口愈合不良、消化道穿孔、出血等风险，应密切关注。

（三）内分泌药物安全性监护

乳腺癌内分泌治疗的患者因体内激素水平不同程度下降，均会导致患者出现潮热、盗汗、失眠、心悸等类更年期症状。改善生活方式及环境、心理疏导和对症治疗等干预措施能一定程度上缓解上述症状。

长期服用他莫昔芬后部分患者可能出现子宫内膜改变，甚至可能导致子宫内膜癌，使用他莫昔芬期间应定期复查子宫内膜超声。

芳香化酶抑制剂可导致骨钙丢失、骨质疏松，甚至增加骨折风险，对于绝经期妇女更是如此。骨关节症状主要表现为关节痛、肌肉酸痛、骨痛、腕管综合征、扳机指等肌肉骨骼关节症状。在治疗期间，需要加强对患者的防护，预防或减轻骨关节症状和骨质疏松。AI治疗期间还容易出现高脂血症，其中非甾体类AI比甾体类AI对血脂的影响更大，治疗期间应注意饮食管理。

（四）骨改良药物安全性监护

使用骨改良药物要注意以下几点。

（1）首先要关注患者血钙水平，在使用前要纠正已经存在的低钙血症，建议每日补充钙剂和维生素D。

（2）在给药方式选择上，与第一和第二代双膦酸盐类药物相比，第三代双膦酸盐类药物具有输液时间更短的优势。地舒单抗通过皮下注射给药，使用更为方便。

（3）骨改良药物可以与放疗、化疗、内分泌治疗等联用，但不同类型的骨改良药物不能联用。

（4）要关注肾功能，使用地舒单抗时不需要根据肾功能调整剂量，对于肌酐清除率小于30ml/min或透析患者治疗时应密切监测以防发生低钙血症。双膦酸盐类药物通过肾脏排泄，在肌酐清除率大于30ml/min的轻度或中度肾功能不全的患者中无需调整剂量，但对于肌酐清除率小于30ml/min的严重肾功能不全患者，应先评估治疗的风险和获益。

（5）还要关注下颌骨坏死情况，并在药物治疗前采取适当的预防措施。

三、依从性监护

乳腺癌治疗前应详细告知患者所用药物可能出现的不良反应，让患者有心理准备来应对相关的症状，适当使用预防及干预药物减轻症状。

反复宣教乳腺癌是恶性肿瘤中治愈率很高的肿瘤，规范化治疗对控制肿瘤非常重要。肿瘤专科医护人员要告知患者按时完成化疗，规律服用内分泌药物，提高患者的依从性。另外要做好治疗期间的随访工作，关注药物不良反应，督促定期复查，做好心理疏导、饮食宣教等，使患者能顺利完成5～10年的内分泌治疗。

第四节
乳腺癌患者的健康教育与用药指导

一、疾病教育

告知患者乳腺癌是一种慢性疾病，相对预后较好，早期乳腺癌大多数可以长期生存。本病有一定的家族遗传倾向，有家族史者应定期复查乳腺超声或钼靶。若发现乳房肿块或乳头溢液应及时就诊。

乳腺癌患者大多需要经历手术及化疗，部分患者还需要放疗、靶向治疗及内分泌治疗等，治疗时间至少半年以上，有些甚至需要长达10年。期间定期随访及复查非常重要。随访频率一般建议，术后2年内每3个月1次，5年内每6个月1次，5年以上1年1次。

需要内分泌治疗的患者应定期复查骨密度，如果是服用AI的患者开始前应常规进行骨密度检查，之后6个月一次，最长不超过1年。

二、生活方式教育

乳腺癌的发病原因与乳腺良性疾病、高内源性激素水平、生育晚哺乳少、肥胖、缺乏运动、熬夜等有密切关系。建议患者要积极处理乳腺良性疾病，保持良好的心态，控制体重，适当运动，平衡作息，饮食上尽量低脂、低糖，要有信心对抗疾病。

三、用药教育与指导

1.服药时间

卡培他滨片一般早晚饭后30min口服。内分泌药物建议每天固定时间服用，最好餐前服用，有利于药物的吸收。

2.用药注意事项

化疗药物可能引起恶心呕吐、脱发、骨髓抑制、肝肾功能异常、心脏毒性、神经毒性等各种不良反应，用药期间应听从医护人员的宣教，按时服用止吐药物，定期复查血常规、肝肾功能等，及时发现异常情况及时处理。

内分泌治疗药物可能导致子宫内膜增厚、骨质疏松、高脂血症等情况，应听从医生建议定期复查子宫超声、骨密度检查、血脂监测等，发现异常情况及时干预。

吡咯替尼使用期间腹泻发生率高，应遵医嘱使用洛哌丁胺等止泻药物，必要时听从医嘱适当减量，但不可随意停药影响疾病控制。

3.预防复发

乳腺癌相对预后较好，总体相对五年生存率约90%。早期乳腺癌五年生存率95%，即使是晚期乳腺癌，五年生存率也有21%。但即使是早期乳腺癌患者也有少部分在2年内复发转移。因此告知患者按时复查，规律服用内分泌药物预防复发转移非常重要。

（沈燕萍）

 ## 思考题

1.简述乳腺癌的危险因素有哪些？
2.简述乳腺癌患者主要治疗药物分类？
3.简述在乳腺癌患者化疗期间，如何进行不良反应的管理及宣教？

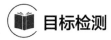 ## 目标检测

扫一扫

答案

一、单选题

1.乳腺癌恶性程度最高的是（　　）。
　　A.鳞状细胞癌
　　B.炎性乳癌
　　C.乳头湿疹样癌
　　D.腺癌

2.Ⅰ期、Ⅱ期乳腺癌的主要治疗方法是（　　）。
　　A.放疗
　　B.化疗
　　C.手术治疗
　　D.靶向治疗

3.乳腺癌病变发展过程中最常见的转移部位是（　　）。
　　A.肝
　　B.肺
　　C.腋窝淋巴结
　　D.锁骨下淋巴结

4.与乳腺癌发病密切相关的因素是（　　）。
　　A.乳房良性疾病

  B.高脂肪高蛋白饮食

  C.未婚未哺乳

  D.卵巢功能失调

5.下列哪项可能提示乳腺癌（　　）。

  A.乳房肿痛

  B.月经紊乱

  C.乳房呈周期性胀痛

  D.乳房内单个无痛性肿块

6.乳腺癌侵犯乳房悬韧带（Cooper韧带）后引起的相应皮肤改变是（　　）。

  A.橘皮样改变

  B.表面皮肤凹陷

  C.乳头内陷

  D.局部水肿

7.乳腺癌内分泌治疗药物中可能引起子宫内膜增厚的是（　　）。

  A.他莫昔芬

  B.来曲唑

  C.依西美坦

  D.阿那曲唑

8.以下哪个不是乳腺癌抗HER-2治疗的药物（　　）。

  A.曲妥珠单抗

  B.帕妥珠单抗

  C.吡咯替尼

  D.贝伐珠单抗

二、多选题

1.确定乳腺癌的临床分期需要通过的临床检查是（　　）。

  A.物理检查

  B.影像学检查

  C.实验室检查

  D.病理学检查

  E.手术记录

2.关于乳腺彩超的临床应用，正确的是（　　）。

  A.是一种有辐射的检查方法

  B.对乳腺内微小钙化的显示具有局限性

  C.对致密型乳腺的显示优于乳腺X线摄影

  D.可以显示乳腺肿瘤的血流情况

  E.是评估青春期、哺乳期乳腺的首选检查方法

三、综合运用拓展

患者王某，女，41岁，因"发现左乳肿物2周"就诊。2周前患者无明显诱因发现左乳外上象限肿物，直径约1.3cm，质硬、局部皮肤无红肿及橘皮样改变，乳头无内陷及溢液，无胸闷、发热、头晕等不适。在当地医院查B超提示：左乳外上象限肿物，大小约1.3cm×1.2cm，边界不清，内可见钙化，周边见声晕，内见丰富血流信号，左侧腋窝可见淋巴结，大小约0.9cm×0.7cm，内见血流信号。心肺腹部未见明显异常。经粗针穿刺活检提示浸润性导管癌级，免疫组化：ER（−），PR（−），Ki-67 75%+。1周前外科行"左乳保乳术+腋窝淋巴结清扫术"，术后病理提示：乳腺浸润性导管癌，III级，肿瘤大小1.2cm×1.1cm×1.0cm，切缘均阴性。腋窝淋巴结未见转移（0/29）。免疫组化：ER（−），PR（−），HER-2（3+），Ki-67 80%+。

既往体健，否认高血压、糖尿病、心脏病等病史，否认肝炎、结核等传染病病史，否认肿瘤家族史，月经规律，15 4～5/28～30，末次月经1月前。孕2产2，自行哺乳。

1.该患者术后应采用的治疗模式是什么？具体如何实施？请给予详细的用药指导及注意事项。

2.患者问：乳腺癌会遗传吗？家人需要注意什么？

第十九章
慢性疼痛的药物治疗管理

 学习目标

1.掌握：慢性疼痛的临床表现、治疗用药、患者教育。

2.熟悉：慢性疼痛的疾病概述、药物之间的相互作用。

3.了解：慢性疼痛的其他治疗手段和进展。

第一节
疾病概述

国际疼痛研究学会（IASP）将疼痛定义为"由实际或潜在的组织损伤，或对此类损伤的描述，所引起的不愉快的感觉和情感经历"，可见疼痛的发生多数源于组织损伤。慢性疼痛（CP），其定义尚缺乏统一的认识，美国慢性疼痛协会将慢性疼痛定义为持续或反复发作的疼痛，超过3个月以上，对患者健康造成负面影响。欧洲等15国对46392人进行了调查，慢性疼痛的发生率占19%，其中66%为中等疼痛，34%为严重疼痛。美国的调查表明慢性疼痛的患病率为40%。慢性疼痛的发病率随年龄的增长而升高，60～70岁达发病率的高峰。据统计，我国慢性疼痛患者超过3亿人，且每年以1000万～2000万的速度快速增长，呈现出快速增长和低龄化趋势，给患者及家庭带来沉重的经济负担和身心负担。

一、病因和发病机制

引起慢性疼痛的病因和发病机制是多因素的，常见的原因包括创伤或手术、癌症相关性疼痛、炎症、组织结构改变、血管因素等。

（一）创伤或手术

创伤后慢性疼痛是指组织损伤（涉及任何创伤，包括灼伤）后产生的或逐渐增强的疼痛，且持续时间超出正常愈合过程，即组织创伤后至少3个月。疼痛既可局限于损伤区域，或投射到该部位的神经支配区域，也可牵涉皮节（手术/损伤后牵涉深部躯体或内脏组织）。需要排除感染、恶性肿瘤等其他原因引起的疼痛以及既往已有的持续性疼痛。创伤后慢性疼痛通常是神经病理性疼痛。术后慢性疼痛是指发生于外科手术后，且持续时间超出正常愈合过程，即术后至少3月的慢性疼痛。需要排除感染、恶性肿瘤等其他原因引起的疼痛以及既往已有的持续性疼痛。

（二）癌症相关性疼痛

1.慢性癌性疼痛

是指由原发癌症本身或转移而导致的疼痛。包括炎症和神经病理性两种机制，是组织对原发肿瘤或转移瘤做出反应的一种直接效果。由肿瘤的扩张所引起的组织损伤和炎症因子释放所致。癌症还可以压迫和破坏感觉神经，使组织失去神经支配，导致神经病变。

2.慢性癌症治疗后疼痛

指任何治疗原发性肿瘤或转移性肿瘤所引起的疼痛。最常见的类型如下。（1）化疗引起的慢性多发性神经痛：口服或静脉化疗引起的慢性周围性神经病理性疼痛。（2）放疗后慢性疼痛：放疗区域内神经系统延迟性局部损伤导致的慢性疼痛。其他可能引起疼痛的治疗包括手术和激素治疗。

（三）炎症

持续性炎症引起的慢性继发性肌肉骨骼疼痛是指由于骨骼（包括脊柱与关节）、肌腱、肌肉、软组织的炎症机制引起的慢性疼痛。疼痛可能是自发的或运动诱发的。它以炎症的临床特点为特征，包括对疼痛刺激敏感性的增加。而持续性炎症引起的慢性内脏痛是指头颈部及胸腔、腹腔或盆腔的内脏器官的长期炎症引起的慢性疼痛。

（四）组织结构改变

相关的慢性继发性肌肉骨骼疼痛是指由于骨骼（包括脊柱与关节）或肌腱的解剖学结构改变引起的机制不明的慢性疼痛。结构改变需要从临床检查来推断和/或影像学检查来证明。疼痛可能是自发的或运动诱发的。它以肿胀、痛觉超敏或运动功能受限为特征。

（五）血管因素

血管因素引起的慢性内脏痛是指到达或源自头颈部、腹腔、胸腔和盆腔内脏器官的动脉和/或静脉血管的改变引起的慢性内脏痛，或血管系统引起其他部位的疼痛。

（六）其他因素

包括生物、心理和社会等多种因素导致的慢性疼痛综合征，常伴有严重的情感障碍（焦虑、愤怒/沮丧或抑郁情绪）或功能障碍（干扰日常生活和社交）。

二、临床表现

慢性疼痛通常表现为某一部位反复发作的疼痛。通常在数月至数年内反复发作或时轻时重，迁延不愈。

1.疼痛的强度

轻度痛是指可以忍受，并能正常生活、睡眠不受干扰的疼痛。中度痛是指疼痛明显，不能忍受，患者要求用镇痛药，睡眠受到干扰的疼痛。重度痛是指疼痛剧烈不能忍受，需要镇痛药物，睡眠严重受到干扰的疼痛，可伴有自主神经功能紊乱表现或被动体位。

2.疼痛部位

广义讲可分为躯体痛、内脏痛和心因痛三大类。按躯体解剖定位又可分为：头颌面痛、颈项肩背痛、胸痛、上肢痛、腹痛、腰骶痛、盆腔痛、骶髂痛、下肢痛。

3.疼痛性质和形式

疼痛性质可分钝痛、酸痛、胀痛、闷痛、锐痛、刺痛、切割痛、灼痛、绞痛。疼痛的形式可分为钻顶样痛、暴裂样痛、跳动样痛、撕裂样痛、牵拉样痛、压榨样痛。

4.疼痛模式和表现形式

疼痛模式可表现为一过性疼痛、间断性疼痛、周期性疼痛、持续性疼痛。疼痛表现形式可分成原发痛、牵涉痛、反射痛。

5.诱因

气温变化、精神情绪、油腻饮食等。

三、并发症

常伴随症状：焦虑、睡眠紊乱、食欲减退、性欲缺乏、兴趣缺乏、便秘、个性改变等自主神经功能障碍，以及社会、家庭、心理多方面不适应的心理障碍，并可引发交感神经系统功能异常。

四、诊断

根据患者的一般资料（年龄、性别、职业）、疼痛发生的原因与诱因、疼痛的性质、部位、频率、持续时间、主要体征及相应的检查结果，不难作出诊断。细菌感染引起的疼痛可以使白细胞增加。病毒感染引起的疼痛可使白细胞下降。炎性疼痛、肿瘤等可以使血沉加快。强直性脊柱炎引起的疼痛患者 HLA-B27 阳性率较高。风湿与类风湿关节炎、强直性脊柱炎、恶性肿瘤 CRP 可为阳性。痛风患者血尿酸增高。颈椎病、椎间盘突出症和椎管内肿瘤等，常压迫一个或多个神经根，受压脊神经所支配的肌肉出现去神经的肌电图改变。CT 或 X 线可以帮助观察椎体形态是否正常、椎间隙是否狭窄、有无骨质增生及钙化、椎体两侧软组织情况等。MRI 可更好地显示软组织损伤的情况。骨 ECT 主要检查骨转移、股骨头坏死等病变。

第二节
慢性疼痛的治疗方案与治疗药物

扫一扫

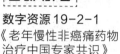

数字资源 19-2-1
《老年慢性非癌痛药物
治疗中国专家共识》

一、治疗原则

　　药物、理疗、精神-心理治疗和以神经阻滞、电刺激为代表的微创治疗是慢性疼痛治疗的四大支柱。慢性疼痛最重要是明确诊断，并针对不同疾病或同一疾病发展的不同阶段，采用不同的综合治疗方法，发挥多种方法的各自优势，以取得最佳疗效和最小不良反应。

二、治疗目标

　　去除病因、缓解疼痛、改善功能（提高生活质量）、预防复发、减少并发症。

三、治疗方案

（一）一般治疗

　　强调患者教育及整体和规范治疗的理念。适当的休息，加强营养。发热、关节肿痛等全身症状明显者应卧床休息。加强锻炼，预防关节畸形。

（二）药物治疗

　　药物在慢性疼痛治疗中必不可少，几乎所有的疼痛患者都需要使用药物进行治疗，其中约70%的患者单纯依靠药物即可解除疼痛，其余的患者在采用神经阻滞、微创治疗、理疗等过程中也经常应用疼痛治疗药物。因此掌握疼痛相关的药物治疗知识是疼痛诊疗的基础。疼痛治疗药物种类繁多，新药也不断研发上市，要求疼痛诊疗医生认真学习掌握。

1.非甾体抗炎药

　　非甾体抗炎药（NSAIDs）通过抑制环氧化酶（COX）来减少前列腺素（PC）合成，从而在中枢和外周发挥解热、镇痛、抗炎与抗风湿作用。NSAIDs具有中等程度的镇痛效应，对各种疼痛都有一定的镇痛作用，该类药物均有封顶效应，但长期应用无耐受性和成瘾性。NSAIDs分为非选择性COX抑制药和选择性的COX-2抑制药。非甾体抗炎药的适应证：一般是控制轻中度疼痛。包括各种急、慢性关节炎、多种软组织痛、运动系统退行性疾病、痛经、牙痛、术后痛、癌痛等。毒副作用方面主要表现为胃肠道反应、肝毒性、肾损伤、血液系统、心血管毒性、变态反应、其他等。根据现在的循证医学证据和专家共识，NSAIDs使用中应注意以下几点。

① 注重NSAIDs的种类、剂量和剂型的个体化。② 尽可能用最低有效量、短疗程。③ 一般先选用一种NSAIDs。应用数日至1周无明显疗效时应加到足量。如仍然无效则再换用另一种制剂，避免同时服用2种或2种以上NSAIDs。④ 对有消化道溃疡病史者，宜用选择性COX-2抑制剂或其他NSAIDs加质子泵抑制剂。⑤ 老年人可选用半衰期短或较小剂量的NSAIDs。⑥ 心血管高危人群应谨慎选用NSAIDs，如需使用，建议选用对乙酰氨基酚或萘普生。⑦ 肾功能不全应慎用NSAIDs。⑧ 注意血常规和肝肾功能的定期监测。NSAIDs的外用制剂（如双氯芬酸二乙胺乳胶剂、辣椒碱膏、酮洛芬凝胶、吡罗昔康贴剂等）以及植物药膏剂等对缓解关节肿痛有一定作用，不良反应较少，应提倡在临床上使用。见表19-2-1。

表19-2-1　常见NSAIDs一览表

分类	药物	英文	半衰期/h	每天最大剂量/mg	每次剂量/mg	服药次数/（次/天）
丙酸类	布洛芬	ibuprofen	1.8	2400	400～800	3
	洛索洛芬	loxoprofen	1.2	180	60	3
	酮洛芬	ketopronfen	3	200	50	3
	萘普生	naproxen	13	1500	250～500	2
苯醋酸类	双氯芬酸	diclofenac	2	150	25～50	3
	吲哚美辛	indometacin	4.5	150	25～50	3
	舒林酸	sulindac	18	400	200	2
	阿西美辛	acemetacin	3	180	30～60	3
吡喃羧酸类	依托度酸	etodolac	7.3	1200	200～400	3
非酸性类	萘丁美酮	nabumetone	24	2000	1000	1
昔康类	吡罗昔康	piroxicam	50	20	20	1
	氯诺昔康	lornoxicam	4	16	8	2
	美洛昔康	meloxicam	20	15	7.5～15	1
磺酸苯胺类	尼美舒利	nimesulide	2-5	400	100～200	2
昔布类	塞来昔布	celecoxib	11	400	100～200	2
	依托考昔	etoricoxib	22	120	120	1

2.麻醉性镇痛药

麻醉性镇痛药是中枢性镇痛药，其药效强，使用广泛。麻醉性镇痛药是指通过激动中枢神经系统特定部位的阿片受体，产生镇痛作用，并且同时缓解疼痛引起的不愉快的情绪，麻醉性镇痛药主要有吗啡、羟考酮缓释片、可待因、哌替啶、美沙酮、氢吗啡酮、喷他佐辛、芬太尼及其衍生物等。对持续性钝痛比间歇性锐痛及内脏痛效果好。使用不当可形成心理依赖。对麻醉性镇痛药物的关注问题，一个是耐药、成瘾及躯体依赖等问题；第二是中毒问题，值得引起注意。

（1）可待因　可待因口服容易吸收，其镇痛作用为吗啡的1/12，镇痛持续时间与吗啡相似。镇咳作用较强，可用于剧烈、阵发性、痉挛性干咳。在镇咳剂量时，呼吸抑制作用轻微，是临床上常用的中枢性镇咳药。可待因的镇静作用不明显，呼吸抑制、呕吐、欣快感及成瘾性弱于吗啡，与吗啡具有交叉耐受性。临床上常用于中等程度的疼痛，与非甾体抗炎药（NSAIDs）联合作用可使镇痛作用增强。可待因口服常用量15～30mg，1日3次。极量：口服一次100mg，一日250mg。

（2）盐酸羟考酮缓释片　盐酸羟考酮缓释片止痛强度是吗啡的两倍，口服后起效迅速，无封顶效应。药物中38%的羟考酮快速释放，62%持续缓慢释放，服用后1h内迅速起效，持续稳定止痛12h左右。主要用于癌性疼痛、带状疱疹后神经痛、术后疼痛、骨关节炎和脊髓疾病等中重度疼痛治疗。初始用药为10mg，每12h 1次，必须整片吞服。根据病情调整剂量，1～2天调整1次，按30%～50%剂量调整。药物不良反应包括便秘、恶心、头晕、口干、多汗、嗜睡和乏力等；对缺氧性呼吸抑制、颅脑损伤、急腹症、妊娠期妇女或哺乳期妇女等禁用。

（3）哌替啶　哌替啶为强效镇痛药，其镇痛强度为吗啡的1/10～1/8，肌内注射50mg，可使痛阈提高50%，注射后10min可产生镇痛、镇静作用，镇痛作用2h内最明显，4h作用消失。哌替啶适用于各种剧痛，如创伤性疼痛、手术后疼痛等。由于哌替啶作用时间短，毒性代谢产物易蓄积等缺点，慢性重度疼痛患者不宜长期使用。哌替啶静脉注射可治疗椎管内麻醉后寒战，椎管内单次给药20mg可较好地治疗术后疼痛。对于室上性心动过速、颅脑损伤、颅内占位性病变、慢性阻塞性肺疾患、支气管哮喘、严重肺功能不全等禁用。

（4）曲马多　曲马多兼有弱阿片和非阿片两种性质，其镇痛强度约为吗啡的1/10，镇静作用较哌替啶稍弱，镇咳作用约为可待因的50%。主要用于中重度疼痛，对于各种类型的慢性癌性疼痛和非癌性疼痛，包括神经源性疼痛均有效。曲马多有胶囊、针剂、滴剂、栓剂以及缓释片剂剂型，可口服、静注、肌注、皮下注射以及肛门给药。成人每次50～100mg，1日2～3次。1日剂量最多不超过400mg。盐酸曲马多缓释片（奇曼丁）口服每次50～100mg，每日2次。曲马多不良反应较少，偶见出汗、嗜睡、头晕、恶心、呕吐、食欲缺乏及排尿困难等。酒精、安眠药、镇痛剂或其他中枢神经系统作用药物急性中毒、严重脑损伤、意识模糊和呼吸抑制患者禁用。

（5）吗啡　吗啡通过激动体内阿片受体而产生镇痛作用，对躯体和内脏疼痛均有镇痛效果，对持续性钝痛效果优于间断性锐痛。吗啡主要用于严重创伤、战伤、烧伤和术后等急性疼痛，以及晚期癌症和背部手术综合征等慢性顽固性疼痛。吗啡有多种制剂，包括片剂、胶囊、针剂、控释片、高浓度口服液、栓剂等，可经皮肤、口鼻黏膜、胃肠道、直肠、静脉、肌肉和椎管内给药。吗啡的个体耐受差异大，剂量因人而异。通常口服吗啡5～30mg/次，4～6h一次；皮下或肌内注射10mg/次，肌注后15～30min起效，45～90min产生最大效应，镇痛作用持续4～6h，每4～6h给药一次。吗啡常见不良反应包括恶心、呕吐、嗜睡、眩晕、呼吸抑制、便秘、排尿困难、胆绞痛等。吗啡具有成瘾性和耐受性等，但对于晚期中重度癌痛和持续性顽固性疼痛患者，少见依赖及成瘾现象。吗啡急性中毒主要症状为昏迷、呼吸深度抑制、瞳孔极度缩小、两侧对称呈针尖样，血压下降、皮肤湿冷，可因严重缺氧致循环衰竭、休克死亡。急性中毒后应给氧、人工呼吸、维持循环稳定。同时静脉注射拮抗剂纳洛酮 0.005～0.01mg/kg，并根据病情静脉持续输注。婴儿、孕产妇、哺乳期妇女、肝功能严重不全者，以及呼吸抑制、支气管哮喘、肺源性心脏病代偿失调、颅内压增高、颅脑损伤、未确诊的急腹症等患者忌用吗啡。

吗啡控释片可使药物恒定释放，血药浓度波动较小，口服 1h 起效，作用可持续 12h。常用于癌性疼痛和其他顽固性疼痛。成人每隔 12h 服用 1 次，必须整片完整地吞服。一般由 10～20mg/次，2 次/日开始，根据效果调整，酌情增加或减少 25%～50%，逐步调整至合适为止。

（6）芬太尼及其衍生物　芬太尼为 μ 型阿片受体激动剂，镇痛强度为吗啡的 100～180 倍，起效快，静脉注射后立即生效，持续作用时间短约 30min。注射剂型主要与局麻药联合应用于硬膜外持续镇痛，或与丙泊酚等合用于无痛诊疗及静脉麻醉。一般不良反应为眩晕、视物模糊、恶心、呕吐、低血压、胆道括约肌痉挛等。对支气管哮喘、呼吸抑制、重症肌无力，以及正在使用单胺氧化酶抑制剂（如苯乙肼等）的患者禁用。

芬太尼透皮贴剂主要用于治疗癌痛和慢性顽固性疼痛，首次使用后，芬太尼经皮肤持续释放进入血液循环，6～12h 药物血浆浓度可产生镇痛效应，12～14h 血药浓度达稳态，镇痛作用维持 72h。未曾使用阿片类药物者，一般从 25μg/h 开始使用，72h 更换 1 次，可参照 VAS 评分调整药物剂量，当用量达到 300μg/h 仍不能控制疼痛时，应视为无效而改用其他镇痛药。芬太尼透皮剂贴剂撤除即刻，皮内的芬太尼还在持续进入血液，其血药浓度约 17h 下降 50%。如同时应用其他替代药品，则应从小剂量开始，缓慢逐渐增加，避免药物作用叠加。

（7）美沙酮　美沙酮一种有机化合物，为 μ 阿片受体激动剂，药效与吗啡类似，具有镇痛作用，并可产生呼吸抑制、缩瞳、镇静等作用。胃肠道吸收效果好，口服为其主要给药途径，极少经胃肠道外给药。服用后 30min 左右起效，维持 6～8h。其血浆蛋白结合率高（87.3%），长期使用有蓄积风险，并可产生吗啡样依赖。本品起效慢、作用时效长，适用于慢性疼痛，但其止痛常不够完全；对急性创伤疼痛起效迟缓，较少使用。其对神经病理性疼痛效果优于吗啡。美沙酮还可用于阿片、吗啡及海洛因成瘾者的脱毒治疗。美沙酮使用后数日体内药物浓度才能达到稳态。在第 2～3 日可每 4～6h 口服一次，之后改为 6～12h 甚至到 24h 口服一次。成人口服每 6～8h 一次，剂量根据疼痛强度、年龄和既往应用镇痛药的情况而定，以完全止痛为准。一般由每次 5～7.5mg，3 次/日开始，以后根据效果调整。晚期癌症患者用量可达 20～30mg，每 4h 一次口服。美沙酮的不良反应与吗啡相近，主要为恶心、呕吐、眩晕和嗜睡，长期应用可出现药物依赖，但较吗啡少。此外，美沙酮的不良反应还有性功能减退，男性使用后精液少，且可有乳腺增生。

3.其他辅助用药

辅助药物主要有抗抑郁药、抗惊厥药、糖皮质激素、NMDA 受体拮抗剂（氯胺酮）、催眠及镇静药等，可以明显增强常规止痛药物的镇痛效果，尤其是对于一些难治性疼痛综合征或特殊类型的疼痛患者具有独特的镇痛效果。

（1）抗抑郁药　抗抑郁药具有提高情绪、增强活力的作用，临床上将其分为三环类抗抑郁药、去甲肾上腺素（NA）重摄取抑制药、5-羟色胺（5-HT）重摄取抑制药、非典型抗抑郁药和单胺氧化酶（MAO）抑制药。抗抑郁药可显著改善一些慢性疼痛的症状，尤其是慢性顽固性疼痛并发抑郁的患者，效果更佳。抗抑郁药的镇痛作用主要是通过改变中枢神经系统的递质功能而实现的。对不伴有抑郁症状的神经病理性疼痛和偏头痛等患者也有一定的疗效。包括阿米替林、氟西汀、帕罗西汀、黛力新等。

（2）抗惊厥药物　抗惊厥药物具有防止或减少中枢神经元病理性过度放电，提高正常脑组织兴奋阈的功能，适用于防止和治疗癫痫发作，同时还具有治疗神经病理性疼痛的作用，可明显缓解糖尿病或带状疱疹引起的神经痛。需注意的是长期应用本类药物会引起肝、肾、胃肠道及造血系统功能异常，故应在密切监测下应用或交替使用。常用的药物有卡马西平、普瑞巴林、加巴喷丁等。

（3）糖皮质激素　糖皮质激素是疼痛治疗中最常用的药物，其药理作用非常广泛，具有抗炎、免疫抑制、抗毒素、抗休克作用，并对机体代谢和各器官系统的功能产生明显的影响。常用药物有地塞米松、利美达松、复方倍他米松（得宝松）、曲安奈德。

4.慢性疼痛联合用药的治疗选择

理想的镇痛药应能够有效缓解疼痛，并不导致严重副作用，不会引起药物的耐受、依赖及滥用。个体化的而不是标准化的治疗目标对于慢性疼痛的疗效是十分重要的。在不产生明显副作用的情况下，仅用一种镇痛药物实现完全或理想的镇痛作用是困难的。镇痛联合用药是在多重机制和平衡镇痛原则的基础上提出的观点。通过联合用药，发挥各药物的特点，达到提高镇痛疗效、降低不良反应的效果。如阿片类和非甾体抗炎药联合使用广泛，一般在慢性疼痛、神经病理性疼痛等方面都有应用。同时在阿片类和非甾体抗炎药的基础上，临床上常加用辅助性镇痛药，如三环类抗抑郁药和抗惊厥药。三环类抗抑郁药和抗惊厥药目前是临床上用于神经病理性疼痛的一线用药，当然在癌性疼痛方面可以作为辅助用药。另外通过多种机制联合实现镇痛作用，可以减少每种单药的用量，达到较好的镇痛效果，并减轻不良反应。

（三）神经阻滞以及介入微创技术

慢性疼痛涉及多学科，机制复杂，受多种因素影响，包括躯体、精神和心理、环境与社会等，并非一种治疗方法适用于所有的疼痛性疾病，同一种疾病在不同时期也需要不同的方法治疗。介入微创治疗作为疼痛科的治疗方法之一，有其适应证范围，但也有其局限性和副作用。

疼痛的介入治疗方法来源于神经阻滞和区域阻滞镇痛，是近年来发展迅速的一种治疗方法。广义的介入治疗指所有经皮穿刺的治疗方法，包括神经阻滞、椎管内阻滞、小关节阻滞和区域阻滞，以及皮下、静脉和椎管内的患者自控镇痛、椎管内电刺激镇痛等；狭义则指在影像学引导下进行经皮穿刺的治疗方法，目前主要包括椎间盘内热凝、椎间盘减压、神经节（干）毁损、椎间孔镜等。用于介入治疗的方法包括物理（射频、激光、等离子）、化学（胶原酶、臭氧）以及腔镜直视下治疗，治疗后可以改变解剖结构，也可以不改变。影像学引导的介入治疗可使疼痛治疗的水平显著提高，此方法具有创伤轻微、定位精确、穿刺精确、效果确切、并发症与副作用少等特点。疼痛的介入治疗拓宽了疼痛治疗的领域，尤其是对于药物治疗效果不佳的患者，充分发挥疼痛诊疗技术的潜能，为疼痛性疾病患者解除疼痛和病患，促进了疼痛治疗的发展，同时也标志着疼痛治疗达到了一个新的水平。

第三节
慢性疼痛患者的用药监护

一、疗效监护

慢性疼痛表现多样，如头痛、腰背疼痛、肌肉疼痛等。慢性持续的疼痛给人体带来的危害及负面影响深远，会导致机体心血管系统、消化系统、内分泌系统等功能失调，免疫力低下，进而诱发各种并发症。并常伴随自主神经功能紊乱。此外，还可引起不同程度的精神恐惧、惊慌、抑郁、焦虑、悲伤等不良情绪。因此，在疼痛的治疗中，需要动态、长期进行全面的疗效监护。特别是评价对功能状态的影响，疼痛的缓解程度，发现和治疗不良事件，监测滥用行为。

疼痛是患者的主观感觉。测量和评估患者的疼痛强度、范围及其变化，对患者的诊断分级、治疗选择、病情观察、治疗效果的评定以及疼痛研究非常重要。疼痛的测量方法常用的有：① 视觉模拟量表（VAS）；② 数字评价量表（NRS）；③ 语言评价量表（VRS）；④ 简明McGill疼痛问卷；⑤ ID Pain自评量表；⑥ 痛觉定量分析测定。见图19-3-1和图19-3-2。

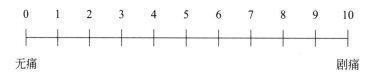

图 19-3-1　数字评价量表（NRS）

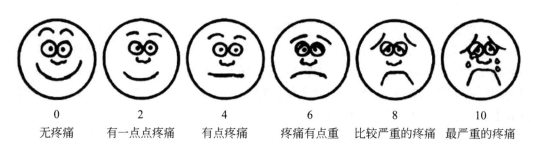

图 19-3-2　视觉模拟量表（VAS）

慢性疼痛患者由于长时间的痛苦折磨，常常伴有焦虑和抑郁情绪。因此抑郁和焦虑是慢性疼痛常见的共患疾病，可在慢性疼痛前或伴随慢性疼痛而存在。对疼痛进行连续、动态测量的同时，还应进行心理学评估，这将有助于对那些合并严重心理障碍的疼痛患者进行有效治疗。常用的评估工具为焦虑自评量表（SAS）和抑郁自评量表（SDS）。

二、安全性监护

在用药期间，应从以下几个方面监护慢性疼痛患者用药后的安全性，及时调整治疗方案，避免药物不良反应。

1.胃肠道反应

非甾体抗炎药物常见消化道反应，如上腹疼痛、恶心、消化不良、胃肠穿孔和出血。阿片类药物不良反应最常见便秘和恶心、呕吐。用药期间注意观察，如有异常及时处理。

2.肝肾功能损害

肾损害表现为水钠潴留、高血钾等，可引起急性肾功能不全、间质性肾炎。肝损害从轻度的肝脏酶升高到严重的肝细胞坏死。用药期间定期观察肝肾功能，如有异常及时纠正和调整药物剂量。

3.呼吸抑制

如果患者服用阿片类药物后出现呼吸频率≤8次/min，瞳孔缩小或针尖样瞳孔，血压下降≤80/50mmHg，血气分析$PaCO_2$≥50mmHg，则考虑呼吸抑制。应该立即停药，给予疼痛刺激，通知医师，保持患者呼吸道通畅，给氧，心电监护，遵医嘱予纳洛酮解救：纳洛酮0.4mg＋NS 9ml，若纳洛酮规格为1mg的话，加NS 10ml，抽取4ml，再加NS 6ml，以每30～60s给药1～2ml（0.04～0.08mg）静脉注射，严密观察患者生命体征、神智、瞳孔变化，必要时重复，直到症状改善。如果10min内无效且纳洛酮总量达1mg，考虑其他神智改变的原因。并加强病情观察。

4.其他细节

对于不能口服或口服疗效不佳的重度疼痛患者，可以采用经皮、皮下、静脉、椎管内给予阿片类药物。如采用患者自控镇痛（PCA）泵置入皮下、静脉或椎管内，可以取得很好的效果，尤其是椎管内阿片受体十分密集，椎管内给药可以明显减少阿片类药物的用量，增强疗效而减少副作用。

三、依从性监护

慢性疼痛发病率高，症状易反复，持续时间长，严重影响患者生活质量。原因常合并多种因素，如肿瘤、日常生活习惯不良、创伤手术后遗症、季节气候、心理因素等。治疗上仅靠药物是不能解决问题的，部分患者需要联合微创，甚至手术等多种手段干预。医务人员和健康从业者必须结合规范、系统的健康教育以提高患者的依从性和自我保健意识，改变其不良的生活方式及行为，以减少并发症，有效预防复发。

患者出院后要定期进行随访，其内容包括：疼痛缓解情况、是否出现不良反应、是否存在其他新发症状、用药依从性、用药指导、药品不良反应的鉴别与防范等。观察随访有助于提升患者依从性，提高疼痛治疗效果，及时进行药物剂量调整或换药，降低不良事件发生的风险。

第四节
慢性疼痛的患者教育与用药指导

一、疾病教育

慢性疼痛持续时间长，病因有时并不明确，伴有疼痛行为，如步态与体位改变、面部疼痛表情、呻吟，一般伴有心理及神经因素，治疗难度大，单一药物或方法效果欠佳，需综合干预。

应寻找合适的机会，告知患者慢性疼痛的病因及主要表现、治疗方法等，讲解不同的镇痛方法及效果，告知患者如何正确使用止痛药，说明不同止痛药的副作用，消除患者对阿片类药物成瘾性及耐受性的恐惧感，以便积极配合治疗。

医务人员要深入了解患者心理，用临床中治疗成功的案例来说服、开导患者，解除患者疑虑，疏泄内心的烦恼和苦闷，树立其战胜疾病的信心。为患者营造一个舒适温馨的环境，减轻外界因素的刺激干扰作用，获取家庭与社会支持，增强患者战胜疾病的信心，提高对疼痛的耐受程度。

二、生活方式教育

现代医学研究认为：不良的生活习惯是导致慢性疼痛的重要原因之一。

日常生活的不良习惯包括长时间伏案工作不注意休息，如手机族、电脑族，歪在沙发上或床上看书或看电视，过度负荷锻炼，提重物，疼痛仍然坚持跑步、爬山等；还有与职业相关的因素，如白领、司机等长期保持一个固定的姿势，而不注意劳逸结合。不良的生活习惯或姿势使得人体相关部位的肌肉韧带长时间处于疲劳状态，早期症状可表现为慢性疲劳状态，时间长了就会导致头面部疼痛、颈肩腰背疼痛，以及四肢慢性疼痛，机体通过自我调节保护脊髓以及相关神经不受到挤压，长时间就会形成生理弯曲消失、脊柱侧弯，导致骨质增生、椎间盘变化，最后发展成颈椎以及腰椎骨性改变等。所以保持正确的生活姿势很重要。

也有大量研究证据表明，情绪焦虑、大悲大喜以及不健康的饮食习惯导致尿酸增高等，以及长期的吸烟喝酒、熬夜等，与慢性疼痛的发病有着密切的关系。故建议患者要适当休息，劳逸结合，生活习惯上定时定量，少食多餐，戒烟戒酒，保持积极乐观的态度。

三、用药教育与指导

（一）服药时间

非甾体抗炎药服用时间分为两类：一类在餐中服用；另一类在餐后服用。餐中服用的非甾体抗炎药：舒林酸、吡罗昔康、伊索昔康、美洛昔康等。餐后服用的非甾体抗炎药：阿司匹林、对乙酰氨基酚、尼美舒利、布洛芬、双氯芬酸等。阿片类药物硫酸吗啡缓释片、盐酸羟考酮缓释片一般情况下均为每隔12h服用1次，芬太尼透皮贴剂每隔72h换一贴。

（二）用药注意事项

（1）严格掌握NSAIDs的适应证，防止滥用。避免不必要的大剂量长期应用，避免重复用药。消化性溃疡或出血、肾损害等并发症时立即停药，治疗并发症。长期应用者应定期检查血常规及大便潜血、肾功能。用药期间戒烟、忌酒，不服用含咖啡因的饮料或酸性饮料；高危患者（消化性溃疡、高血压、冠心病、老年人）慎用或避免使用NSAIDs药物。选用不良反应小的品种和剂型：对乙酰氨基酚代替布洛芬，使用肠溶制剂，或选择COX-2抑制剂。加用胃黏膜保护剂：奥美拉唑40mg，qd，可使服用NSAIDs引起的胃肠溃疡愈合率达95%；雷尼替丁150mg，bid，其愈合率为53%。

（2）阿片类药物按医生开具的剂量用药，不得自行调整，应整片用水吞服，不得切断、分割、咀嚼、溶解或研磨后服用。常见不良反应为消化道反应，以便秘最常见，恶心、呕吐发生率30%，尿潴留5%～30%，眩晕6%。其他还包括镇静与感觉异常、体位性低血压、瘙痒、呼吸抑制，严重时可出现呼吸暂停、深昏迷、循环衰竭，长期应用可使机体产生耐受性和成瘾性。便秘建议予以预防性处理，让患者多饮水，多食含纤维素的食物，适当活动；适量使用泻药和（或）胃肠动力剂。恶心、呕吐可使用氟哌利多、地塞米松、5-HT$_3$拮抗剂等处理。出现呼吸抑制应使用盐酸纳洛酮解救，同时进行吸氧、输液处理，对于未吸收的药物可洗胃。

（三）预防复发

预防慢性疼痛的复发可以从以下方面入手，一方面要加强个人身体素质的锻炼；另一方面要改掉本身不良的生活习惯和生活姿势，特别是针对避免颈肩腰腿痛疾病的复发，长期伏案工作者应定时改变头部体位，加强颈肩部肌肉的锻炼。而对于神经病理性痛的复发，一方面可能需要经常性地服用药物，如营养神经的药物；另一方面要增强身体的抵抗力，如加强身体的锻炼，注意科学营养的膳食。以上方法都能够提高身体的抵抗力。抵抗力增强后，神经病理性痛的发生概率就会相对减少。轻度的疼痛通过休息，自我保健，或服用止痛药物，可以痊愈。疼痛早期如果没有得到适宜的治疗，会转成慢性疼痛。严重的慢性疼痛，建议到专业的医疗机构进行正规的治疗，以免疼痛控制不佳，成为难治性疼痛，影响患者的生活质量。

（陈科）

思考题

1.简述慢性疼痛的病因和临床表现。

2.简述慢性疼痛治疗药物的分类并分别举例1～2个代表药物以及药物管理。

3.简述慢性疼痛药物治疗的三阶梯镇痛原则。

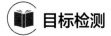 **目标检测**

扫一扫

答　案

一、单选题

1.疼痛是一种与组织损伤或潜在组织损伤相关的不愉快的（　　）感觉。

　　A.主观感觉

　　B.客观感觉

　　C.自我感觉

　　D.不良感觉

2.阿片类药物最常见的不良反应是（　　）。

　　A.恶心、呕吐

　　B.便秘

　　C.过度镇静

　　D.尿潴留

3.慢性疼痛是指（　　）。

　　A.疼痛持续在3个月以上，可在原发疾病或组织损伤愈合后持续存在

　　B.疼痛持续在1个月以上，可在原发疾病或组织损伤愈合后持续存在

　　C.疼痛持续在2个月以上，可在原发疾病或组织损伤愈合后持续存在

　　D.疼痛持续在6个月以上，可在原发疾病或组织损伤愈合后持续存在

4.当"三阶梯方案"药物治疗无效时，可选用哪种有效方法治疗癌痛（　　）。

　　A.外科手术

　　B.选择性神经阻滞

　　C.化疗

　　D.心理治疗

二、多选题

1.对于疼痛主诉的问诊应包括下列哪几项（　　）。

　　A.疼痛的部位和性质

　　B.疼痛的程度和疼痛发作的时间特点

　　C.疼痛的影响因素

　　D.疼痛的伴随症状

　　E.疼痛的诱因和缓解因素

2. 目前镇痛治疗有哪些途径（　　）。

　　A. 药物治疗。胃肠途径：口服、舌下、直肠。胃肠外途径：静脉、皮下、肌肉、经皮肤、椎管内

　　B. 阻滞或阻断治疗

　　C. 自控止痛技术（PCA）

　　D. 射频热凝毁损系统

　　E. 生理神经刺激治疗和物理治疗：激光、脉冲等

3. 解热镇痛药（非甾体抗炎药，NSAIDs）的药理作用包括下列哪几项（　　）。

　　A. 抗炎

　　B. 抗菌

　　C. 解热

　　D. 镇痛

　　E. 抗风湿

4. 关于吗啡的禁忌证，下列哪些是正确的：（　　）。

　　A. 婴儿、孕产妇

　　B. 严重肝肾功能不全者

　　C. 患有阻塞性肺气肿、支气管哮喘、肺心病患者

　　D. 颅内高压和颅脑损伤患者

　　E. 急性心肌梗死，并发急性左心衰竭的患者

三、综合运用拓展

　　女性，82岁，患原发性三叉神经痛12年，三叉神经Ⅰ、Ⅱ、Ⅲ支均累及，一直口服卡马西平，疼痛控制尚可，近半年来用药量不断加大（增至每天1200mg），疼痛日渐加重，出现共济失调，谷丙转氨酶增高，白细胞减少。请思考，卡马西平的使用过程中应如何注意用药监护？出现该不良反应后，可换用何种治疗方式？